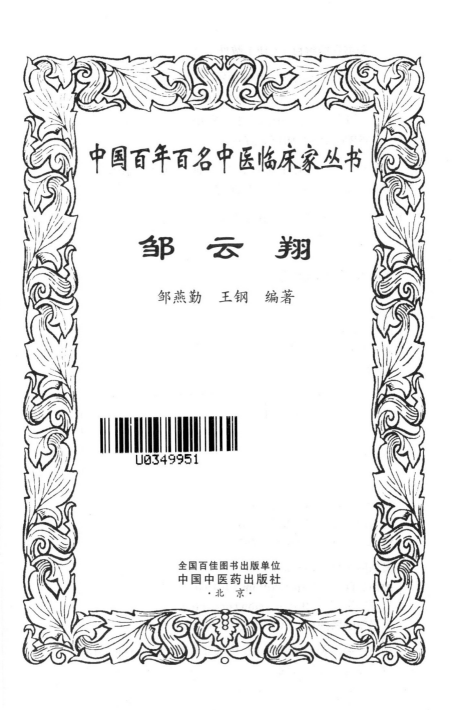

中国百年百名中医临床家丛书

邹 云 翔

邹燕勤　王钢　编著

U0349951

全国百佳图书出版单位
中国中医药出版社
·北 京·

图书在版编目（CIP）数据

邹云翔/邹燕勤，王纲编著. -- 北京：中国中医
药出版社，2002.12（2024.11重印）
（中国百年百名中医临床家丛书）
ISBN 978-7-80156-375-0

Ⅰ.①邹… Ⅱ.①邹…②王… Ⅲ.①中医学临床 -
经验 - 中国 - 现代 Ⅳ.①R249.7

中国版本图书馆 CIP 数据核字（2002）第 087293 号

中国中医药出版社出版

北京经济技术开发区科创十三街 31 号院二区 8 号楼
邮政编码　100176
传真　010-64405721
廊坊市佳艺印务有限公司印刷
各地新华书店经销

开本 850×1168　1/32　印张 9.5　字数 221 千字
2002 年 12 月第 1 版　2024 年 11 月第 3 次印刷
书号　ISBN 978 - 7 - 80156 - 375 - 0

定价　36.00 元
网址　www.cptcm.com

服 务 热 线　010-64405510
购 书 热 线　010-89535836
维 权 打 假　010-64405753

微信服务号　zgzyycbs
微商城网址　https://kdt.im/LIdUGr
官 方 微 博　http://e.weibo.com/cptcm
天猫旗舰店网址　https://zgzyycbs.tmall.com

如有印装质量问题请与本社出版部联系（010-64405510）

出版者的话

祖国医学源远流长。昔岐黄、神农，医之源始；汉仲景、华佗，医之圣也。在祖国医学发展的长河中，临床名家辈出，促进了祖国医学的迅猛发展。中国中医药出版社为贯彻卫生部和国家中医药管理局关于继承发扬祖国医药学，继承不泥古、发扬不离宗的精神，在完成了《明清名医全书大成》出版的基础上，又策划了《中国百年百名中医临床家丛书》，以期反映近现代即 20 世纪，特别是新中国成立 50 年来中医药发展的历程。我们邀请卫生部张文康部长做本套丛书的主编，卫生部副部长兼国家中医药管理局局长佘靖同志、国家中医药管理局副局长李振吉同志任副主编，他们都欣然同意，并亲自组织几百名中医药专家进行整理。经过几年的艰苦努力，终于在 21 世纪初正式问世。

顾名思义，《中国百年百名中医临床家丛书》就是要总结在过去的 100 年历史中，为中医药事业做出过巨大贡献、受到广大群众爱戴的中医临床工作者的丰富经验，把他们的事业发扬光大，让他们优秀的医疗经验代代相传。百年轮回，世纪更替，今天，我们又一次站在世纪之巅，回顾历史，总结经验，为的是更好地发展，更快地创新，使中医药学这座伟大的宝库永远取之不尽、用之不竭，更好地服务于人类，服务于未来。

本套丛书第一批计划出版 140 种左右，所选医家均系在中医临床方面取得卓越成就，在全国享有崇高威望且具有较高学术造诣的中医临床大家，包括内、外、妇、儿、骨伤、针灸等各科的代表人物。

本套丛书以每位医家独立成册,每册按医家小传、专病论治、诊余漫话、年谱四部分进行编写。其中,医家小传简要介绍医家的生平及成才之路;专病论治意在以病统论、以论统案、以案统话,即将与某病相关的精彩医论、医案、医话加以系统整理,便于临床学习与借鉴;诊余漫话则系读书体会、札记,也可以是习医心得,等等;年谱部分则反映了名医一生中的重大事件或转折点。

本套丛书有两个特点是值得一提的:其一是文前部分,我们尽最大可能收集了医家的照片,包括一些珍贵的生活照、诊疗照,以及医家手迹、名家题字等,这些材料具有极高的文献价值,是历史的真实反映;其二,本套丛书始终强调,必须把笔墨的重点放在医家最擅长治疗的病种上面,而且要大篇幅详细介绍,把医家在用药、用方上的特点予以详尽淋漓地展示,务求写出临床真正有效的内容,也就是说,不是医家擅长的病种大可不写,而且要写出"干货"来,不要让人感觉什么都能治,什么都治不好。

有了以上两大特点,我们相信,《中国百年百名中医临床家丛书》会受到广大中医工作者的青睐,更会对中医事业的发展起到巨大的推动作用。同时,通过对百余位中医临床医家经验的总结,也使近百年中医药学的发展历程清晰地展现在人们面前,因此,本套丛书不仅具有较高的临床参考价值和学术价值,同时还具有前所未有的文献价值,这也是我们组织编写这套丛书的初衷所在。

中国中医药出版社
2000 年 10 月 28 日

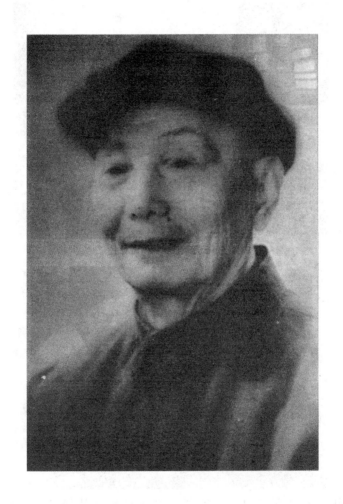

邹云翔先生（1897—1988）

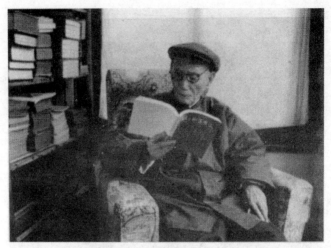

1984年邹云翔教授在无闲斋看书

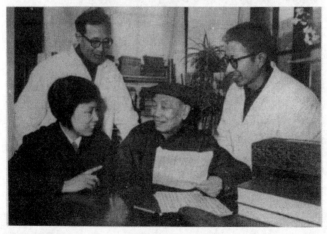

邹云翔教授于1980年在无闲斋对学生传授学术思想

（中为邹云翔教授，右为黄新吾主任医师，左为邹燕勤教授，
后为苏明哲教授）

内容提要

本书为《中国百年百名中医临床家丛书》之一种，是著名中医学家邹云翔先生的经验集。邹云翔教授是著名的中医肾病、老年病专家，是中国近现代中医学术发展史上的重要人物之一。他对中医肾病、老年病等具有独特的创新理论，丰富的临床用药经验。

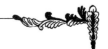

编写说明

一代名医邹云翔教授从医执教七十多年，他博学精钻，刻苦自励，成为著名的中医学家，全国首批中医学博士生导师。曾任江苏省一至四届人民代表大会代表，全国人民代表大会第二、三、四届代表，南京中医学院副院长、学术委员会主席，江苏省中医院院长，国家科委中医组成员，卫生部医学科学委员会委员，中国中医药学会副会长，并长期担任中央保健委员会医师。这些罗列总嫌枯涩，因此，我们想通过本书的页页篇章，向读者介绍邹老在中医肾病学术发展的重要地位，在老年病、妇科病、儿科病、疑难杂症和温热病治疗中的独特临床经验以及敦厚深邃的人格。他博学多才，精研医籍，勇于实践，总结经验，不断创新，古为今用，洋为中用，在医学界独树一帜，不同凡响。

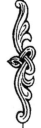

邹老擅长于治疗肾病，1955年首先在我国成立了肾脏炎研究小组，出版了中国最早的《中医肾病疗法》一书，在书中首先提出用冬虫夏草治疗尿毒症、肾结核，为我国冬虫夏草治疗尿毒症的研究和人工虫草菌丝的开发打下基础。在书中提出用温肾活血法治疗肾病，在1956年第12期《中医杂志》和1979年《中华内科杂志》上提出活血利水法治疗肾病水肿，为活血化瘀法在肾病中的运用开创了先河。他带领肾脏炎研究组，于1959年在我国又首先介绍了用大黄抢救尿毒症，并出版了专著，并在1962年《中医杂志》上发表论文，此项创新成果，得到了国内外中西医肾病界临床和

实验的证实及公认。他在 1978《邹云翔医案选》中首先提出的中西药物伤肾学说，早于国外 80 年代提出的氨基苷类抗生素等伤肾的研究，以及近年来提出的中药中木通的肾毒性。邹老的治肾学术思想还包括提出"肾炎发病的内外因学说"，提出慢性肾衰中医应称"肾劳"病名，重视"保肾元"的防治法，开发邹云翔教授电脑诊疗系统，以及开发治疗慢性肾炎的"肾炎宁胶囊"，治疗慢性肾衰的"保肾片"。而最精髓的是邹老临床的辨证论治、立方遣药、灵活化裁的思路及经验，如在组方中他常常运用反佐法，又如以补配消，以塞配通，以温配清，以降配升，以敛配散等独特经验。这一部分我们将通过邹老的医案，选出具有代表性的资料在书中介绍。

邹老医术造诣极深，不拘一家之说，师古而不泥古，不仅对肾病，还对老年病，以及内科疑难杂症、妇科病、儿科病、温热病都有许多临床独特经验，这些得益于他具有深厚的文、史、哲、医功底。他转易多师，兼收并蓄，勤求古训，不分流派，是成为卓然大家的又一奥义。因此书中还代表性介绍了邹老治疗老年病、妇科病、儿科病、外科病、温热病等医案，特别是介绍了一部分辨证、治法、用药与教科书及一般医生不同甚至是相反治法的验案，并详加了医案分析，使读者能更深地领会邹老用药的独到之处和难得的经验。邹老常说，寒热温凉，应视病情需要，当用则用，虽承气不嫌其猛，附、桂不嫌其温，参、芪不嫌其补，知、柏不嫌其寒。用之得当，乌头可以活人；不得其当，人参可以误人，论述实为精辟。

邹老对中医人才的培养提出：一、必须谙熟《内经》原理，勤求古训。所以在本书医案分析中，力求将邹老的辨证

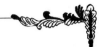

思路和用药出处结合经文一同介绍。二、必须从临床实际出发，博采众长。如他要求学生必读费伯雄《医醇賸义》，其中的"和缓法"在尿毒症病人和老年病中运用的经验邹老可谓得心应手。重视东垣的脾胃学说，王清任的益气化瘀法，朱丹溪的清利湿热相火和疏解六郁法。益火之源以消阴翳，重用附子，巧用甘温除热等，这丰富的临床经验及验案我们在书中尽可能选出代表给予介绍。

第一部分医家小传，由江苏人民广播电视总台华晓青主任记者撰写，分名儒名医臻化境、橘井葳蕤香遐迩、"无闲斋"主道长存、品端术正勤为民四节，介绍了邹老的生平，成功之路，辉煌业绩。

第二部分专病论治，这是本书的重点，分两大部分内容。第一部分是邹老治疗肾脏病的学术经验，其中介绍了邹老治肾学术思想总则，治疗慢性肾小球肾炎、慢性肾功能衰竭、慢性肾盂肾炎、泌尿系结石、肾系杂病的经验，每个病下均选择具有邹老治疗特色经验的不同类型、证型医案，并在每个医案后加上按语以及分析评语，这些特色医案大多数是经过邹老本人讲授圈点过的，所以能充分体现邹老勤求古训，创新发展的辨证、用药的思路。第二部分是邹老治疗内科杂症、老年病、妇科病等的学术经验，其中介绍了邹老治疗心脑血管疾患、呼吸系统疾患、胃肠系统疾患、肝胆系统疾患、精神神经系统疾患、其他内科杂症、体虚外感疾患、妇科疾患八类疾病的治疗经验、医案、医话，这部分经验大都不同于教科书以及一般医生的临床诊治思路，很值得借鉴和参考。

第三部分诊余漫话，介绍了邹老亲手或亲口传授的经验、心得、论文。这些论文是邹老自己临床总结的精华，尽

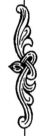

管仅介绍了几篇文章，但每篇均具有非常实用的临床价值。如邹老谈肾系常见病证的治疗经验，这是邹老 1955 年写的，他在此文中首先提出了用"温肾活血法"治疗肾炎，用冬虫夏草治疗肾结核、尿毒症。此法、此药治疗肾炎、尿毒症已得国内外公认，真是得读恨晚。

第四部分年谱，记录了邹老一生"不为良相，宁为良医"，为中医药事业发展奋斗的各个重大事件，展现邹老在平凡的一生中，敦厚深邃的人格和优秀业绩。

在本书的编著过程中，曾获得邹老家人儿子、孙子，以及邹老弟子黄新吾教授、省广播电视总台华晓青主任记者等鼎力襄助，提供了一些宝贵资料，于此一并感谢！

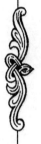

邹燕勤　王钢

2002 年 9 月 8 日

于江苏省中医院

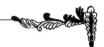

目 录

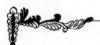

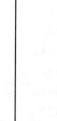

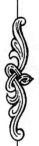

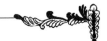

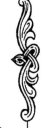

医家小传

医界鸿儒　一代宗师

——记著名中医学家、学者、教授邹云翔先生

　　1897 年的隆冬季节，江南水乡无锡东绛镇梁南邹家一男婴呱呱坠地，家人为其取名云翔，寄予了志存高远、造福桑梓的期许。邹云翔在弥漫着云林画意的家乡接受启蒙。少年子弟江湖老，直到耄耋之年，他都乡音无改。气韵灵动、敏慧秀逸的江南文化，赋于他寓博大轩昂于平和清丽之中的独特襟怀。

　　一如历代医家圣手，邹云翔走的亦是由儒而医之路。"良医应有良相之才"。在邹云翔先生从医执教的七十多年中，他博学精钻，刻苦自励，成为著名的中医学家、全国首批中医学博士生导师，精于肾病、老年病的诊治。曾任江苏省一

1

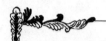

至四届人民代表大会代表，全国人民代表大会第二、三、四届代表，中共江苏省委第六届候补委员，南京中医学院副院长、学术委员会主席，江苏省中医院院长，国家科委中医组成员，卫生部医学科学委员会委员，中国中医药学会副会长，并长期担任中央保健委员会医师。也许罗列总嫌枯涩，然而透过邹云翔先生的这些人生表征，有一种淳厚深邃的人格光辉绵延闪耀。

名儒名医臻化境

幼年邹云翔就读于家乡农村私塾学堂，勤奋好学，少时即能背诵唐诗宋词、四书五经及《古文观止》中的名篇名节。在参加无锡地区会考时，曾名列榜首。15岁执教私塾。18岁考入无锡著名学府省立第三师范学校甲种讲习科，学习成绩优秀。1916年毕业后，先后任小学、中学教师、校长，从教之余，奋研文史，泛读《离骚》《史记》《伯夷传》《扁鹊仓公传》等名著。20世纪20年代至30年代中，在《申报》《时事新报》《新闻日报》等报刊上发表有《读四库全书总目提要四书类目录学分类论析》《离骚校仇》《白诗断片》《韩诗吟赏》等数十篇20余万字的文章。其后，为深研中国古典文化，又拜无锡国学专修学校校长、著名教育家、经学大师唐文治先生为师，从此经史、文学大进。唐先生曾在其作文中评语："气象崇宏，洵足有志之士，杰作也！勉之！勉之！"常获文课甲等奖。

邹云翔先生从医，是偶然，也是必然。1925年，江南一带流行暑疫，先生慈母不幸传染，虽延医诊治，终失治而亡。先生痛己不能医，悟得"不为良相，宁为良医"的人生道理，遂发愤学医，师从孟河名医费伯雄高足刘莲荪先生。

1929 年，无锡又值暑疫流行，先生遵师命悬壶乡里，为农民义务诊病。在三个月的暑疫流行期间，他跑遍了五个村近百户农户，所治皆愈。1931 年秋，同乡华庄旺安村人华颂文，忽染重病，高烧不退，请城乡名医诊治均未见效，病情日渐加重，神昏数日，诸医束手，辞谢另请高明。其父华敬珊慕名邹云翔先生，敦请往诊。邹云翔先生确诊病人患的是伤寒病，乃参考医圣张仲景《伤寒论》等著述，悉心辨证施方。半月内，不管阴晴风雨，每日步行往返十华里为病人复诊治疗，终使病人奇迹般地热退神清，不久即康复痊愈。华敬珊为感谢先生医术高明，遇难不弃，遇险而进的医德医风，特请无锡著名书法家庄凤岗先生题写"仲景功臣"横匾，披红戴绿，一路鼓乐，送至邹云翔诊所。

正是以中国儒家思想中忧国忧民、匡世济世、奉献社会等一系列闪烁着人文光辉的学理为思想根基，邹云翔先生的从医生涯从一开始就以"立身、立言、立德"的人生理想为标杆。正是在这种高尚理想境界的引导下，数十年献身杏坛，活人无数，辛苦、烦难甚至生命危险都甘之若饴。早年，先生就著有《麦秋忧语》《讨债赋》等伤时感怀、针砭时弊诗作，可见其心迹一斑。

1937 年抗战爆发后，邹云翔先生在沪积极参加抗日救国运动，担任中医救伤医院内科主任，辗转南京、武汉、宜昌、万县、重庆。1942 年经王昆仑先生推荐，冒白色恐怖险境，担任中苏文化协会义务会医。当时在《新华日报》工作的戈宝权先生患严重肾病，全身浮肿，有胸、腹水，被当地大医院判为死刑。邹云翔先生被荐接诊后，认为病人病情确实非常危急，其脉细沉但尺脉有根，尚有救治希望，即投防己黄芪汤合五皮饮复方治之，其中又融合王清任的医疗经

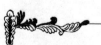

验，初用生黄芪、青防风、防己、白术、茯苓皮、大腹皮、广陈皮、生姜皮、炙桂枝、淡附片诸药。经数月调治，日渐康复。邹云翔先生在重庆由于接近党内同志和进步人士，冒着生命危险为他们免费治病，并介绍到熟识的药店降价配药，受到特务跟踪和纠缠，还威胁要勒令驱逐。就是在这种情况下，邹云翔先生继续为大家服务。郭沫若先生后来在《申述关于中医科学化问题》一文中谈到："又如肾脏病，近时陪都友人中盛传中医有效。因为曹孟君女士曾患此病，服某中医之药而愈；戈宝权先生曾患此病，亦服此中医之药而愈"。郭老所指"某中医"即邹云翔先生。

邹云翔先生医术造诣极深，临床经验丰富，精于内、妇、儿科，擅治疑难杂症和温热病，尤对肾病、老年病有专长。他在医学上的重大成就，得益于他深厚的文、史、哲等多学科基础，可谓博学多才，触类旁通；他精研医籍，吸取多流派之长，悉心钻研，开阔思路；他勇于实践，总结经验，不断吸收先进科学技术，古为今用，洋为中用，在医界独树一帜，不同凡响。

据邹云翔先生嗣哲、著名肾病专家邹燕勤教授介绍，邹老一生研读的文、史、哲典籍数千册，医学典籍二万多册。其中《黄帝内经》圈点过四部，读过多遍；《张氏类经》圈点过三部，阅过数遍；《医醇賸义》圈点过五部，看过很多遍，并将其中的精华编成"邹氏歌诀"，背诵如流；《神农本草经》《本草纲目》《本草纲目拾遗》《本草备要》《本草求真》都看过多遍，圈点过多次。朱笔留在书上，精华奥妙自然融入邹老心中。

转易多师，兼收并蓄，是邹云翔先生卓然大家的又一奥义。邹老早年学医曾师事六人，而一事师、一日师更多。

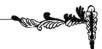

邹云翔先生为后世留下了宝贵的学术遗产。建国后，他发表学术论文二十多篇。1955年出版了我国第一部中医肾病专著《中医肾病疗法》以及《中医验方交流集》《中医验方交流续集》，1981年出版了《邹云翔医案选》，系统记载了治疗肾病及疑难杂症的经验。

邹云翔先生在七十多年从医执教生涯中，都身体力行中医主体论思想，坚持中医中药的主体作用。他常言："中医有这种责任，就是要用中医中药治好人"，要勇于负责，敢担风险。强调治病必求于本，必须要有整体观念，辨证施治。但同时他又注意吸收现代医学的检查、诊断知识，为我所用，显示了兼容思想。邹云翔先生中医主体论思想以中国哲学天人相应，辨证简约，灵动发展为总领，把传统中医学"遣方用药、灵活化裁"推向极致，如以补配消、以塞配通、以温配清、以降配升、以敛配散等独特经验，用得得心应手，游刃有余。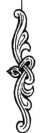先生的中医主体论思想，源于对中医学的深刻认识和独到把握，相信随着对祖国中医药宝库的深入挖掘以及现代高科技的应用，先生的思想将历久弥新，与时俱进，焕发出勃勃生机。

橘井葳蕤香遐迩

邹云翔教授从医执教，一贯重视培育人才，无保留地传授自己的学术经验。

早在1935年，应上海名医丁仲英邀请，任《光华医药杂志》社副总编辑，实主其事。

1949年全国解放，先生由南京回无锡，以焕发的精神投身建设事业，他同无锡季鸣九、丁士庸、锺庸根、万宝书等名医创办"医师进修学习班"，亲自执教，造就培养了一

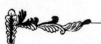

批优秀医师。1954年回南京，奉命创建国家第一所中医院，即江苏省中医院，担任副院长、院长。医院延请顾彦，汇集省内名老中医，奠定了江苏省中医发展基础。1958年任南京中医学院副院长，兼附属医院即江苏省中医院院长。

邹云翔先生为我国中医事业发展呕心沥血。早在20世纪30年代，针对国民党当局取缔中医主张，他发表文章，大声疾呼，徒手请愿，为挽救传统的中医药文化奔走呼吁。邹先生治学虚心严谨，认为医者无流派之分。张仲景勤求古训，博采众方，汗用麻黄，吐用瓜蒂，下用承气，温用附、桂，寒用芩、连，滋阴用猪肤，补益有参、芪，大毒有乌、附，随证治之，何派之有！金元四家的相互争鸣，发展和丰富了中医学的内容。然后之学者，将金元四家分为四派，宗东垣则偏于升补，宗丹溪则偏于清降，师东垣则诋丹溪，师丹溪则呵东垣。实则东垣治火，必不执于升提；丹溪治脾虚，断不泥于凉润。邹老还认为，寒热温凉，应视病情需要，当用则用，虽承气不嫌其猛，附、桂不嫌其温，参、芪不嫌其补，知、柏不嫌其寒。用之得当，乌头可以活人；不得其当，人参可以误人。早在20世纪30年代，邹老对中医流派之说作过评论，全国解放后更力排中医界流派之争，竭力倡导中医界在学术上要认真贯彻"百花齐放，百家争鸣"的方针，有较大的影响。解放后也曾发表《为发掘我省中医药文化遗产的动议》和《谈中医人才成长的问题》等多篇专论，可谓语重心长。文中说："要赶上客观形势，必须双轨并进，一面由院校培植，一面鼓励前辈老先生带收徒弟，群策群力，才能完成这一艰巨任务。""如何教学、教会、教好，做老师的对学生应同自己的子女一般看待，尽心地教到他有兴趣地学，教到他能全部领会，教到他同老师一样。……徒

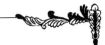

弟的善学，要归功于老师的善教。"由于他诲人不倦的教导，培养了一批高徒，不少已是国内中医界高水平的骨干力量，著名的学者。正如陈敏章部长评题"德高业精济世，育人一代名医"，是非常确切的。

邹云翔先生一辈子好学不倦，他曾给自己立下座右铭："见长于己者，即学之"，而对于矢志上进的后学，他更是诲人不倦。年近九旬，他还培养了三位中医博士生，现任江苏省中医院全国中医肾脏病医疗中心主任、南京中医药大学博士生导师的王钢教授，就是邹老亲授的博士生。

"岂只活人术，端怀济世心"。邹老创制的"邹氏保肾丸"用于临床，对于慢性肾功能不全的病人，有效率达70%以上。他的经验方"肾炎宁胶囊"治疗慢性肾炎气阴两虚证，总有效率达80%左右。1983年邹老又和有关科研人员合作，研制成功《邹云翔教授肾系疾病诊疗及教学经验应用软件》。此软件储存了828个症状信息，总结了肾系疾病316个主证和50多个兼证，能使用360多味中药和739个基本方剂，可对肾脏系统的13种疾病作辨证治疗。经700多病人，1万多人次的肾病诊治，有效率达90%。现这一软件已交流海内外，泽被世界各地患者。

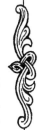

可以告慰邹老的是，他所创建和领导的江苏省中医院肾病科已成为全国中医同行中最有权威的专科。1996年被国家最先验收批准为全国中医肾病医疗中心，该中心在邹老嗣哲、学术带头人邹燕勤教授和学科带头人王钢教授的领导下，人才梯队合理精强，科研成果不断涌现，目前有二层楼的88张现代化设施的床位，有国家三级实验室，近期又批准为国家中医药管理局重点学科，今年又被江苏省卫生厅批准为"江苏省135中医肾病医学重点学科"。可谓后继有人，

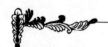

事业兴旺。

"无闲斋"主道长存

1988年2月3日，一代宗师邹云翔先生在南京溘然长逝，享年92岁。仁者寿。

在那些悲痛难抑的日子里，前往邹老先生生前上海路2号寓所——"无闲斋"吊唁的人们络绎不绝。其中有各地政府官员，有中央领导送的花圈，有的派人来宁，还有各界社会名流，也有普通的工人、农民和教师。来自无锡南泉中心小学的苏秋林老师禁不住双泪长流。他难忘在80年代初自己身患肾病重症，生命垂危的时候，是邹老为他亲自诊治达临床痊愈而稳定至今。考虑到苏老师患病后经济困难，邹老曾数次留吃留住，甚至还亲自张罗铺被、拉电灯，并以写信、交谈等方式给予无微不至的精神关怀。我作为记者与后辈，参与了吊唁。600余人的告别长队，涌动着对邹老的敬仰与怀念。

品端术正勤为民

邹云翔先生曾长期担任党和国家领导人的保健医生，卓著的疗效使其声誉日隆，真可谓是"枫叶老来分外红"，长期出诊北京等地，直至86岁高龄。可贵的是他始终葆有淡泊和谦逊的品性。邹老治病不分领导同志和一般同志，他为普通百姓诊治一样认真仔细，且多义诊。他急病人所急，病人也把他视为至亲好友，甚至成为莫逆之交。张文康部长评题"一生奋斗扬岐黄，品端术正勤为民"，正是邹老精神的真实写照。

晚年的邹老卸去了许多社会工作，然而研读医书，捧读古籍，在家义诊，下围棋和把玩他收藏的上百家书法名帖成为"无闲斋"主经常的"功课"。他还常与棋友、书友、画

友聚首畅怀，并以保护他们的健康为己任。棋圣聂卫平、世界围棋冠军邵震中等都光临过邹老寓所。

"健身之道在于动"。邹老曾总结了四十字健身口诀：动则身健，不动则衰。慎于饮食，保护脾胃。豆浆清平，保健佳品。春夏养阳，秋冬养阴。多种娱乐，怡情悦性。

他喜欢下棋，他撰写的《围棋与健康》《得杯颂》等文章刊载于《围棋》杂志，曾获江苏省围棋段位评委会五段棋手荣誉证书。

读书，阅报，看京戏，听说书……平日里粗茶淡饭，青褐的对襟中装是他惯常的衣着……

然而老人也有情切之处。适逢近代文学大师唐文治先生诞辰120周年，邹老爱作《尊师颂》七绝五首，以表达对为自己一生打下学术思想根基的老师敬仰缅怀之意。七绝五首首首都有自注，其中一首写道：

潜研经术觉先知，

当代郑君是我师。

首善堂中长一揖，

门开槐市授无私。

郑君乃汉代名儒郑玄，此处借指唐文治先生，他对唐先生是如此念念在怀，对培育、教导、提携过他的先生都铭感于心，曾作《留念册》，传至后人，以示不忘。

《留念册》上记有这些先生的大名：

刘莲荪，费伯雄高足，武进籍名医，我的启蒙老师。

秦执中，教育界老前辈，曾任无锡教育学会副会长，识吾之才，器重于我，曾介绍我到其好友唐文治先生门下潜研经学。

丁仲英，曾任上海中医学会理事长，医道很高，办有

《光华医药杂志》，任我为主编。吾师之，受益匪浅。

张嘉炳，喉科专家，抗战避难途中同行，边行边学，深得张师垂爱，故不能忘。

王昆仑，系无锡同乡，在国难当头的 1942 年，于重庆介绍我至中苏文化协会任义务会医。解放后，又多次介绍我去北京工作。后因参加创建江苏省中医院重任在身，未能前往，只在后来去北京给党和国家领导人及党内外著名人士看过病。王君之爱，吾当记之。

……

1997 年，邹云翔先生诞辰 100 周年，由邹燕勤、王钢教授所编的《邹云翔学术思想研究选集》出版。邹老学生、原南京中医药大学校长周仲瑛教授深情地作一联句："杏林旗手肾病宗师，承先启后桃李成蹊"，表述了学界后人对邹老永远的钦敬之情。

江苏省广播电视总台主任记者　华晓青

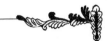

专
病
论
治

治疗肾脏病的学术经验

一、治肾学术思想总则

邹云翔教授研究肾病有四十余年的历史，对中医肾的生理特性与病因、病机、治疗和预防等有独特见解，在临床实践中积累了丰富的经验，获得了显著的疗效，因此，成为我国著名的中医肾脏病、老年病学家。20 世纪 40 年代初，曾在重庆悉心研究并治疗了至今未复发的危重肾脏病患者。1954 年江苏省中医院建院，聘请邹老担任院长。1955 年 5 月出版了我国第一部中医肾病专著——《中医肾病疗法》，现就邹云翔教授治肾学术思想介绍如下。

先天之本，生命之根

肾在人体是一个极其重要而具多种功能的脏器，是先天

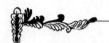

之本，生命之根，至阴之脏，属水，通于冬气，为水火之宅，内藏元阴元阳。其主要生理功能有：藏五脏六腑之精气及具有生殖功能的精液；主骨生髓，养脑益智；主水，司开阖而蒸化水液；为气之根而主纳气；肾气通于耳，主闻音辨声；是胃之关；与膀胱相合；其充在骨，其华在发；开窍于二阴。从其生理功能看，肾涉及的范围甚广，包括了现代医学的泌尿生殖系统的功能及内分泌系统、骨骼系统、血液系统、中枢神经系统的部分功能。邹老常说，肾在人体的作用至为重要，认为肾是全身脏腑功能的化源，对人的生长发育、预防疾病、健康延年等方面都是非常重要的。肾脏之元阴元阳是人体最宝贵的物质与最重要的功能，保护好肾的功能，可促进生长发育，减少疾病，却病延年。因此邹老不仅在肾脏病的治疗中注意维护肾的功能，而且在老年人的保健，抗衰老的辨证治疗中，也很注意保护肾的气化功能。在病理上常提及"冬不藏精，春必病温""五脏之伤，穷必及肾"等论述，治疗上注意保肾摄精，春夏养阳，秋冬养阴等，都体现了邹老重视从肾论治。邹云翔教授冬季为老年人开膏滋方以及自拟冬季服用的膏滋方都重视从肾论治，培补先天肾气肾阴。

肾气不足，发病之因

邹老对肾病，特别是肾炎发病的原因，认为虽有先天不足、后天失养、六淫侵袭、药物损害、七情所伤、劳倦过度、房室不节以及素体肾虚或年老肾气自衰等方面，但总不越乎内外因两方面。内因主要是指人的肾气，外因是外感六淫、疮毒之邪以及肾毒药物。邹老常例举临床上患扁桃腺炎、咽喉炎、猩红热、丹毒或皮肤化脓性疾病的病人，不是所有的病人都会发生肾炎，有的原发疾病很重而不发肾

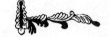

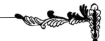

炎，有的原发疾病很轻而发生肾炎，这除与病灶感染即六淫致病因素等外因有关外，还有一个个体差异的内在因素起着主要作用，邹老认为这个内因就是肾气。肾气充足的人，即使存在外感六淫或疮毒之邪入侵，使用常规剂量的肾毒药物，也不会发生肾炎。这种认识也符合《素问·刺法论》中所述"正气存内，邪不可干"，以及《灵枢·百病始生》中所说"风雨寒热，不得虚，邪不能独伤人"等论述。而肾气不足之体，在外感六淫与疮毒等侵袭下，病邪可乘虚而入，导致肾炎的发生。这也符合《素问·热病论》所说"邪之所凑，其气必虚"之理。邹老所述之"肾气"，我们理解为人的体质，泛指肾的气化功能。人体的正气，也包括免疫等功能。

维护肾气，治病求本

基于对以上肾病发病原因主要是内因——肾气不足为主的认识，因此邹老在治疗上，以维护肾气，加强肾的气化功能为治疗肾病的根本原则。维护肾气的措施，一方面在用药上常在辨证中伍以益肾之品，如川断、桑寄生、杜仲、杞子、地黄、玄参、萸肉之类，而又根据病人某些体虚正亏的具体表现而注意扶正。如容易感冒的要注意补气固卫，用玉屏风散进行治疗，等等。另一方面忌用伤害肾气的药物，也避免过用苦寒、辛凉之品。必要用时，时间宜短，剂量要小，同时要注意适当的配伍。如黄柏与苍术同用，知、柏常配肉桂，川连伍以吴萸等。西药中伤肾的抗菌药物等临床要慎用、少用、尽量不用。

活血和络，运行血气

邹老很早就运用此法治疗肾病，在辨证施治中注意活血

化瘀法的运用。活血化瘀法使用范围很广，急慢性肾炎、肾性高血压、多囊肾、肾功能不全等疾病都可运用此法。通过活血和络，以运行血气，达增强肾气的治疗目的。邹老认为：人体的经络，是上下内外运行血气的通路，脉之直者为经，支而横者属络，络之别者为孙络，经即大地之江河，络犹原野之百川，经络相贯，如环无端，经络血气运行通畅，则百病不生，一有怫郁，诸病皆生。而肾病皆有血气瘀滞、运行不畅的病理，运用活血和络法常能提高疗效，慢性肾病，久病入络，从血分求治，疗效更为显著。常用药物有当归、赤芍、桃仁、红花、怀牛膝、参三七、干鲍鱼、紫丹参、茺蔚子、泽兰、益母草等。例如1957年3月治黄姓10岁病儿，慢性肾炎，全身浮肿，有腹水，每天尿量100毫升，呼吸不利，喘息不已，已吸氧，血压140/110毫米汞柱，胃纳甚差，脉细，舌质绛，苔中黄厚，腹围71.5厘米，尿常规：蛋白（+++），红血球（+）。病情危重，图治颇为棘手。邹老认为病属水气重证。肺主一身之气，肺气不足，吸不归肾，肾虚则排泄无权，方拟补肾气，降肺气，开鬼门，洁净府，上下分清，以冀风消水通，消退其肿为第一要事。用麻杏石甘汤、葶苈大枣泻肺汤、三子养亲汤和防己黄芪汤等加减，服三剂，面肿虽退，余状如前，效不理想，久病在血，血不利则为水，于原法中加活血化瘀之桃仁9克，红花9克，三剂后尿量日解1500毫升，服九帖，水肿基本消退，腹围缩至57厘米，血压降至90/60毫米汞柱，后续予调理药而巩固。

原发疾病，及早处理

急性肾炎大多有上呼吸道感染、丹毒或皮肤化脓性疾患病史。肾气不足者，患以上疾病后，易于发生肾炎，如能在

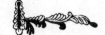

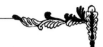

辨证治疗中注意病因，重视原发疾病的控制与预防，则肾炎的治疗就较顺利。如不注意对原发疾病的控制，则对肾炎治疗效果就差。邹老对急性肾炎的辨证与治疗，就体现了这一治疗思想。如对急性乳蛾红肿引起急性肾炎者，邹老常辨以风热蕴结咽喉，治以疏风清热，利咽解毒，以玄麦甘桔汤合银翘散加减治疗。若由皮肤疮疡引起者，则诊断为疮毒内攻性肾炎，治以清宣解毒，祛风利湿，以麻黄连翘赤小豆汤加减治疗，皆能获较好疗效。

调理脾胃，补养先天

邹老一向重视脾胃功能的保护，常说：病者有胃气则生，无胃气则死，在临床上药物的作用需藉胃气敷布。所以非常强调调理脾胃的功能，以强后天而养先天。凡见脾胃虚弱者，都以健脾和胃入手，喜用甘缓和络之品。并说：医生如司厨，用药配伍必须注意调味，以病人能接受为好。慎用苦寒伤败胃气之方药。虚实夹杂者，也应扶正祛邪。

临床治疗，当需辨证施治。脾胃气虚者常选参苓白术散、资生健脾丸等方加减治疗；中虚气滞者需补气理气，常用香砂六君丸加减；中虚胃寒者用温中祛寒法，六君子汤加干姜、官桂、炙黄芪、大枣；胃中蕴热者，口臭，嘈杂，或牙龈肿痛，渴喜冷饮，可以左金丸加黄芩、山栀、石膏、石斛等清泄胃热；胃气上逆者呕恶之症明显，和胃降逆治之，常用旋覆代赭汤加减治疗；胃中饮食停积，嗳腐吞酸，宜消导积滞，以保和丸加减治疗；肝胃不和，脘胁胀痛，嗳气嘈杂，宜疏肝和胃，用左金丸加川楝子、郁金、延胡索、制香附、杭白芍、炙甘草等治疗；脾虚湿蕴，宜运脾化湿，胃苓汤加减治疗；肝脾失调，腹痛肠鸣，便溏泄泻者，用痛泻要

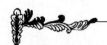

方加茯苓、山药、木香、甘草等品治疗。

辨证施治，整体调摄

肾与其他脏器，有着极为密切的内在联系。邹老认为"肾脏有病，非特肾脏有损伤，即内脏各部分都不健全，抵抗力薄弱才发肾脏病"（《中医肾病疗法》）。所以肾病症状涉及各个脏腑，治疗中不能拘泥于肾，而应注意整体疗法，辨证施治。同时要根据病人具体情况，注意多脏器同治调摄之法，每获良效。如王姓病人，慢性肾炎，晚期尿毒症，酚红排泄试验检查三次皆为0，严重贫血，血色素3克/分升，极度衰弱，阴阳气血虚损，五脏功能衰败，治疗以补益气血，调摄阴阳，培增五脏功能而病情长期稳定，延寿八年，逝于急性感染。又如倪姓病人，慢性肾炎普通型，尿蛋白（+++），辨证为脾虚湿蕴证候，以健脾化湿方调治半年余而趋完全缓解。

三分吃药，七分护理

慢性肾病，病情复杂，疗程较长，常缠绵反复，若护理得当，对疗效提高、预防与防止复发可获事半功倍之效。故对肾病的护理也特别重视。邹老常以"三分吃药，七分护理"来宣传病房护理及患者自我护理的重要性。

二、治疗肾小球肾炎的经验

经验论述

肾炎是一种常见病、多发病，严重影响着劳动人民的健康。目前对该病的治疗效果，虽在不断提高，但根据国内外文献报道，尚无突破性进展。邹云翔教授在研究肾病四十

余年的临床实践中，对肾炎的病因、病机进行了较深入的研究，对肾炎的预防和治疗积累了丰富的经验。

邹老认为，肾炎的发生，是由内因与外因两方面的因素所决定的。内因主要是指人体的肾气，外因就是外感六淫之邪以及疮毒之类。内因是主因，外因是诱因，肾气不足，病邪乘虚而入，导致肾炎的发生。反之，肾气充足的人，纵遇六淫或疮毒之类侵袭，也不致受其所害而发肾炎。

基于以上认识，邹老认为，维护肾气，加强肾脏气化功能，是治疗肾炎的根本原则。伤害肾气之药物，克伐肾气之方剂，是治疗肾炎所应绝对禁忌的。

邹老曾说：暴病多实，久病多虚，肾炎也是如此。多实不是皆实，实中常夹有虚象；多虚不是均虚，虚中亦夹有实候。因此，急性肾炎和慢性肾炎的治疗，是从虚治，是从实治，还是攻补兼施，不是从急慢性来区分，而是依据辨证来决定的。虽然纯虚纯实之证亦有，但大多是本虚标实证多，特别是慢性肾炎，因此务必重视扶正祛邪。根据不同病程，不同病情，辨别虚实孰轻孰重而灵活处理。

邹老治疗肾炎，在前人诊治水气、水肿、虚劳等诸病经验的基础上续有发展，特别是治疗大法的运用方面，积累了很多经验。例如治疗肾炎水肿，历来多从肺、脾、肾着手，以宣肺利水、补气行水、健脾利水、温肾利水等为常法。20世纪50年代，邹老运用活血化瘀法治疗水肿兼有瘀血，或妇女兼经闭，或久病用其他各法治疗而水肿不消者，颇有效果，之后常在临床运用，获显著疗效。邹老早在1955年出版的《中医肾病疗法》中述及慢性肾炎的病理为"血凝则气滞，血行则气随，血与气亦分离不开"，提出"温肾、行血、宣瘀，佐以通阳行气的药物，肾脏血流才不发生障碍"。

并说："各种慢性肾炎，中医治法都用补气养血，化瘀温肾，予以整体的根本治疗，以增强抵抗力。"邹老创用活血化瘀法治疗肾炎，对临床医家启发很大。

邹老认为，肾与其他脏器的关系非常密切，常说："抵抗力薄弱，才会发生肾脏病的。"又说："五脏中肺与肾最为娇嫩与柔脆，凡是气候上的变化，物理上的刺激，情绪上的波动，外因与内因各方面，都能影响到肺脏与肾脏。"(《中医肾病疗法》) 所以邹老治疗肾病不拘泥于肾而强调辨证施治，整体调理，根据病情而注意其他脏器的治疗。例如重视研究肾病中肺的证候而摸索了一套肾病从肺论治方法，如疏风宣肺、清肺解毒、降肺理气、养肺滋阴以及金水相生、肺肾同治等法则；研究了肾与脾的关系，强调先天与后天关系更为密切，所以在辨证中脾肾气虚、脾肾阳虚证的治疗均丝丝入扣。又注意肾与肝、肾与心的关系而采用多脏器治疗的方法，如肺脾、肺肾、脾肾、肝肾、肺脾肾、肺脾肾肝、肺脾肾肝心等脏同治而提高了疗效。

六七十年代治疗肾炎用激素制剂者较多，对激素治疗不敏感但副反应明显而出现药物性柯兴氏综合征等表现者，临床并不少见，这类患者常求治于邹老。邹老认为，此类患者，乃由药物引起体内升降出入功能紊乱所致，当升者不升，当降者不降，当出不能出，当入不能入，气血精微变为湿浊痰瘀，阻于脏腑络脉肌腠而成，在临床上创用疏滞泄浊之法，疏其气血，泄其湿浊、痰瘀，使失常之升降出入生理功能得以恢复而病可痊愈。

邹老师古而不泥古，在学习前人经验的基础上，积极倡导注意研究现代患者的各种具体情况，分析疾病的发生、发展、病机变化与转归的关系。20 世纪 70 年代后期与 80 年代，

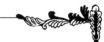

由于临床上大量运用激素、环磷酰胺、利尿制剂，或长期用温燥或苦寒等药物治疗肾炎，致使临床多见的肾炎中医辨证证候起了变化。五六十年代，一发肾病水肿直接找邹老诊治的不少，均周身浮肿，一派阳虚证候，当时辨证为肾阳虚与脾肾阳虚证候多见。邹老用温阳利水法、温阳活血利水法疗效显著。至 20 世纪 80 年代初期，由于药物的使用及饮食的变化，阳虚证减少而脾肾气阴两虚、肺肾气阴两虚证候逐渐增多。邹老敏锐地指出，中医要注意补气养阴，拟出补气养阴、和络渗湿方剂，指导学生临床运用治疗慢性肾炎气阴两虚证候，运用一阶段后，固定处方，于 1984 年制成肾炎宁胶囊，总有效率达 87% 以上，提高了对气阴两虚证候的治疗效果。该药已转让给苏州雷允上制药厂开发成功为中药三类新药。

关于肾炎的预防问题，邹老认为除应重视摄生保健、增强体质、提高防病机能、适应四时气候变化、避免六淫邪毒侵袭外，要注意以下三个方面：

1. 要防传变。就是防止由其他病失治而传变为肾炎。《素问·阴阳应象大论》说："邪风之至，疾如风雨，故善治者治皮毛，其次治肌肤，其次治经脉，其次治六腑，其次治五脏，治五脏者，半死半生也。"言外邪侵入人体以后，如果不及时治疗，病邪就会步步深入，治疗也就越来越困难。邹老认为，肾炎一病也是如此，多半是由其他疾病失治，病邪逐步深入传变而成。如喉蛾（相当于扁桃体炎）、烂喉痧（相当于猩红热）和皮肤疮毒等等，发病之后，应及时予以疏风宣透、清热解毒、凉营透达等方法治疗，使风邪外透，湿从下渗，热毒得以清解，则不致内陷入肾，若因循失治，就有酿成肾炎之可能。

2. 要防误治。就是防止由其他病误治而致成肾炎。邹老

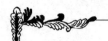

认为，有不少肾炎病者，是由其他疾病的治疗不当而造成的。如病在卫分，而治在气分，病在卫气，而治在营血，逼邪不得外达而深入内陷。如扁桃体炎、猩红热、皮肤疮毒等误治而转成肾炎者，临床上屡见不鲜。

3. 要防药物伤肾。有些药物是能损伤肾气的，临床中经常遇到一些肾炎完全是由于药物损伤肾气而造成的。有些患者本身肾气不足，加上药物的损伤，而促进了肾炎的发生。因此，我们要掌握肾的生理、病理和药物的性能特点，正确使用药物，对凡能损伤肾气者，应尽量少用和避免使用。

总之，在临床上对扁桃体炎、猩红热和皮肤疮毒等疾病能不失治（及时治疗），不误治（正确治疗）少用或不使用损伤肾气的药物，可防止或减少肾病发生。

常用大法

1. 疏风宣肺利水法

适用于急性肾炎风水相搏、水湿泛滥，以及慢性肾炎急性发作或合并外感而兼有肺卫症状者。主症有：浮肿常从头面部开始，恶寒发热，头痛鼻塞，咳嗽痰少。偏于风寒者，寒重热轻，咳嗽痰白，脉浮苔白，此属风寒袭于肺卫，治以疏风宣肺，淡渗利水法。常用麻黄、杏仁、苏叶、荆芥、防风、防己、连皮茯苓、苡仁米、白术、川断、车前子、甘草等。偏于风热者，发热口渴，痰少色黄，咽红，脉浮数，苔薄黄，舌尖边红，此属风热袭于肺卫，治以清热宣肺，疏风利水法。常用药物如桑叶、银花、连翘、南沙参、杏仁、桔梗、牛蒡子、大贝母、薄荷、茅根、芦根、车前子、生甘草。

若水肿严重，出现胸水，喘息气逆不得平卧，乃水气犯肺，肺气不利，可加用葶苈子、苏子等，或以三拗汤合三子

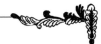

养亲汤加减以宣降肺气；颈项肿甚加海藻、昆布；下肢肿甚加漏芦、木瓜。

2. 清肺解毒行水法

适用于急性肾炎或慢性肾炎急性发作，肺经热毒特别是咽喉肿痛较著的患者。主症有：发热浮肿，咽喉肿痛较著，尿少而黄，苔黄脉数等。乃风邪热毒搏结咽喉，蕴于肺系，传变于肾。运用清肺解毒、疏风渗湿法治疗，使之表里两解，上下分消，不使内陷下袭。常用药有黑玄参、麦冬、桔梗、南沙参、银花、连翘、牛蒡子、前胡、防风、浮萍、车前子、芦根、生甘草。其它清咽解毒之品，如泡射干、山豆根、蚤休、制蚕、马勃、土牛膝等皆可选用。如热重加用黄芩，恶心呕吐加服玉枢丹，口干加石斛、花粉，音哑加玉蝴蝶、蝉衣，湿重加苍术、苡米、茯苓、六一散之类化湿渗利。咽部可用锡类散吹喉，每日4次。亦可用银花甘草汤或玄麦甘桔汤代茶漱口。

3. 降肺理气法

适用于急慢性肾炎水湿泛滥，上逆清窍，肺气不利者。主要症状为：浮肿，胸闷咳嗽，气急心悸，不能平卧，苔白，脉弦等，并且胸透见有胸腔积液。治以三子养亲汤加减。常用药物为川朴、香橼皮、大腹皮、杜苏子、葶苈子、白芥子、莱菔子、陈葫芦瓢、炙麻黄、杏仁、炙甘草。

4. 养肺滋肾法

适用于急性肾炎恢复期，以及慢性肾炎出现肺肾气阴虚弱者。此证特点是肺肾气阴已虚，肺热或湿热余邪未尽。往往出现低热咽干，咳嗽痰少，腰酸倦怠，咽炎及扁桃体红肿疼痛，脉细，舌苔少，舌质红，尿常规检查常随咽部炎症反复发作而更趋异常。用养肺滋肾法治疗，以太子参、生黄

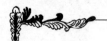

芪、黑玄参、麦门冬、花百合、细生地、山萸肉、淮山药、云茯苓、枸杞子、茅芦根。若咽部红痛可加桔梗、牛蒡子、射干、银花、生甘草等药。

5. 疏达清里法

适用于急性肾炎或慢性肾炎急性发作，由皮肤湿热毒邪内攻致病者。主要症状：发热浮肿，皮肤红痛，或生疮疖、湿疹、疱疹、荨麻疹等，或有以上病史而皮肤尚有痕迹，脉数，苔黄。此乃皮肤湿热邪毒内攻，稽留营血，乘虚内陷及肾所致。邹老治疮毒内攻性肾炎，用疏达清里法疏表清热，除湿解毒，表里分化，使皮肤疮毒向外透发，营血之热内清，蕴肾之湿下渗，湿去毒清，病可痊愈。常用药物如麻黄、连翘、饭赤豆、荆芥、防风、生地、茯苓、甘草、当归、丹皮、赤芍、茅根、芦根等。如皮肤湿疮未愈，需加清解渗利湿毒之品，如银花、紫花地丁、苦参、地肤子、晚蚕砂、绿豆衣、六一散、玉米须、二妙丸等。皮肤疮毒可用紫金锭以醋磨或玉枢丹醋调涂患处，丹毒亦可用如意金黄散麻油调敷。

烂喉痧之后所患肾炎邹老称疫毒伤肾。若毒邪未彻，营热未透者，亦须清营透达，可用荆芥、防风、银花、前胡、生地、丹皮、茅根、芦根、六一散、生苡米等。若咽喉腐毒未去，疫痧未化，则仍宜清咽化痧，可用玄参、桔梗、牛蒡子、制蚕、马勃、丹皮、赤芍、连翘、生甘草等。咽喉部用锡类散吹之。若有低烧不退，可用青蒿、银柴胡、白薇之类。气虚加生黄芪、太子参。

6. 补气固卫法

适用于急慢性肾炎，肺气虚弱，卫外不固而易患感冒者。主要症状有：气短乏力，汗出恶风，脉细，苔薄白，有的自觉症状不著，但易发感冒，尿检随之异常。运用补气固

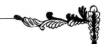

卫，培补实表之法，治以玉屏风散加味。常用药物如黄芪、防风、白术、南沙参、糯根须、云茯苓、浮小麦、甘草、冬虫夏草、茅根、芦根。咽红加玄麦甘桔汤。

7. 补气行水法

适用于急性肾炎及慢性肾炎水肿明显，属于肺脾气虚者。症状可有：气短纳少，面肢浮肿不易消退，大便溏薄，脉细，苔薄白，易感冒而导致水肿反复消长。治以防己黄芪汤加减。常用药物有黄芪、防己、防风、党参、连皮茯苓、苡米、炒山药、炒白术、甘草。黄芪剂量用 30 ~ 60 克。

8. 健脾益气法

适用于慢性肾炎隐匿型，或急性肾炎恢复期脾虚气弱者。主要症状有：气短纳少，倦怠无力，有时腹部胀，大便不实，脉细，苔薄白，浮肿轻微，有的患者无自觉症状，仅为尿检异常。补中益气汤、参苓白术散、香砂六君子汤等均可加减运用。常用药物如党参、黄芪、炒白术、炒山药、云茯苓、苡米、炒扁豆、法半夏、陈皮、炙甘草等。如腹胀气滞症状明显，可加木香、砂仁、佛手片、防风等。

9. 运脾化湿法

适用于慢性肾炎或急性肾炎恢复期出现脾虚湿困者。症状可有：胸脘胀闷，纳少便溏，头重微肿，脉细濡，苔白腻。治以胃苓汤加减。常用药物有苍术、白术、苡米、云茯苓、半夏、陈皮、炒山药、炒扁豆、甘草、谷麦芽。如浮肿明显，可加温阳利水之品。

10. 和胃降逆法

适用于急慢性肾炎胃气上逆者，症状以恶心呕吐，不能进食为主，治以旋覆代赭汤加减。常用药物有代赭石、旋覆花、法半夏、广陈皮、姜竹茹、云茯苓、潞党参、苡米、谷

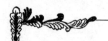

芽、麦芽。偏于胃寒者加干姜、吴萸、肉桂；便溏加炒山药、炒扁豆、补骨脂；偏于胃热的加川连、黄芩；偏于湿浊者加苍术、白术。邹老常以吴萸配川连，或肉桂配川连，清温并用，苦辛通降。

11. 健脾补肾法

适用于慢性肾炎及急性肾炎恢复期脾肾两虚者。主症为：胃纳减少，腹胀便溏，神疲无力，腰府酸痛，耳鸣耳聋，浮肿轻微，脉细，苔白。常用药物有党参、黄芪、白术、云茯苓、苡米、山药、枸杞子、生地、川断、桑寄生、炒巴戟天、陈皮、冬虫夏草等。阳虚明显者加肉桂、附子、鹿角片、紫河车等。

12. 温阳利水法

适用于慢性肾炎及急性肾炎全身浮肿脾肾阳虚者。主症可见面、肢、胸、腹一身尽肿，迁延不已，面色㿠白或黧黑，腰酸乏力，肢冷怯寒，大便不实，腹胀气急，脉沉细，苔白质淡，有齿痕。治以金匮肾气丸加减。常用药物有附子、桂枝、川椒目、巴戟天、胡芦巴、干姜、陈皮、黄芪、云茯苓、苡米、山药、商陆、车前子。胸水明显合三子养亲汤，也可用控涎丹对症处理。若腹水明显，腹胀难忍者，可加用行气利水之品，如大腹皮、香橼皮、广陈皮之类。如气分药不效，可加用养血和络之品，如当归、白芍、桃仁、红花等。邹老认为，水肿重症，本虚标实，阳虚阴盛者，重在温阳，剂量宜重，附子可用 30 ~ 60 克，但须久煎 150 分钟以上，以去其毒性而存其温阳之效力。同时认为，对于本虚标实之肾炎水肿重症，峻猛逐水泻水，抽取胸水、腹水的方法，均不相宜。

13. 滋养肝肾法

适用于慢性肾炎肝肾阴虚者。主要症状有头昏头痛，耳

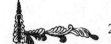

鸣眼花，咽干少饮，腰酸乏力，脉细弦，苔薄质红，血压升高等。治以杞菊地黄丸加减。常用药物有制首乌、枸杞子、杭菊花、制豨莶、怀牛膝、杜仲、生地、红花、磁石、山萸肉、云茯苓、怀山药、阿胶。

14. 补肾固摄法

适用于慢性肾炎，头昏耳鸣，腰酸腿软，遗精滑泄，脉细，苔薄白者。治以金锁固精丸合水陆二仙丹加减。常用药物为沙苑蒺藜、芡实、莲子须、煅龙骨、煅牡蛎、桑螵蛸、金樱子、菟丝子、怀山药、枸杞子。偏于阴虚者加白芍、桑椹子、地黄、女贞子、五味子、阿胶等品；偏于阳虚者可加巴戟天、杜仲、鹿角霜、紫河车等。

15. 补气养阴法

适用于慢性肾炎及急性肾炎恢复期气阴两伤者。主要症状有气短乏力，头昏眼花，口干心烦，睡眠不实，脉细弦，苔薄白，舌质红，或兼血压升高。常用药物有黄芪、党参、川石斛、制首乌、枸杞子、杭白芍、麦门冬、熟枣仁、厚杜仲、生地黄、川续断、广陈皮。

16. 补气养血法

适用于慢性肾炎及急性肾炎恢复期气血两虚者。主要症状有面色㿠白，头昏心悸，气短神疲，脉细弱，苔白质淡。治以人参养荣丸加减。常用药物有黄芪、党参、白术、茯苓、磁石、枸杞子、当归、白芍、骨碎补、补骨脂、红花、丹参、鹿角片、阿胶。

17. 阴阳并补法

适用于慢性肾炎及急性肾炎恢复期阴阳两虚证者。主要症状有精神萎靡，倦怠无力，头晕腰酸，面黄，肢冷畏寒，腰酸体软，不浮肿或浮肿不著，脉沉细，苔白质淡。部分病员有不同程度的肾功能下降。常用药物有附子、肉桂、紫河

车、鹿角片、川续断、炒巴戟天、淫羊藿、地黄、枸杞子、阿胶、全当归、杭白芍、云茯苓、广陈皮。

18. 活血化瘀法

适用于慢性肾炎浮肿而夹有瘀血症状，妇女经闭，或水肿重症，尤以腰以下肿甚，腹水明显，而采用其它各法治疗不效者。主要症状有全身浮肿，尿少，面肢轻微浮肿，但腹部膨大，经久不消，面色灰滞黧黑，脉细，苔白，舌质紫暗或见瘀斑。邹老认为，此类水肿，除与肺、脾、肾功能失调有关外，尚与肝络瘀阻有关，故从气分用药不效，而运用活血化瘀法，转从血分求之，每能见效。治以桃红四物汤加减。常用药物有桃仁、红花、当归、白芍、杞子、淡附片、益母草、鲍鱼、酒炒牛膝、三七粉、大黄䗪虫丸。并常配用生黄芪、党参以益气行血；伍用连皮茯苓、苡米以健脾渗利。

19. 清热渗湿法

适用于急慢性肾炎湿热内蕴者。主要症状有口苦而黏，溲黄而浑，或有尿频尿急尿痛，脉细濡而数，苔黄腻。治以胃苓汤合滋肾丸加减。常用药物有制苍术、生苡米、法半夏、广陈皮、云茯苓、黄柏、肉桂、知母、茅根、芦根、六一散、车前草。

20. 疏滞泄浊法

适用于慢性肾炎应用激素后尿蛋白不消，或因无效且激素副作用较明显而停药者。主要症状为浑身疲乏无力，胃纳减少，有药物性柯兴氏综合征，妇女经闭，脉细，苔白腻。邹老认为，上述诸症乃人体升降出入功能紊乱，气血、痰湿郁滞经隧，阻于络脉肌腠所致，治以越鞠丸加减。常用药物如苍术、苡米、香附、郁金、合欢皮、半夏、陈皮、当归、红花、川芎、桃仁、神曲、茯苓、芦根等。汗出较多加糯根

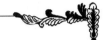

须；痰多加橘络、冬瓜子；腹胀加木香、佛手；口干加川石斛、天花粉；气虚加党参、黄芪、大枣；腰痛加川断、桑寄生、功劳叶等。

以上是邹老治疗肾炎常用的大法。临床应用时，可视证一法独施，或据情几法合用。因为肾炎特别是慢性肾炎，主证之外，往往夹有兼证，本病之外，往往还有标病，如此虚实互见，寒热错杂，因此，非随机应变，辨证论治，便难获卓效。

病案举例

风水相搏（急性肾炎）

张某，女，12 岁，1962 年 11 月 5 日初诊。

全身浮肿，尿量减少已十余天。浮肿先见于眼睑，继则遍及全身，低热微咳，大便不实。脉浮大，苔薄黄。尿检：蛋白（+++），红细胞 0～1，白细胞少许。体温 38℃，血压 146/100 毫米汞柱。此乃风邪袭于肺卫与水相搏所致。疏风宣肺以散其上，渗湿利尿以消其下，俾得上下分消，水势孤矣。

净麻黄 1.2 克	光杏仁 5 克	苏子 5 克
苏叶 1.5 克	青防风 3 克	生黄芪 15 克
莱菔子 5 克	云茯苓 15 克	生苡米 12 克
陈橘皮 3 春	生姜皮 3 克	炙内金 3 克
厚杜仲 9 克	川续断 5 克	车前子 9 克（包）
生甘草 1 克		

5 剂

11 月 9 日二诊：水肿已退，低热亦除，大便调实，惟纳谷不振。尿检：蛋白（+）。血压 138/96 毫米汞柱。风水已去，当责在脾肾，拟扶脾益肾为治。

黑芝麻 5 克	拌炒苍术 2.4 克	法半夏 5 克
炒陈皮 3 克	生炒苡米各 3 克	川断肉 4.5 克
云茯苓 9 克	焦白芍 9 克	炙内金 3 克
焦六曲 3 克	炒杞子 12 克	潞党参 9 克
香橼皮 4.5 克	厚杜仲 9 克	焦麦芽 3 克
焦谷芽 3 克		

以上方加减服廿余剂，血压降为正常，尿检蛋白阴性。随访二年，未见复发。

按：肺主一身之气，开窍于鼻，外合皮毛，为水之上源，如壶之盖，可通调水道，下输膀胱。今风邪袭于肺卫，一则皮毛腠理闭塞，再则肺失宣肃，治节之令失司，三焦气化不利，水道失于通调，汗既不得宣泄于外，水液又不能畅输于膀胱，遂致风遏水阻，风水相搏，发为水肿。病初邪盛为实，故先以疏风宣肺法兼以渗湿利尿之品，上下分消，祛邪为主，浮肿很快消退。方中苏叶、防风疏风祛邪；三拗汤宣通肺气，以收提壶揭盖之效；苏子、莱菔子降肺利水；黄芪补气利水；云苓、苡米、内金、陈皮、姜皮、车前子健脾渗湿，利尿消肿。然脾肾两虚是本病之本，故于肿消之后即转以健脾补肾调治而收全功。因其血压较高，故选用杜仲、川断益肾降压之品，消中寓补，一举而两得。

风热袭肺（急性肾炎）

曹某，男，14 岁，1970 年 3 月 30 日初诊。

2 月初患上呼吸道感染，至 2 月 11 日眼睑浮肿，尿检：蛋白（+++），颗粒管型（+），透明管型（+），红细胞（+）。3 月 30 日至邹老处诊治时，眼睑浮肿，精神萎靡，口干欲饮。脉细，苔淡黄。血压 126/82 毫米汞柱。风热袭肺，疏

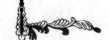

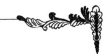

风清解，和络渗利法治之。

银花 9 克	连翘 9 克	生苡米 12 克
云茯苓 9 克	单桃仁 3 号	红花 3 克
川石斛 9 克	芦根 30 克	六一散 9 克（包）
玄参 9 克		

4月1日二诊：症如前述，宗原方治疗。

4月6日三诊：口干咽痛，尿常规：蛋白（+++），脓细胞少许，红细胞少许。咽喉热毒未清，清咽解毒，补肾渗利治之。

南沙参 12 克	黑玄参 9 克	白桔梗 9 克
生地炭 6 克	炒牛子 9 克	黑豆衣 12 克
云茯苓 9 克	血余炭 9 克（包）	生甘草 2.4 克

4月13日四诊：浮肿退，唯尿检结果如前。宗前法，活血化瘀之品须加其量。

南沙参 12 克	黑玄参 12 克	银花 9 克
生地炭 9 克	枸杞子 12 克	桃仁 4.5 克
杜红花 9 克	血余炭 9 克（包）	黑豆衣 12 克
云茯苓 9 克		

上方服至4月底，精神好，尿检：蛋白（+），红细胞偶见，脓细胞少许。再给健脾补肾方调理而愈。

按：凡继咽部疼痛而后发肾炎，或肾炎已发咽部仍痛者，必须首先注重清咽解毒。本例患儿有咽痛之症，故用黑玄参、沙参、桔梗、生甘草、牛蒡子等药以清解咽喉热毒。主法虽以清咽为主，但湿邪内恋，皆以肾虚为本，凡浮肿者，都可配合使用补肾渗利。邹老根据水阻必有血瘀之理，在治疗急性肾炎病人时，常在方中少佐活血化瘀之品，对消肿、消蛋白尿有较好疗效。

风热蕴结（急性肾炎）

谷某，女，10岁，1974年4月26日初诊。

患儿于4月8日因扁桃体发炎而发高烧，体温39.4℃，经治而退。但半月来低烧绵绵，4月25日至某医院就诊，尿检：蛋白（+），红细胞（++），脓细胞（+），颗粒管型0～1/HP。血压120/80毫米汞柱。诊断为急性肾炎。次日至邹老处诊治。咽喉疼痛，面部微肿，胃纳减少，小溲黄赤，大便偏干，脉细，苔薄白。风热蕴结咽喉，治以疏风清肺，兼以渗利。

荆芥 2.4 克	白桔梗 3 克	南沙参 9 克
防风 3 克	炒青蒿 9 克	茅芦根各 30 克
生苡米 9 克	云茯苓 9 克	稽豆衣 15 克
六一散 9 克（包）	二至丸 9 克（包）	

5月3日二诊：仍觉咽喉疼痛，溲黄便干，面部微肿，尿检：蛋白（++），脓细胞（++），红细胞少许，颗粒管型0～1。原方去防风、六一散，加地骨皮9克以清虚热，山药12克以健脾胃。

5月8日三诊：精神好转，胃纳增加，浮肿不著，低烧已退，但仍咽痛，溲黄便干，有盗汗。尿检：蛋白（+），脓细胞少许，红细胞少许，颗粒管型0～1/HP。咽喉热毒未清。清咽解毒，淡渗利湿，佐以育阴敛汗之品。

黑玄参 9 克	白桔梗 3 克	南沙参 12 克
稽豆衣 9 克	芦根 45 克	生苡米 4.5 克
知母 9 克	二至丸 6 克（包）	糯根须 12 克

5月13日四诊：咽痛轻减，眼睑浮肿。尿检：蛋白微量，脓细胞少许，上皮细胞少许，红细胞少许。以8日原方加连皮苓12克以增渗利之效。

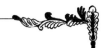

以上方调治半月余，自觉症状消失，尿检正常而停药。至 1997 年未见复发。

按：患儿乃急性扁桃体炎后发生急性肾炎，为风邪热毒搏结咽喉，蕴于肺系，传变于肾所致。肺虚是本病之本，金不生水，母病及子。故于清肺解毒，疏风利湿，表里两解之后侧重养肺以益肾。方中荆芥、防风疏风解表；南沙参、桔梗、黑玄参清肺养肺，利咽解毒；青蒿、地骨皮、知母、二至丸养阴清热；云苓、苡米、茅根、芦根淡渗利湿；稽豆衣、糯根须育阴敛汗。方制轻清而有效。

水湿泛滥（急性肾炎）

周某，男，23 岁，已婚，农民。

患者于 1959 年 5 月初发现两眼睑微肿，乏力，小便黄少，继则面足皆肿。至 6 月上旬，浮肿遍及全身。尿检：蛋白（+++），脓细胞 3～6/HP，红细胞 0～1/HP，颗粒管型 1～3/HP。血非蛋白氮 68.1 毫克％，肌酐 3.4 毫克％。某医院诊断为急性肾炎。使用抗菌药物及利尿剂，后又用中药温阳行水和单方等，效皆不著，浮肿有增无减。

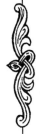

同年 9 月中旬来宁请邹老诊治。当时全身浮肿，腹部及下肢为甚，按之没指，腹部有移动性浊音，腹围 90 厘米，溲少，每日 200～300 毫升，气短，不能平卧，纳少，口渴喜热饮，脉沉细，苔薄白，舌尖红。尿检：蛋白（+++），红细胞 1～2/HP，脓细胞 14～20/HP，颗粒管型 1～3/HP。血非蛋白氮 44.4 毫克％，肌酐 4 毫克％，二氧化碳结合力 38.3 容积％，酚红排泄试验 25％（2 小时）。肾阳不足，膀胱气化失常，三焦决渎无权，致水湿泛滥，子病及母，上凌肺金，故而气短不能平卧。方用温阳行水，苦降宣肺无效，又予温阳逐水，攻补兼施亦无效。9 月 30 日起，转用宣肺利尿

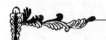

法，小便略见增多，每日在 400～700 毫升之间，浮肿如故。

10 月 19 日，患者新感外邪，头昏，鼻塞，喉痛，微咳，脉细小而数，舌红苔薄。外感风热，急则治标，予以辛凉平剂治之。

冬桑叶 6 克	苏薄荷 2.4 克	白蒺藜 9 克
银花 9 克	净连翘 9 克	大贝母 9 克
玉桔梗 2.4 克	生甘草 2.4 克	

药后小便量明显增多，当天尿量达 1000 毫升。10 月 20 日于原方中加牛蒡子 9 克，光杏仁 9 克，大腹皮 9 克，小便量继续增加，每日在 1500 毫升以上，头面部之浮肿逐渐消退，外感亦解。复觉胸胁作痛，X 线胸透示二侧胸腔积液。22 日方去银、翘，加入通络逐水之品。

旋覆花 9 克（包）	桑白皮 9 克	葶苈子 9 克
牛蒡子 9 克	玉桔梗 3 克	大贝母 12 克
光杏仁 9 克	丝瓜络 9 克	通草 2.4 克
生甘草 3 克	控涎丹 3 克（分吞）	

此方连服 6 剂，小便量每日在 1000 毫升以上，大便正常，至 10 月 28 日浮肿完全消退。X 线胸透复查示胸腔积液已吸收，腹围亦缩至 72 厘米，体重由 129 斤减至 100 斤。血非蛋白氮 29.1 毫克％，肌酐 1.3 毫克％，二氧化碳结合力 51.8 容积％，酚红排泄试验 54％（2 小时），尿检结果亦好转。水肿完全消退后予服养肺健脾益肾之剂二月许，症状完全消失，尿检基本正常，临床治愈。

按：本例严重水肿，急性肾炎伴肾功能衰竭，使用温阳行水、温阳逐水和宣肺利水等法皆难取效，而于并发外感时，使用辛凉平剂，水肿得到迅速消退，肾功能亦随之恢复正常，终获临床治愈。从本例治验中，我们有如下几点体会：

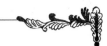

（1）本例辨证属肾阳不足，使用温阳法，"益火之源以消阴翳"是正确的。然水肿未退，可能与以下原因有关：一是温阳药用量不足，或守方时间嫌短。二是肺气阻遏不宣，温阳的同时未能顾及于此。

（2）气短不能平卧乃肺气阻遏失宣之征象，因此在使用宣肺利水法后，尿量有所增加，但此时又未能顾及温阳，故水肿难以退尽。

（3）10月19日前采用温阳和宣肺法，虽未能消尽水肿，但为治疗本病奠定了基础。故在10月19日并发外感时，治以因势利导，展肺气，开鬼门，上窍启而下窍利，小便畅解，水肿尽消，由此阳气来复，阴翳消散。

（4）本例在浮肿显著消退过程中，并发悬饮，以控涎丹对症治疗一周，取得满意效果。控涎丹善祛皮里膜外之痰水，并有温肺利气之功，宜于早晨空腹时服，从小量酌加为好。服后如有腹痛不适或泄泻太甚者，可急服大枣汤，以扶正气。

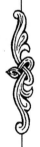

疮毒内攻（急性肾炎）

林某，女，10岁，1977年2月4日初诊。

患儿于1月24日浑身发疹，瘙痒，咽部轻度充血，用扑尔敏治疗无效。至2月2日仍觉皮肤瘙痒，且见面肿尿少。尿检：蛋白微量，脓细胞（＋），红细胞少许，并有颗粒管型。血压124/90毫米汞柱。某医院诊断为急性肾炎。2月4日来诊时，全身高度浮肿，脸圆光亮，眼睑几乎合缝，踝关节被浮肿陷没，小溲量少，皮肤瘙痒，脉细数，苔薄白。皮肤疮毒内攻入肾，治以疏达清里，益肾渗利，补气固卫。

济银花9克　　　净连翘9克　　　饭赤豆15克（杵）
防风己各4.5克　　生黄芪15克　　　川续断15克

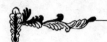

连皮苓 15 克　　　荔枝草 30 克　　　怀牛膝 9 克
车前草 30 克

2 月 9 日二诊：全身浮肿轻减，溲量增加，唯咳嗽气喘。尿检：蛋白（+++），脓细胞（+），红细胞 0～2/HP，颗粒管型 1～3/HP。脉细数，苔薄腻。风邪又袭肺金，治从疏风宣肺，兼以降气渗湿。

炙麻黄 4.5 克　　　光杏仁 9 克　　　生甘草 4.5 克
南沙参 12 克　　　紫苏子 9 克　　　黑玄参 15 克
桑白皮 9 克　　　生苡米 12 克　　　连皮苓 30 克
茅芦根各 30 克

2 月 14 日三诊：浮肿明显消退，手足皮屑脱落，喘止，咳嗽亦减，胃纳差，时觉恶心。尿检：蛋白（++），脓细胞 0～1/HP，红细胞 0～3/HP，颗粒管型 0～1/HP，透明管型 1～3/HP。脉象细，苔薄白。宣肺止咳，祛风渗利，兼以补气和胃。

炙麻黄 3 克　　　光杏仁 9 克　　　生甘草 4.5 克
生黄芪 15 克　　　连翘 9 克　　　防风己各 4.5 克
饭赤豆 30 克（杵）法半夏 6 克　　　陈橘皮 6 克
白茅根 30 克

2 月 24 日四诊：浮肿全消，面色转红润，恶心止，但胃纳仍少，脉细数，苔根薄腻。尿检：蛋白（+），脓细胞 0～2/HP。原方加健脾助运之品。上方去杏仁、防己，加炒山药 12 克，云茯苓 12 克，香谷芽 15 克。

3 月 5 日五诊：胃纳增加，精神也好转，脉象细，苔薄白。尿检：蛋白（+），脓细胞 0～2/HP。祛风渗利，补气健脾，兼以和络巩固。

生黄芪 15 克　　　防风己各 4.5 克　　　连皮苓 30 克
生苡米 9 克　　　炒山药 9 克　　　茅芦根各 30 克

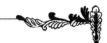

车前草 15 克　　　小叶石韦 15 克　　　杜红花 4.5 克
红枣 3 枚（切开）

上方调治至 3 月中旬，尿检：蛋白微量，病情巩固。至 4 月 6 日，因食鱼后诱发过敏性荨麻疹，瘙痒难忍，但肾炎未反复。用凉营透达，祛风渗湿，兼以养血和络之品治疗，药用首乌 15 克，丹皮 9 克，赤芍 9 克，地肤子 9 克，蝉蜕 9 克，生黄芪 15 克，防风己各 4.5 克，当归 9 克，红花 1.5 克，茅芦根各 30 克，连皮苓 15 克。药后皮肤红疹很快消失。从 4 月初至 4 月底多次尿检，均属正常而停药。1978 年 1 月尿常规复查未见异常。

按：患儿由身发红疹瘙痒后见全身高度浮肿，乃皮肤疮毒乘虚内攻入肾所致。治以疏达清里为主，兼以益肾渗利，补气固卫，浮肿遂消退。二诊时又因风邪袭肺，上焦壅遏，咳而喘逆，故转从疏风宣肺法兼以降逆渗湿，肺气得以宣通肃降，而喘止咳轻，浮肿明显消退，尿检结果好转。四诊时全身浮肿消退，因胃纳较差，故加健脾养胃之品调理，以巩固疗效。

疫毒内蕴（急性肾炎）

于某，男，12 岁，1973 年 4 月 12 日初诊。

3 月中旬患猩红热，4 月初出现面、肢浮肿而在某处就医。查见咽红，扁桃体Ⅱ度肿大，颌下淋巴结如蚕豆大，有压痛，发热。尿检：颗粒管型（++），脓细胞（++），红细胞少许。诊断为急性肾炎而入某医院治疗。经用青霉素肌注，高热不退，遂于 4 月 12 日请邹老会诊。见症发热无汗，咽痛唇燥，左侧乳蛾红肿，口唇碎裂，皮肤已脱屑，但仍继发红疹，苔色灰黑。风热时毒，内蕴失宣，入舍于肾，又夹痰热内蕴。拟疏风透达，清热解毒，兼以化痰。

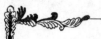

净连翘 12 克　　　炒牛蒡 9 克　　　信前胡 9 克
济银花 30 克　　　制僵蚕 15 克　　　黑玄参 15 克
稆豆衣 24 克　　　白鲜皮 12 克　　　玉桔梗 6 克
大生地 12 克　　　南沙参 15 克　　　炒子芩 1.8 克

4月14日二诊：发热未退，体温 38.5℃，舌缘碎糜，左侧乳蛾红肿未消，唇焦干而裂，鼻衄，量不多。查血非蛋白氮 60.1 毫克％，苔仍灰黑。肺胃热毒未清，痰火内蒸，拟方清热解毒，佐以疏达。

薄荷头 2.4 克（后下）　　　　　　轻马勃 1.2 克（后下）
玉桔梗 6 克　　　制僵蚕 12 克　　　济银花 45 克
净连翘 12 克　　　黑玄参 24 克　　　麦门冬 12 克
川石斛 24 克　　　石菖蒲 2.4 克（后下）　焦山栀 3 克
炙远志 6 克　　　川贝粉 4.5 克（冲入）稆豆衣 24 克

另：芦根 120 克，去节煎汤代水。锡类散 600 毫克，吹喉。

4月16日三诊：风热时毒，已二投清解之品，热势下行，但入晚体温仍高（38℃），咽已不痛，苔灰已化，鼻衄亦止，脉细，贫血貌。清解育阴。

薄荷头 1.5 克　　　济银花 30 克　　　黑玄参 24 克
枸杞子 12 克　　　麦门冬 9 克　　　玉桔梗 3 克
制僵蚕 12 克　　　川石斛 18 克　　　净连翘 30 克
稆豆衣 24 克　　　川贝粉 3 克（冲入）芦茅根各 60 克

上三诊皆注重清解，服至4月下旬而热恋不退，入晚仍在 38℃ 上下，血尿未止，血非蛋白氮升至 70.7 毫克％，肌酐 4.2 毫克％，扁桃体已不肿大，皮肤脱屑较多，红疹未见再现，纳少汗多，苔白腻，脉细弦，面微肿。余毒未尽而肾气受损，以清解凉营方加补气敛汗之品。

生黄芪 18 克　　　济银花 30 克　　　净连翘 12 克

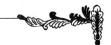

黑玄参 12 克	稆豆衣 18 克	茅芦根各 60 克
粉丹皮 9 克	炒赤芍 9 克	生苡米 18 克
云茯苓 12 克	糯根须 12 克	

服药后体温下降，血非蛋白氮及肌酐亦趋减，遂将上方补气之黄芪加至 30 克，并增补肾养血之磁石 12 克。服至 5 月 2 日，症情继续好转，血非蛋白氮 53 毫克％，肌酐 2.2 毫克％，血压 118/70 毫米汞柱，午后仍有低热，贫血貌，脉细弦，苔薄白。热毒渐清而肾气未复，继以原法，增以补肾健脾之品。

生黄芪 30 克	济银花 12 克	稆豆衣 12 克
粉丹皮 9 克	赤芍 9 克	二至丸 12 克（包）
怀山药 12 克	磁石 12 克	云茯苓 9 克
枸杞子 12 克	佛手片 12 克	茅芦根各 60 克

另以糯根须 90 克煎汤代水。

以上方出入服至 6 月 8 日，病情明显好转，肾气渐复，午后有低烧，有时咽痛，血非蛋白氮 36.5 毫克％，肌酐 1.4 毫克％，胆固醇 157 毫克％，血浆总蛋白 6.9 克％，白蛋白 3.3 克％，球蛋白 3.6％。血常规检查：红细胞 300 万／立方毫米，血色素 8.9％，白细胞 8550／立方毫米，中性 50％，淋巴 49％，单核 1％，血小板 19.2 万／立方毫米。尿检：蛋白微量，红细胞 30～40/HP，白细胞 0～1/HP。脉细，苔黄。大病后，气阴两伤，脾肾双亏待复，然肺中余热未尽，故从虚劳论治，补气养阴，健脾补肾为主，佐以清肺降火为法。

绵黄芪 30 克	地骨皮 9 克	炙白薇 9 克
云茯苓 12 克	生苡米 12 克	冬虫夏草 9 克
骨碎补 9 克	磁石 15 克	黑玄参 12 克
南北沙参各 9 克	佛手片 9 克	阿胶珠 3 克

茅芦根各 60 克

服至 7 月 2 日，精神好转，面色红润，体质渐复，尚觉腰酸，尿频。血常规检查：红细胞 398 万 / 立方毫米，血色素 10 克 %。尿检：蛋白极微量，脓细胞 0～1/HP，红细胞 2～3/HP。以补肾健脾、渗利湿热方巩固而愈。

绵黄芪 15 克	枸杞子 12 克	菟丝子 12 克
冬虫夏草 9 克	净芡实 9 克	黑玄参 9 克
稽豆衣 12 克	南沙参 9 克	鲜芦根 60 克

六一散 9 克（包）鲜荷叶 1 角

按：本例患儿虽连续使用青霉素和清解之剂而高热不退，此乃正气不足，无力抗邪外出，而致热邪纠缠。后于方中伍以大剂量黄芪，使正气振奋，祛邪外出而致热退。

猩红热，相似于中医学中的烂喉丹痧。邹老认为此证乃疫毒之气外袭，蒸腾肺胃所致。肺主皮毛，咽喉乃肺胃通道之要冲，疫毒之邪上冲于咽则发喉症，外出于表，则发丹痧。治疗应透表解毒。若疫毒之邪失于透达，化火入营，而营热又不得透热转气，则下陷入肾，每发为肾炎。治疗仍宜疏表透达，解毒凉营，渗利湿热。本例一、二诊宗疏表透达、清咽解毒法，用前胡、薄荷疏表达邪，银花、连翘、牛蒡、山栀、子芩、桔梗、马勃、制僵蚕、南沙参、黑玄参、锡类散清肺利咽解毒，生地、稽豆衣、川石斛、麦冬滋阴清热，贝母化痰，白鲜皮与生地等滋阴药配伍以清营血之风热。四剂后，热势减轻，咽已不痛，红痧不发，苔灰得化，鼻衄亦止，惟入晚发热，且肾功能继续下降，此正虚不能托毒外出之证。乃于原方中酌减清解之品，加补气托里之黄芪，育阴敛汗之糯根须，补肾养血坚骨之磁石、杞子，健运脾胃之山药、茯苓，渗利湿热之茅根、芦根等，连服月余，

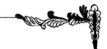

而使肾气渐复，病情向愈。

本例四诊后，在大量清解养阴药中，加入一味黄芪，对本例的转机起了很大作用。黄芪为补中益气、实卫固表、利水消肿、托毒生肌之品，邹老根据辨证论治原则，极善用此于肾病之水肿、蛋白尿和肾功能不全者，多获良效。

邪毒内陷（急性肾炎）

曾某，女，15 岁，1977 年 11 月 28 日初诊。

11 月 19 日因急性咽炎致高烧，体温 40℃，右侧颈淋巴结肿大，有压痛。血常规检查：白细胞 22600/ 立方毫米，中性 89%，淋巴 11%。用青霉素 40 万单位，肌肉注射，每日 2 次；链霉素 0.5 克，肌肉注射，每日 2 次，连用 4 天，高烧消退。但面目颈项出现浮肿。尿检：蛋白（＋），上皮细胞少数，脓细胞 0～6/HP，红细胞少数，颗粒管型 0～2/HP。血沉 24 毫米/ 小时。诊断为急性肾炎。于 11 月 28 日至邹老处治疗。诊时面目轻度浮肿，低烧绵绵（体温 37.7℃），胃纳减少，口生溃疡，头痛，胃脘疼痛，脉细，苔白厚腻。脾虚湿滞，治从温中健脾，祛风和络，佐以渗利。

绵黄芪 15 克	净防风 4.5 克	制苍术 4.5 克
生苡米 12 克（包）	云茯苓 12 克	炒山药 15 克
杜红花 4.5 克	稽豆衣 24 克	炒青蒿 9 克
老干姜 2.4 克	杭白芍 9 克	

12 月 15 日二诊：面目肿退而又咳嗽痰多，关节疼痛，夜间出汗，此内陷之风热邪毒仍可从里透达外出之征，胃纳尚可。尿检：蛋白（－），上皮细胞少许，脓细胞少许，红细胞 0～2/HP，颗粒管型 0～1/HP。体温 38℃，脉细，苔白。治当因势利导，拟疏风宣肺法。

炙麻黄 600 毫克　　光杏仁 4.5 克　　炒青蒿 12 克

北沙参 9 克　　　　信前胡 9 克　　　炒牛蒡子 4.5 克

炒子芩 2.4 克　　　炙甘草 3 克　　　糯根须 9 克

12 月 19 日三诊：咳嗽已减，低烧逗留，胃脘仍痛，头昏，骨节酸痛，体温 38℃，胃不和则九窍不利。尿检（－）。原方去牛蒡子、前胡、糯根须，子芩改 1.2 克，杏仁改 3 克，加吴萸 1.5 克，姜川连 900 毫克。

12 月 29 日四诊：服上方 5 剂，低烧退尽，脘痛亦止，精神好转，面色红润，尿检阴性，胃纳好，大便偏稀，两天一行，脉细，苔白，治从补肾益胃巩固。

补骨脂 9 克　　枸杞子 12 克　　灵磁石 9 克　　炒当归 9 克

炒白芍 9 克　　绵黄芪 12 克　　炙甘草 3 克　　小红枣 4 个

淡吴萸 1.2 克　　姜川连 600 毫克

按：外邪侵于肺卫，高热咽痛，经用抗菌药物后，高热虽退，而增面目浮肿，胃脘疼痛，此邪毒内陷脾肾之征。其所以陷入者，因其素虚，而邪凑之。初诊方温中健脾，祛风和络，佐以渗利之品，使中宫健运，托邪外出，药效应手。二诊时咳嗽、关节痛、出汗，是内陷之邪可以透达之象，再以因势利导治之，尿检结果得以迅速恢复正常。胃不和则肢体不利，骨节酸痛，低热不退，寒热错综，乃以原方益以"左金"之意，泻心火而制肝木。本例治法，概从叶天士《外感温热篇》中脱化而来。

水湿泛滥（慢性肾炎）

戈某，男，30 岁，1943 年夏季初诊。

患者于 1942 年年初，在革命环境中，坐卧湿地，达数

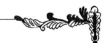

月之久，又曾冒雨长途跋涉，致体惫劳倦，常觉乏力。至冬春之交，先感手部发紧，两腿重胀，眼皮下垂，继则出现浮肿，其势日甚，体力遂虚，当时曾至某医院医治，诊断为肾炎。延至1943年夏季，周身浮肿，病情危重，遂住入嘉陵江畔某疗养院治疗。尿检：蛋白（+++～++++）。西医给利尿剂，并严格控制饮水，但溲量仍极少，肿势不减。两手肿如馒头，小腿按之凹陷不起，气急腹膨，翻身时自觉胸腹有水液振移感，检查胸、腹腔有积液。因治疗无效，动员出院。当时有王、曹二君延请邹老设法救治，因即前往探视。诊时患者头面、胸腹、四肢皆肿，尿量每日100毫升左右，病势危急。切其脉沉细，但尺脉有根，谓尚有救，按中医水气病辨治，专服中药。邹老辨证为肺脾肾俱虚：肺虚则气不化精而化水，脾虚则土不制水而反克，肾虚则水无所主而妄行。运用补气行水、健脾渗利、温阳化气法治疗，主要选用生黄芪30克，青防风9克，防己9克，白术15克，茯苓皮30克，大腹皮12克，陈广皮9克，生姜皮9克，炙桂枝5克，淡附片15克。药服一剂后，尿量增至每日约400毫升；二剂后，尿量增至每日近1000毫升；八天后胸、腹水基本消失；20剂后浮肿明显消退，于两个月后消尽。以后体质虽有改善，但仍觉虚弱无力。遂以济生肾气丸加减制成丸剂而服用数月，并嘱进低盐高蛋白饮食调理，至1944年夏季身体康复。患者又至某疗养院复查，证实病已治愈。至今55年，未曾反复。

　　按：坐卧湿地，冒雨涉水，雨湿浸淫是发病之外因，肾气内亏是发病之内因。病发后迁延不愈，至1943年夏邹老诊视时，病情已至危重阶段。当时虽未作有关血液生化检查，但从病史及症状分析，似系慢性肾炎肾病型，图治颇为棘手。邹老根据明代张景岳关于水肿"乃肺、脾、肾三脏相干之病。盖水为至阴，故其本在肾；水化于气，故其标在肺；水惟畏土，故其制在脾"的分析，从肺、脾、肾三脏俱虚着手，用防己黄芪汤合五皮饮加温肾助阳之品图效。方中黄芪补气行水，肺主一身之气，肺气充足，则肾之开合正常；防己行十二经，载引黄芪及它药而运行周身；防风配黄芪以升行疏胀，可防止黄芪大剂量使用时发生滞胀；桂枝辛温助阳，通阳化气，以利小便；附子峻补元阳，益火之源，以消阴翳。邹老在重庆时，附子用量较重，常于健脾温阳，行气利水剂中重用附子30～60克（久煎），疗效颇著。此例病本在肾，故肿退后以严用和济生肾气丸加味滋阴助阳，健脾固肾，活血和络，终使肾气固摄，精气内收，尿蛋白消失而获愈。今已85岁高龄未曾反复。

水湿瘀阻（慢性肾炎）

初某，女，30岁，1956年1月30日初诊。

患者于1954年6月忽然腰痛发热，脸肿腿肿，小溲甚少，继则腹胀，及至全身水肿时，方至某医院治疗，一月后，浮肿消退。停治一月，病又复发，全身水肿。1955年春节来宁，于某院治疗，曾放腹水三次，肿未消退，其他症状亦未获改善。9月中旬尿检：蛋白（+++），脓细胞（++），颗粒管型（+++），尿比重1.008。血非蛋白氮35.28毫克%，肌酐1.36毫克%，胆固醇88.8毫克%。血清总蛋白6.1克%，白蛋白2.7克%，球蛋白3.4克%，白／球比值1∶1.25。因疗效较差而出院，至9月30日到本院门诊治疗。治疗期间，肿势时增时减，仍无显著进步，病势日趋严重，于1956年1月30日收住本院治疗。

入院时患者腹胀难忍，小溲量少（每日300～400毫

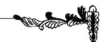

升），胃纳呆钝，大便难解，两目视物模糊，面色苍白，精神委顿，全身浮肿，头部发际按之亦凹陷难复，腹部膨隆，叩诊有移动性浊音，腹围 85.2 厘米，血压 130/91 毫米汞柱。

患者 16 岁早婚，17 岁月经初来。大生二胎，1953 年夏季第二胎产后 10 个月发生本病，产后至今两年半月经未潮。

由于患者平时营养欠佳，后天失调，加之早婚、产后喂奶等，体质更差，致第二胎产后病情加剧。此乃脾肾之阳不足，正气虚弱不耐邪侵，适疲劳遇风，遂致全身浮肿。脾土既败，水势泛滥，治疗虽以消肿利水为主，但其正气虚弱，必须标本兼顾，攻补兼施，方能奏效。采用发表利水、补气健脾、温肾助阳、活血化瘀、行气消滞等法治疗三月余，周身水肿全消，精神好转，食欲健旺，视力清晰。尿量增至 1200 毫升/24 小时，腹围缩小至 68 厘米，血压稳定 130/90 毫米汞柱。尿检结果好转：蛋白（＋＋），颗粒管型少许。患者于 5 月 11 日出院休养。为避免功亏一篑，拟一丸方，俾得在家常服，以竟全功。出院回家后曾来信向邹老感谢，服用丸药，病情稳定。

所用药物：

发表利水：净麻黄 1.5 克（去节），川桂枝 2.4 克，汉防己 6 克，紫浮萍 9 克，饭赤豆 45 克，车前子 9 克，云茯苓 45 克，开口椒 5 克（炒出汗）。

补气健脾：生黄芪 60 克，大白术 45 克，潞党参 15 克，白抄参 9 克，鲜生姜 9 克，黑大枣 7 个（切）。

补肾助阳：制附子 6 克，酒炒杜仲 12 克，冬虫夏草 9 克，炙甘草 1.5 克，枸杞子 12 克。

活血化瘀：干鲍鱼 5 克，单桃仁 6 克，杜红花 3 克，酒炒怀牛膝 9 克，参三七 1.5（克）。

行气消滞：香橼皮 5 克，葶苈子 6 克，炙鸡金 9 克，光

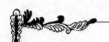

杏仁6克，葱白12克。

以上药物共29味，不是每一处方全用，而是相互出入为方，辨证时斟酌使用。

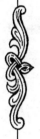

丸方：炙黄芪120克　　潞党参45克　　焦白术45克
　　　炙内金24克　　　川椒目5克（炒）
　　　泔制苍术24克　　制附子30克　　白抄参12克
　　　干鲍鱼24克　　　上肉桂9克　　　全当归24克
　　　炒白芍24克　　　福泽泻24克　　小茴香6克
　　　黑丑子6克　　　　陈橘皮12克　　香橼皮15克
　　　云茯苓30克　　　紫河车1具　　　血鹿茸5克
　　　羊睾2对　　　　　川续断15克　　潼沙苑12克
　　　酒炒川杜仲30克　酒洗巴戟天18克
　　　炙甘草9克　　　　金匮肾气丸60克（杵）

上药研细末，以黑大枣10枚，阿胶30克（烊化），饭赤豆45克，青防风12克，汉防己24克，葱白30克，陈葫芦瓢15克煎浓汤，水泛为丸，每日15克，分2次空腹吞服。

按：慢性肾炎水肿，属于《金匮要略》水气病之一种。人体内水分的运行排泄，主要依靠肺气的通调肃降，肾气的开合调节，脾气的运化转输，其中一脏功能失调，都能导致水不化气，水液潴留而发生水肿，故有"水不离气，气不离水"之说。水、气、血的关系是气行则血行，气滞则血滞，"血不利则为水"。实验证明：慢性肾炎的发生，有的与微循环障碍有关，并提示肾炎是全身性微循环障碍性疾病，其病变不仅限于肾组织，还可见于外周微循环。学习本例治验，我们的体会是：①治疗肾炎全身水肿患者，必须分别给予发表利水，活血化瘀，上下分消，表里两解。仅用利水甚至使

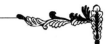

用穿刺放水的方法，是不能达到消肿目的的。②关于消肿，若不同时采用培本的方法，肿势易于反复。③肾炎患者的自觉症状消失后，功能的完全恢复还有一个过程，要继续注意摄生保健，才能逐步达到痊愈。

脾肾阳虚（慢性肾炎）

李某，女，28岁，1974年8月16初诊。

患者于1972年7月发现颜面四肢浮肿，当时因为怀孕8个月，认为系"胎肿"，故未作检查和治疗。1972年9月分娩后，浮肿加重，经当地医院检查，诊断为"肾炎"。用西药治疗后肿消。但不几天，又复发作，住进某医院治疗，效不显，全身浮肿更甚，下肢呈凹陷性浮肿，腹部肿大，有移动性浊音，尿量极少，体重132斤。尿检：蛋白（++++），红细胞0～2/HP，白细胞2～6/HP，颗粒管型0～2/HP。血压134/96毫米汞柱。又转入某医院。在住院期间，查血非蛋白氮41毫克%，二氧化碳结合力58体积%，血沉92毫米/小时，酚红排泄试验39%（2小时），胆固醇298毫克%，血色素12.7克%，红细胞401万/立方毫米。治疗以中药为主，配合西药双氢克尿噻等，因疗效仍差，住院142天自动出院。出院前查非蛋白氮38毫克%，二氧化碳结合力52体积%，血沉66毫米/小时，酚红排泄试验40%（2小时），胆固醇333毫克%，红细胞374万/立方毫米，血色素10.8克%，体重135斤。出院诊断为慢性肾炎肾病型，出院时带出处方如下：

制苍术6克	川厚朴3克	广陈皮5克
大腹皮12克	连皮苓12克	猪苓9克
福泽泻9克	苡仁米12克	车前草12克
白茅根15克	石韦9克	

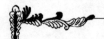

1974 年 8 月 16 日来诊时，全身严重浮肿，下肢更甚，按之如泥，腹胀，叩之有移动性浊音，小便甚少而混浊，腰酸，身半以下觉冷，面色无华，纳差，脉沉细，苔薄白，质暗有瘀点。病属脾肾阳虚，兼有血瘀，治当兼顾为是。

生黄芪 15 克	青防风 5 克	汉防己 5 克
炒白术 9 克	炒巴戟 9 克	桑寄生 15 克
制附片 3 克	怀牛膝 9 克	炒山药 15 克
杜红花 9 克	连皮苓 31 克	生苡米 12 克
白茅根 30 克		

8 月 29 日复诊：药后尿量显著增多，每日在 2000 毫升以上，浮肿大部消退，腹已不胀，移动性浊音不明显，唯下肢作胀，腰酸怕冷，纳谷不振，脉仍沉细，苔色薄白，效不更方。原方制附片改 6 克。

9 月 24 日三诊：近来微有外感，尿量有所减少，每日在 1000～1500 毫升之间，下肢作胀，微肿，余状如前。拟原方加重补气温阳之品。

生黄芪 24 克	青防风 9 克	汉防己 9 克
炒白术 9 克	炒巴戟 9 克	制附片 9 克
桑寄生 15 克	怀牛膝 9 克	杜红花 9 克
炒山药 15 克	连皮苓 30 克	生苡米 12 克
白茅根 30 克		

10 月 23 日四诊：浮肿全退，腰部仍酸，身半以下怕冷，下肢作胀，纳谷不馨，脉沉细，苔薄，舌有少数瘀点。尿检：蛋白（+++），脓细胞少量，颗粒管型 1～2/HP。方拟化裁前制。

生黄芪 24 克	青防风 9 克	汉防己 9 克
桑寄生 15 克	桑螵蛸 15 克	菟丝子 30 克
巴戟天 9 克	制附片 15 克	炒独活 5 克

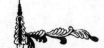

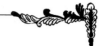

| 怀牛膝 9 克 | 杜红花 9 克 | 连皮苓 30 克 |
| 怀山药 15 克 | 苡米 15 克 | 白茅根 30 克 |

11 月 27 日五诊：浮肿未见反复，腰酸怕冷等症状好转，纳谷增多，大便偏干，脉细，苔薄，尿检：蛋白（++），脓细胞少量，颗粒管型 0～1/HP。病情稳定，原方巩固。

原方连皮苓改云茯苓 12 克。

1975 年 8 月 13 日六诊：去年 12 月去外地，坚持间断服用五诊方。尿检蛋白少量，上皮细胞少量，脓细胞少量，红细胞 0～1/HP，管型（-），腰部稍觉酸痛，并有重着感，尿量昼多夜少，浮肿未反复，易汗，纳谷不馨，苔薄质暗红，脉细。治守原法。

生黄芪 24 克	菟丝子 30 克	青防风 9 克
汉防己 9 克	炒白术 9 克	炒独活 5 克
桑寄生 15 克	炒巴戟 15 克	怀牛膝 12 克
制附片 9 克	杜红花 9 克	怀山药 15 克
云茯苓 15 克	苡仁米 24 克	白茅根 60 克

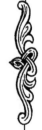

1976 年 8 月 8 日病者来称，一年来病情稳定，未见反复，每月仍服上方 5～10 剂。1978 年年初病者调外地工作，告别时云：病情巩固，未曾反复。

按：《傅青主女科》中说：妊娠浮肿是由气与血两虚，脾与肺失职，所以饮食难消，精微不化，势必致气血下陷，不能升举，而湿邪即乘其所虚之处，积而成浮肿。"治当补其脾之血与肺之气，不必祛湿，而湿自无不去之理。"又说，产后水气一证是由"脾虚不能制水，肾虚不能行水"所致，治之"必以大补气血为先"。傅山先生为我们治疗妊娠浮肿和产后水气立出了明确的方案。本例水肿发病于妊娠期间，产后病情加重，其病与胎产有关是毫无疑义的。治病求本，

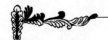

则遵循傅氏之说，从肺、脾、肾论治才是正途。事实证明，不从肺脾肾论治，定难奏效。此例水肿，起先两年不退之因，盖出于此。来诊时脾肾阳虚极为显著，久病入血之象也十分清楚，治从温补脾肾，活血化瘀，是为药证相当，所以效果显著。本例治验再次证明治病必须求本，用药必须辨证的道理。

肝络瘀阻（慢性肾炎）

许某，男，24 岁。

水肿 1 年，经治消长反复，于 1963 年 10 月住入某医院。入院前曾服用过激素，一度水肿消退，但不久又反复。入院后诊断为慢性肾炎，经用胃苓汤、五皮饮、麻黄加术汤等方治疗，并用强的松一疗程，效果不稳定。1964 年 5 月 8 日邹老诊视时，患者口干不欲饮，脘腹嘈杂不适，时泛黏液，腹胀膨大（腹围 93 厘米），小便量少，每日 650 毫升左右，面浮，下肢按之凹陷，有时大便溏薄，苔白腻，脉弦滑。脉证合参，邹老认为水肿与肺、脾、肾有关，但腹大经久不消者，多属肝络有瘀阻，治当温肾运脾，化瘀通络。

金匮肾气丸 12 克（包煎）	生黄芪 15 克
青防风 5 克　　炒党参 12 克	炒白术 15 克
北沙参 12 克　　白蒺藜 9 克	炒赤芍 9 克
单桃仁 9 克　　杜红花 5 克	淡附片 900 毫克
茯苓皮 24 克　　陈广皮 3 克	生姜皮 3 克
小红枣 7 个（切）　全当归 9 克	

5 月 13 日复诊：药后小便量增多，每日在 2000 毫升左右，腹胀减轻，感头昏微痛，精神疲乏，右胁略痛，药合，宗原方扩大其制。

金匮肾气丸 12 克（包煎）　　　　　　　　生黄芪 15 克

青防风 5 克	炒党参 15 克	炒白术 15 克
茯苓皮 30 克	生炒苡米各 5 克	全当归 12 克
赤白芍各 9 克（炒）	单桃仁 9 克	杜红花 9 克
陈广皮 5 克	北沙参 12 克	生姜皮 5 克
白蒺藜 12 克	制附片 1.5 克	

上方服 15 剂，尿量每日在 2000 毫升左右，水肿全部消退，腹围缩至 66.5 厘米，胃纳增加，日进 1 斤以上，精神渐振，已能下床活动。继用健脾化湿，柔肝养肺调理，巩固疗效。

按：水肿病腹水明显，从肺、脾、肾治而效果不明显者，邹老认为多属肝络瘀阻，兼从肝论治，使用疏肝理气、化瘀通络之剂，多获良效，本案即是一例。

血分水肿（慢性肾炎）

唐某，女，20 岁。

一身悉肿半年，同时经闭，经治疗，面部浮肿得减，而腰腹以下高度浮肿，腹部有移动性浊音，下肢按之没指，形体消瘦，面色暗黄，脉象细弱。尿蛋白（+++）。此属血化为水，治当活血化瘀。

生黄芪 9 克	桂枝尖 4.5 克	赤芍药 9 克
西当归 9 克	单桃仁 9 克	杜红花 4.5 克
川芎䓖 4.5 克	马鞭草 15 克	路路通 9 克
福泽泻 9 克	泽兰草 15 克	

上方服一月，腹水及下肢浮肿逐渐消退，面色转红润，但月经尚未来潮。尿检：蛋白（++），红细胞（+），颗粒管型（+）。以原方加大黄䗪虫丸 9 克，一日分 2 次吞服。1 周后，月经来潮，色紫量多，夹有血块，经来之后，水肿迅速消退。尿检结果好转：蛋白（+），红细胞、管型（-）。治法

转从气血双调，培补正气。后来信云，尿蛋白已消失，完全恢复健康，并安全得子。

按：张仲景《金匮要略·水气病脉证并治》说："……妇人，由经水不通，经为血，血不利，则为水，名曰血分。"清·高学山注云："妇人之经水不通，夫经者血也，血不流利，久则败死以化黑水，又血不流利，久则干枯以招外水，故曰则为水也。名曰血分，言水在血分中，当以治血为本，治水为标，斯称合法耳。"本例为典型之血分水肿病，用活血化瘀法前，曾用过疏风宣肺、通阳利水等法，是治血分水肿之标，故而少效。转用活血化瘀，特别是使用破血逐瘀通经之大黄䗪虫丸，是治血分水肿之本，故速见疗效。

湿郁络阻（肾病综合征、药物性柯兴征）

孙某，男，7岁，1971年4月29日初诊。

患儿于1971年2月19日起，发现两下肢有瘀点和紫癜，且轻度浮肿。尿检：蛋白（＋），红细胞0～1/HP，脓细胞极少，颗粒管型0～1/HP。血小板计数16万/立方毫米，出、凝血时间均为1分钟，诊断为过敏性紫癜肾炎型，于2月22日住入某医院治疗。入院后经用氢化考的松、青霉素、中草药等治疗，效不佳，紫癜反复出现，阵阵腹痛。尿检：蛋白（＋＋＋～＋＋＋＋），红细胞（＋＋～＋＋＋），有颗粒管型。激素治疗副作用已出现，尿蛋白未获减少，认为预后不好，4月29日至邹老处诊治。

浮肿面圆，腹大如鼓，腹壁静脉怒张，小溲量少，紫癜已隐，脉细数，苔白。尿检：蛋白（＋＋＋～＋＋＋＋），红细胞（＋＋），脓细胞（＋），颗粒管型（＋＋），血胆固醇40毫克％。痰湿郁滞，气血不畅，从疏泄通络法治疗。

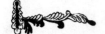

越鞠丸 9 克	全当归 6 克	白芍药 9 克
单桃仁 9 克	杜红花 9 克	云茯苓 9 克
南沙参 6 克	冬瓜子 12 克	川芎䓖 3 克
法半夏 6 克	陈广皮 6 克	佛手片 9 克

后因咳嗽，原方加三拗汤，咳止痰少。经治二月，病情好转，浮肿消退，面色红润，腹部平软，形体正常，自觉无不适。尿检结果蛋白微量，血压 90/70 毫米汞柱，血胆固醇 180 毫克%，血非蛋白氮 24 毫克%，血清总蛋白 6.4%，白蛋白 4.23 克%，球蛋白 2.21%。之后间断服药至 9 月，病情稳定，尿检正常而完全停药，入学读书。

脾虚湿蕴（慢性肾炎）

倪某，女，27 岁，1969 年 6 月 9 日初诊。

常觉腰酸乏力，1969 年年初出现浮肿而就医，尿检不正常，某医院诊断为慢性肾炎。经治疗浮肿虽消，但尿检结果未好转，转来邹老处诊治。神疲乏力，脘痛纳少，恶心欲吐，口多黏涎，脉细，苔白腻。尿检：蛋白持续（+++），并有红细胞及颗粒管型。寒湿蕴中，脾运不健。治当健脾温中，化湿助运。

炒潞党参 9 克	炒山药 9 克	云茯苓 9 克
焦苡米 9 克	炒川椒 900 毫克	淡干姜 2.4 克
法半夏 6 克	陈广皮 6 克	炒当归 9 克
炒白芍 9 克	炙内金 3 克	焦六曲 9 克
小红枣 5 个（切）		

服上药尚合适，脘痛减轻。守方治疗至 8 月份，脘痛止，纳谷增，精神好转。再以原方略加出入，继续治疗至次年 5 月，身体渐复，尿检蛋白微量而回乡，继以上方调治而

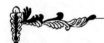

稳定未发。

按：此例患者，临床症状表现为中虚寒湿型胃脘痛，但就病史及尿检结果分析，可知为慢性肾炎。邹老平时治病，非常重视辨证，注意整体功能的调整。认为此例乃脾虚寒湿内蕴累及肾脏，其治应抓主要矛盾治其脾胃，脾运得健，则肾病可复。用健脾化湿、温中助运方治疗，脘痛止，胃纳增，脾胃功能健旺，水谷精微源远流长以调养先天，促使肾气渐复，固摄正常，病体乃得以恢复。

阴虚阳越（慢性肾炎）

顾某，男，35岁，1970年2月3日初诊。

患慢性肾炎已10年。1年来血压偏高，经治未降，头痛乏力，腰酸，脉细弦，苔薄白，舌质红。尿检：蛋白（+），酚红排泄试验53%，血非蛋白氮34毫克%，血压134/100毫米汞柱。证属肾阴亏损，虚阳上扰。从滋养肝肾，平潜虚阳治疗。

潼白蒺藜各9克　枸杞子12克　　细生地9克

活磁石9克　　　川续断9克　　　潞党参9克

川黄连1.5克　　肉桂心1.5克　　云茯苓9克

2月8日二诊：头痛腰酸之症轻减，血压降至120/90毫米汞柱。仍给原方治疗。

2月23日三诊：血压112/90毫米汞柱，尿检正常。原方续进。

2月25日四诊：无明显自觉症状，血压112/88毫米汞柱，给原方巩固。

至1997年病仍稳定。

按：慢性肾炎之证属阴虚阳越者，仅以息风潜阳法治疗多难取效。邹老认为此等慢性肾炎虚是其本，当从滋养肝肾

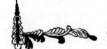

着手，佐以少量肉桂，引火归原，平调阴阳，病情可迅速稳定，本案即是一例。

脾虚气滞（慢性肾炎）

杨某，女，35 岁，1972 年 8 月 25 日初诊。

1971 年下半年面目常见轻度浮肿，尿检异常，未予重视。至 1972 年 6 月，浮肿加重，并出现腹水，6 月 17 日尿检：蛋白（＋＋＋＋），上皮细胞（＋＋），脓细胞（＋），红细胞 1～2/HP，透明管型（＋），血压 90/60 毫米汞柱。某医院诊断为慢性肾炎，经用西药利尿剂治疗，浮肿消退，但尿检仍不正常，8 月 25 日由外地来邹老处治疗。腰府酸痛，嗳气纳少，脘部作胀，时或觉有包块填塞，白带量多，有腥气味。脉细，苔薄白。腹部触诊未扪及包块，尿检：蛋白（＋＋＋＋），脓细胞（＋），上皮细胞（＋＋），颗粒管型少许，透明管型（＋）。脾虚气滞，肝经湿热下注。健脾理气，清肝渗湿。

炒潞党参 18 克	连皮苓 24 克	炒山药 9 克
老苏梗 3 克	大腹皮 9 克	佛手片 12 克
细柴胡 1.8 克	全当归 9 克	杭白芍 9 克
砂仁壳 1.8 克	江枳壳 1.8 克	蜀羊泉 30 克

8 月 30 日二诊：仍觉腰府酸痛，脘部发胀，溲少带多，喉中有梗阻之状。尿检：蛋白（＋＋＋），红细胞 0～4/HP，脓细胞 5～8/HP。仍宗原意出入，因其素患气管炎病，故加清肺化痰之品。

潞党参 18 克	大腹皮 9 克	佛手片 12 克
砂仁壳 1.5 克	枳壳 1.5 克	全当归 9 克
杭白芍 9 克	南沙参 12 克	紫苏子 9 克
莱菔子 9 克	桑白皮 9 克	细柴胡 3 克

连皮苓 30 克

9月4日三诊：药后脘腹胀减，尿量增多，唯白带仍多，喉中有痰。尿检：蛋白（++），红细胞 1～2/HP，脓细胞（+）。

潞党参 24 克	大腹皮 5 克	佛手片 9 克
全当归 9 克	焦白芍 9 克	紫苏子 9 克
紫苏叶 2.4 克	莱菔子 9 克	南沙参 12 克
桑白皮 9 克	枸杞子 9 克	白蒺藜 5 克
椿根皮 9 克	连皮苓 30 克	

9月9日四诊：腰府酸楚，脘部胀轻未彻，苔厚腻。前方加健脾化湿之品。

制苍术 1.8 克	生苡米 9 克	潞党参 18 克
佛手片 9 克	南沙参 12 克	紫苏子 9 克
紫苏叶 2.4 克	莱菔子 5 克	桑白皮 5 克
全当归 9 克	焦白芍 9 克	小茴香 900 毫克
蜀羊泉 30 克	连皮苓 24 克	

9月14日五诊：腰府酸痛、脘部胀满等症已减，白带已少，溲量增加，口苦背冷。尿检：蛋白（+），红细胞 3～4/HP，上皮细胞（+），脓细胞 2～4/HP。健脾理气，化痰渗湿方续进。

潞党参 18 克	佛手片 9 克	陈广皮 6 克
怀山药 5 克	制苍术 1.5 克	紫苏子 5 克
紫苏叶 1.2 克	桑白皮 5 克	南沙参 12 克
全当归 9 克	杭白芍 9 克	蜀羊泉 15 克
连皮苓 18 克	鲜芦根 60 克	

9月29日六诊：9月21日行人工流产，术后肾病未有反复，觉腰酸，尿检：蛋白（++），红细胞 1～2/HP，脓细胞 2～3/HP。脾肾俱虚，气血两亏。以健脾补肾，益气养血法治疗。

潞党参 15 克	云茯苓 9 克	炒山药 9 克

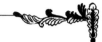

制狗脊 12 克　　　川续断 9 克　　　全当归 9 克

焦白芍 9 克　　　枸杞子 9 克　　　川芎劳 3 克

陈广皮 3 克

另养血膏，每日 3 次，每次一匙，用药汁冲服。

10 月 7 日七诊：微觉腰痛口苦，苔白脉细。尿检：蛋白（＋），红细胞 1～2。仍以养血健脾，理气化湿为主治疗。

潞党参 15 克　　　枸杞子 12 克　　　制苍术 2.5 克

云茯苓 9 克　　　炒山药 9 克　　　法半夏 3 克

陈广皮 3 克　　　砂仁壳 1.8 克　　　枳壳 1.8 克

天花粉 9 克

另：养血膏，每日 2 次，每次一匙，药汁冲服。

以上方加减服至年底，体质渐复，尿检：蛋白（±～+）而停药，回家休养。

半年后，因劳累而致病情反复，于次年 6 月 6 日又至宁复诊。腰痛纳少，头昏耳鸣，苔白厚，脉细。尿检：蛋白（+++），上皮细胞（+++），脓细胞（＋），红细胞 1～2/HP，颗粒管型 1～2/HP。脾虚湿困，肾虚不固。健脾化湿，益肾补气法。

制苍术 6 克　　　生炒苡米各 5 克　　　炒山药 9 克

净芡实 9 克　　　云茯苓 12 克　　　法半夏 6 克

陈广皮 6 克　　　制川断 9 克　　　炒潞党参 12 克

全当归 9 克　　　焦白芍 9 克　　　小红枣 5 个（切）

以上方治疗半月，尿检蛋白微迹，红细胞 1～2。继续服用至 9 月份，病情稳定而停药。

按：本例证属脾虚气滞，土虚木乘，是以脾气不能散精上归于肺，水不归经，泛于肌表而为浮肿；湿土之气下陷，统摄无权，下元不固而发为蛋白尿和带下之候。故经用健脾理气，佐以疏肝渗湿之剂，病情迅速好转。但因调理巩固时间较短，功亏一篑，以致半年后病又复发，当引以为训。

肝肾同病（慢性肾炎）

童某，男，50 岁，1966 年 12 月 21 日初诊。

1965 年发现患慢性肾炎，经中西医治疗，未能获效。1966 年 12 月 21 日至邹老处门诊。头昏而晕，腰痛乏力，精神不振，面肢浮肿，脉沉细，苔薄白。尿检：蛋白（+++～++++），颗粒管型（++），红细胞（+）。血压180/110 毫米汞柱。邹老认为病属虚损，肾之阴阳失调，乙癸同源，肝肾同病。治病求本，当调肾之阴阳。

制首乌 9 克	甘杞子 12 克	全当归 9 克
制豨莶 12 克	潼白蒺藜各 9 克	炒牛膝 9 克
川续断 9 克	炒巴戟 9 克	杜红花 3 克
净芡实 12 克	河车片 6 片（吞）	

以上方调治至次年 5 月，精神好转，体质渐复，血压降为 142/94 毫米汞柱。7 月尿检：蛋白（+），红细胞 0～1/HP，即恢复工作。1975 年来人告知，患者身体健康，病未反复。

按：本例系肾阳虚损渐及真阴，故有所述证候。方拟填补真阴，补阴以配阳，养阳以消阴，其有深意。张景岳《类经》引启玄子说："益火之源，以消阴翳，壮水之主，以制阳光。"又说："脏腑之原，有寒热温凉之主，取心者，不必齐以热，取肾者，不必齐以寒。但益心之阳，寒亦通行，强肾之阴，热之犹可……"（《类经·论治类》）本例论治的理论根据概出于此。

肾虚脾弱（慢性肾炎）

范某，男，34 岁，1975 年 9 月 25 日初诊。

1975 年 3 月，因轻度浮肿，腰酸乏力而就诊。尿检：蛋白（++），红细胞（+++），颗粒管型少许。某医院诊断为慢性肾炎，经治半年未愈，于9月25日至邹老处诊治。腰痛耳鸣，精神不振，肢体懈怠，大便稀溏，颜面、四肢轻度浮肿，脉细，苔白，舌质淡。血压正常，尿检：蛋白（++），红细胞1～4/HP，颗粒管型少。证属肾虚脾弱，用补肾健脾、化瘀渗利法治疗。

酒炒杜仲18克	功劳叶24克	制苍术9克
生苡米15克	炒潞党参12克	干荷叶9克
炒防风9克	杜红花9克	血余炭9克（包）
白茅根60克		

10月6日二诊：精神好转，体力增加，耳鸣已止，腰酸痛轻减，惟大便仍不成形，脉细，苔白，乃火不生土。尿检：蛋白微量，红细胞少，脓细胞少，上皮细胞少。宗原法加温阳益肾之品。

补骨脂5克	全鹿丸9克（包）	酒炒杜仲18克
功劳叶24克	制苍术9克	生苡米15克
炒潞党参12克	干荷叶9克	炒防风9克
血余炭9克（包）	杜红花9克	白茅根60克

10月14日三诊：药合病机，腰酸痛已不著，体力转佳，大便尚未完全调实，晨起或午睡后眼睑微肿，尿检蛋白极微。原法再进。

补骨脂5克	全鹿丸9克（包）	酒炒杜仲18克
功劳叶24克	制苍术9克	生苡米15克
炒潞党参12克	干荷叶9克	炒防风9克
杜红花9克	血余炭9克（包）	白茅根60克

上方服至11月6日，病情稳定，无自觉症状，尿检蛋白一直巩固在痕迹至极微而停止服药。

按：此例系慢性肾炎隐匿型，病情虽轻，然治不辨证，

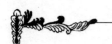

执死方而治活病，终难获效。赵彦晖于《存存斋医话》中说："执死方以治活病，强题就我，人命其何堪哉，故先哲有言曰：检谱对弈弈必败，拘方治病病必殆。"这段话是颇有道理的。本例慢性肾炎，腰痛耳鸣，乃属肾虚；便溏乏力，乃属脾虚；颜面四肢浮肿，乃因脾虚不能制水而反克，肾虚水无所主而妄行。病属肾虚脾弱，昭然若揭。故投以温养脾肾，佐以渗利和络之剂，病情始得稳定。

肾虚脾弱（慢性肾炎）

金某，男，40岁，1977年6月28日初诊。

患肾炎已19年，时常反复，迁延难愈。今年2月尿中有蛋白（+++），经治疗迄今尚未缓解，乃来请邹老诊治。腰痛乏力，脘胀纳少，泛吐酸水，脉细，苔根黄腻。尿检：蛋白（+++），颗粒管型0～1/HP。血压140/90毫米汞柱。肾虚脾弱，肝胃不和。治以益肾健脾，疏肝和胃，佐以化湿之品。

淫羊藿30克	枸杞子12克	潞党参18克
炒山药15克	云茯苓12克	淡吴萸1.8克
炒川楝子9克	荔枝草18克	苍术炭5克
生炒苡米各9克	法半夏6克	陈广皮5克

7月3日二诊：肝胃得和，吞酸遂止，唯腰酸浮肿，脘胀如故，脉细，苔仍黄腻。原方化裁。

淫羊藿30克	枸杞子12克	潞党参18克
炒山药15克	云茯苓12克	苍术炭5克
生炒苡米各9克	法半夏6克	陈广皮5克
巴戟天9天	荔枝草18克	佛手片9克

7月10日三诊：投健脾益肾化湿之品，脾肾功能渐复，湿化有下趋之势，但尿频淋漓不尽，终属虚不固摄之征，脉

细，苔白转薄。尿检：蛋白（−），颗粒管型偶见。治当因势利导。原方加滋肾丸9克，以温阳清利。

7月24日四诊：尿频止，脘不胀，唯仍腰酸，浮肿轻微，脉细，苔薄白。尿检：蛋白微量，颗粒管型少。肾虚一时难复。原方去佛手片。

7月31日五诊：浮肿不著，活动后仍觉腰部酸胀。脉细，苔薄白。尿检：蛋白微量，余（−）。健脾补肾，佐以和络之品。

潞党参18克	炒山药15克	云茯苓12克
生炒苡米各9克	制苍术3克	巴戟天9克
川续断15克	淫羊藿30克	枸杞子12克
白蒺藜9克	杜红花6克	

8月5日六诊：腰痛酸胀已不著，足肿已消，脉细，苔薄白。尿检：蛋白少，余（−）。原方续进，以冀痊愈。

按：许叔微认为补脾不若补肾，李东垣认为补肾不若补脾。邹老认为脾虚则当补脾，肾虚则宜补肾，脾肾两虚则当脾肾同治，切切不可刻舟求剑。本例前医认为西医诊断为肾炎，病即在肾，但补其肾，置脾虚和其它兼证于不顾，故难获效。邹老从脾肾同治，并顾及兼证，即获得较满意的效果。

药物伤肾（药物过敏性肾炎）

郭某，男，46岁，1977年6月20日初诊。

腰痛乏力2年。两年前因头部受伤致昏迷，清醒后常觉头痛，某医院诊断为脑震荡，给服安乃近2片，2小时后，全身发过敏性荨麻疹，高热39～40.4℃，继则面目、四肢浮肿。尿检：蛋白（+++），红细胞2～4/HP，颗粒管型少许，脓细胞少许。药毒伤肾，肾虚络瘀，脾虚湿困。治以益肾和络，运脾化湿。

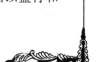

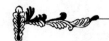

制苍术 4.5 克	生苡米 9 克	云茯苓 9 克
炒山药 12 克	潞党参 15 克	十大功劳叶 30 克
熟附片 4.5 克	炒桃仁 9 克	杜红花 9 克
半枝莲 15 克		

8月10日二诊：仍觉腰痛，胃纳不馨，脉象细，苔白腻，舌质淡。尿检：蛋白（+++），红细胞 3～5/HP，白细胞 0～3/HP，颗粒管型 0～1/HP。原方加川断肉 9 克继服。

8月25日三诊：腰痛、头昏诸症渐减，气短耳鸣，苔色白厚，脉象细。8月中旬尿检：蛋白（++），红细胞 0～1/HP。今尿检：蛋白（+），脓细胞少，上皮细胞少，颗粒管型 0～1/HP。苔白厚。仍守原意。

制苍术 9 克	炒独活 3 克	生苡米 9 克
炒党参 18 克	炒山药 12 克	云茯苓 9 克
杜红花 9 克	炒桃仁 9 克	熟附片 5 克
十大功劳叶 30 克	春砂仁 3 克（后下）	

药后病情稳定，以原法出入，巩固疗效。

按：本例虽为药物伤肾之肾炎，但主要症状表现为肾虚络脉瘀阻，脾虚湿蕴不化，故仍按益肾和络，运脾化湿治疗，而取得较好疗效。此种肾炎辨证论治规律如何，病例尚少，本案特表出以备一格。

三、治疗肾功能衰竭的经验

经验论述及治疗大法

慢性肾功能衰竭是由各种慢性肾脏疾病，尤其是慢性肾炎久治不愈导致肾单位严重损伤，肾脏排泄、分泌、调节功能失常，使人体出现水、电解质、酸碱平衡等方面紊乱的危

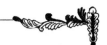

重综合症候群。尿毒症是慢性肾功能衰竭的末期，除了水、电解质代谢紊乱和酸碱平衡失常外，由于代谢废物在体内大量潴留，可出现人体各系统广泛中毒的症状，如消化系统、心血管、神经、血液系统等均可出现中毒性的病证。

邹老认为该证的病机是肾元衰竭，水毒潴留。肾元衰竭是发病之本，水毒潴留是发病之标，故此为本虚标实之病，晚期可出现多脏器疾病。如水毒上犯中焦则口臭苔腻、恶心呕吐的胃逆证候；水毒内蕴肠腑可致腹泻便溏或便干难解；水毒内留，上蒙清窍，则神识不清，甚则昏迷震颤；肾气衰竭，气化受阻，水道不行，水毒不能排泄，致水肿少尿或无尿，甚则出现风阳上扰、心气衰竭等危险证候。邹老在1955年出版的《中医肾病疗法》中叙述："慢性肾脏病最危险的时候就是尿毒症，头痛，神志昏迷，鼻衄，恶心，呕吐，小溲特少，或竟全无，滴沥不下，口有尿酸气味上喷。肾功能极度减退，氮质潴留，未能排泄之故，伴有高血压症。"并在书中介绍了以冬虫夏草为主的治疗处方。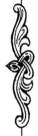

邹老在多年治疗肾病的临床实践中，治疗了不少尿毒症患者，使有的病人达到了临床治愈，更多的患者病情获得较长时间的稳定，延缓了病程的进展，延长了患者的寿命。在随诊学习中体会较深的有以下几点：

1. 强调维护肾气。邹老对尿毒症病机的分析，认为肾病日久，因失治或误治致肾功能日益衰退，气血阴阳虚惫，肺、脾、心、肝等内脏功能亦为之虚损，故在治疗中强调维护肾气和其它内脏功能，切切不可用克伐之品而损阴伤阳，促使肾及其它内脏功能的进一步衰竭。在诸多案例的治验中皆可看出，治疗上处处维护肾气，以求增一分元阳、复一分真阴的重要性。

2. 重视脾胃调理。邹老在治疗肾病时与治疗其它疾病一样，除强调维护肾气外，还非常重视保护胃气，反对使用败伤胃气之方药。症见呕哕不能食者，乃由肾气衰败，内毒蕴于胃腑，致气逆不降，治应健脾益肾，和胃降逆；内毒蕴肠，气虚下陷，致大便溏泄不已，治宜健脾升阳，补肾暖土；如血枯肠燥，大便干结者，则以养血润肠，清养肺气治之。

3. 治肾而不泥于肾。尿毒症病情复杂多变，邹老常教诲我们说：治疗中要重视辨证施治，整体治疗，不要见肾只知治肾。如董案，病发于暑天，症以呕吐为主，辨证为暑热呕吐，以清暑益气，芳香宣浊，和胃降逆等法治疗而获良效。又如赵案，为肝肾阴虚，气血两亏，从滋肾柔肝、补养气血等法治疗，并配合药酒和血通脉，使肾功能获得改善。其它几例以阴阳气血虚损症状明显，根据阴阳互根、气血相关、脏腑之间相互制约和依存等关系，皆注意运用补益气血，调摄阴阳，肺脾肾心肝并治等法，获得效验。若见面色黧黑灰滞，唇舌瘀紫，或女性患者有经闭等症状者，须用活血化瘀，和血通脉之品，皆能有效。如有出血，可用健脾统血，补气摄血，滋阴清热，温经摄血，补肾固摄等法。如出血量多虚脱衰竭者，可用回阳救逆等法。

4. 强肾填髓以养血坚骨。邹老根据《内经》"肾主骨"，"肾生骨髓"，以及"肾者，作强之官，技巧出焉"等理论，对肾性贫血、肾性骨痛，创造性地运用强肾坚骨填髓之法而取得了较满意的疗效。

5. 注意摄生保健。对尿毒症患者，应重视摄生保健，邹老对以下几点尤为注意：①饮食上忌生冷寒凉之物，过酸过咸过腻之品，以及伤胃败肾之味；②避风寒暑湿外袭，适应季节变化，防止外感疾病；③保持心情愉快，正确对待疾

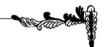

病；④严禁房事，防伤败已亏之肾气；⑤对能活动者，要适当注意活动。

病案举例

肾劳（晚期尿毒症）

王某，女，44 岁，干部，1970 年 2 月 14 日初诊。

患者于 1966 年起罹有浮肿，并觉头昏，视物模糊，未被重视。延至 1969 年年初，又患尿频尿急，半年内反复发作使病情加重，见周身乏力，呕恶少食，头昏头晕，面目、四肢浮肿。至 1969 年 6 月 29 日住入某医院诊治。经检查，血非蛋白氮 246 毫克％，二氧化碳结合力 30.3 体积％，血清钾 13 毫克％，血清钠 325 毫克％，氯化物 400 毫克％。血常规检查：红细胞 186 万／立方毫米，血红蛋白 6.5 克％，白细胞 6500／立方毫米，中性粒细胞 69％，嗜酸性粒细胞 3％，淋巴细胞 28％。尿稀释浓缩试验示肾功能很差。中段尿培养有大肠杆菌生长。酚红排泄试验为零。诊断为尿毒症。经中西医结合治疗，未能获效，病情危重，遂请邹老予以治疗。邹老感其情意弥笃，勉予一方，药后较合，病情略有缓解，并于 1970 年 2 月 14 日专程由武汉来宁请邹老诊治。

治疗经过：来诊时头晕呕恶，精神萎靡，体倦无力，腰痛腿软，经闭已一年，苔白质淡，脉象细弦，面色萎黄兼灰滞，皮肤与指甲白而无华，发白，皮肤干燥失润，瞳孔圆形等大，对光反应良好，眼科检查为高血压眼底。已摄肾区平片，未见阳性结石影及其它异常。查心电图为窦性心律不齐。测血压 130/90 毫米汞柱。酚红排泄试验前后已查四次皆为零。血非蛋白氮 75 毫克％，二氧化碳结合力 29.4 体

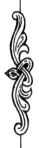

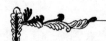

积％。尿检：蛋白少许，脓细胞少许。放射性同位素检查，报告两则肾功能曲线低平，基本为无功能型。邹老认为患者系肾劳重症，阴阳气血皆已虚极，五脏六腑尤以脾肾功能衰败为甚。脾不能输精，肾不能作强，水、痰、瘀、毒稽留，蓄积成患。病本属虚，治当补益。然用补剂，须藉胃气敷布，故治以顾护胃气为先，暂从健脾和胃，益气助运为主，兼以补肾和络，俾得脾气健旺，肾气自充。

炒潞党 24 克	枸杞子 15 克	炒当归 8 克
炒白芍 12 克	炒川连 2.4 克	肉桂粉 1.8 克（冲入）
麦门冬 12 克	炒川断肉 12 克	新会皮 9 克
炒玉竹 9 克	紫河车 3 克	焦苡米 9 克
小红枣 5 个（切开）		益母膏半匙（冲入）

2 月 17 日住入某医院，继服邹老中药为主治疗，病房给予化验检查，并对症处理。

上方服 5 剂后，仍不时泛恶。宗上法予以平胃和降之品。

旋覆花 6 克（包煎）	煅赭石 9 克	法半夏 6 克
炒陈皮 6 克	炒潞党 15 克	枸杞子 12 克
石打穿 18 克	炒当归 9 克	炒白芍 9 克
炒川连 2.4 克	肉桂粉 1.8 克（冲入）	
北沙参 9 克	益母膏半匙（冲入）	

又方：炒陈皮 3 克，炒苡米 3 克，炒玉竹 3 克，水煎，代茶饮。

3 剂后，泛恶轻减，腰酸，肝区疼痛。复查血非蛋白氮 72 毫克％，二氧化碳结合力 38.1 体积％，血压偏高，脉细，苔白舌淡。续进健脾和胃，补肾平肝方，药后呕恶止，胃纳增，自觉症状减轻。复查酚红排泄试验升至 3.5％。至 3 月

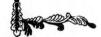

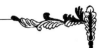

下旬，血非蛋白氮下降至 46.5 毫克％，4 月胃气渐振，日进饮食六七两，病有好转。从健脾补肾，滋阴助阳，并佐活血化瘀之品调治其本。

潞党参 18 克　　枸杞子 12 克　　炒当归 12 克
法半夏 9 克　　炒陈皮 9 克　　炒桃仁 4.5 克（杵）
炒红花 9 克　　活磁石 12 克（先煎）骨碎补 9 克
制狗脊 12 克　　肉桂粉 1.2 克（冲入）
炒川连 1.8 克　　真阿胶 3 克（烊化冲入）

5 月 29 日复查血非蛋白氮为 30 毫克％，二氧化碳结合力为 36.1 体积％。4 月、7 月复查酚红排泄试验均为 2.5％。8 月出院。住院期间对症处理中曾用过维生素 B_1，维生素 C；纠正酸中毒用过苏打片；关节疼痛用过索密痛；贫血体虚用过肝精、力勃隆等。出院后专服上方中药。

1970 年 9 月 4 日出现浮肿，尤以下肢为甚，用补气利尿，健脾渗湿，益肾和络方治疗。

生黄芪 24 克　　防风己各 3 克　　西当归 9 克
大白芍 9 克　　单桃仁 9 克　　杜红花 9 克
云茯苓 18 克　　川断肉 12 克　　法半夏 6 克
新会皮 6 克　　漏芦 4.5 克

10 天后肿消。

1970 年 8 月至 1975 年冬，患者来邹老处门诊，情绪乐观，诉说日饵中药，从不间断，病情一直较稳定，在亲戚家能搞些轻微家务劳动。1972 年春，能爬山登高数百级。这阶段的治疗大法是，补益脾肾，活血化瘀，气血阴阳并调。

绵黄芪 15 克　　潞党参 12 克　　全当归 9 克
枸杞子 15 克　　小川芎 4.5 克　　杜红花 9 克
怀牛膝 9 克　　炒杜仲 9 克　　骨碎补 9 克

十大功劳叶 15 克　云茯苓 12 克　　川石斛 12 克
制首乌 12 克　　　真阿胶 3 克（烊化冲入）

咽痛酌加玉蝴蝶 3 克，玉桔梗 6 克，北沙参 15 克，胖大海 3 个；骨骼疼痛、牙痛，酌加磁石 30 克，补骨脂 9 克，骨碎补 9 克；便干酌加淡苁蓉 9 克，锁阳 9 克，黑芝麻 12 克，肥玉竹 9 克；冬季酌加紫河车 3 克，鹿角片 15 克，冬虫夏草 6 克，有时加入参须。

冬季入九后，以上方加减，10 倍量，并加入人参粉 30～60 克，制成膏滋，每日 2 次，每次一匙，开水冲服。

1975 年冬返里后，信札往来，通信治疗基本同上，病情一直稳定，能下床活动，搞些择菜等轻微家务劳动。多年背部无汗，而于 1976 年夏季得到恢复，饮食日进四五两。1976 年 9 月，症情出现反复，恶心呕吐，不欲食，查血非蛋白氮 104 毫克 %，二氧化碳结合力 31 体积 %，输液一次，仍坚持服用中药而渐平稳。

1976 年 10 月 18 日来宁住某院，行左眼白内障囊内摘除术，术中顺利。术后查血非蛋白氮 55 毫克 %，出现尿少，仍服邹老中药，西药使用速尿，症情改善。术后一周拆球结膜缝线，眼科情况尚好，于 11 月 2 日输新鲜血 200 毫升，11 月 4 日出院后，继续服用阴阳气血，肺脾肾肝并调之复方。

炙黄芪 30 克　　　潞党参 15 克　　　连皮苓 30 克
生炒苡米 30 克（先煎）　枸杞子 12 克
杭菊花 4.5 克（后下）　　活磁石 30 克（先煎）
法半夏 6 克　　　新会皮 6 克　　　南沙参 12 克
姜竹茹 9 克　　　炒山药 9 克　　　冬瓜仁 9 克
香谷芽 15 克　　　淫羊藿 30 克　　　西当归 9 克
杭白芍 12 克　　　补骨脂 9 克　　　骨碎补 9 克

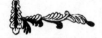

药后一般情况好，11月中旬查血非蛋白氮42毫克％，二氧化碳结合力29.1体积％。11月下旬返里，在家能看看电视，干轻微家务。1977年6月复查，红细胞160万／立方毫米，血色素4克％，血非蛋白氮75毫克％，二氧化碳结合力335体积％，尿检蛋白（＋）。同年11月来宁复诊，查红细胞156万／立方毫米，血色素3.6克％，血非蛋白氮69.3毫克％，二氧化碳结合力20.2体积％。邹老仍给原方调理，西医予小剂量输新鲜血二次，当即返里。据其亲戚云，1978年年初，因洗澡受凉，外感高烧神躁，在当地用镇静剂后未再醒来。

按：患者原系隐匿性肾炎，未能得到及时治疗。肾虚之体，继后复罹肾盂肾炎，又失治，以致病情日益加重，肾脏功能急剧下降，阴阳气血并损，五脏六腑功能严重衰退，西医诊断为尿毒症晚期，邹老认为属于肾劳范畴。本例血非蛋白氮高至240毫克％以上，酚红排泄试验多次为零，放射性同位素示两肾基本无功能的晚期尿毒症，何以能存活8年之久，我们的体会是：

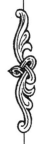

（1）重视调理脾胃。邹老经常对我们说：百病以胃气为本，因为脾胃为后天之本，生化之源。脾胃之强弱，关系肾脏功能之盛衰。古人说"得谷者昌"，盖能多进饮食，自能化生气血精微，虽有邪毒，莫之能害。且治病必资药力，而载药力者，非胃气不行，是以百病以胃气为本。本例在整个治疗过程中，紧紧抓住调理脾胃，使中土健旺，肾气充沛，此为存活8年的重要因素之一。

（2）治病必求于本。邹老尝根据《内经》说："治病必求于本，本者，致病之由也"。张景岳说："凡治病者，在必求于本，或本于阴，或本于阳，求得其本，然后可以施治"，

"未有不明阴阳而能知疾病者。"肾为水火之脏，五脏六腑之精藏于此，气化于此，精即阴中之水也，气即阴中之火也，故肾之水火，为诸脏腑之化源。明·虞抟《医学正传》说："肾元盛则寿延，肾元衰则寿夭"。本例肾劳重病，肾之元阴元阳两衰是病之原，在整个治疗过程中，邹老着眼于整体，强调调摄其阴阳，使其阴阳保持相对之平衡。邹老还根据《内经》"阴平阳秘"，可以髓满骨坚，方中应用填髓坚骨之品，使病者得以维持下去。说明救得一分元阳，长一分真阴，生命即可延续，正如程杏轩《医述》中引《道经》所说："分阴未尽，则不仙，分阳未尽，则不死。"此为存活8年的重要因素之二。

（3）强调摄生保健。邹老在临床实践中，极为重视摄生保健，要求病者三分吃药，七分调理。首先是做好病者的思想工作，正确对待疾病，强调"内因"在治疗中的作用，认为"静则神藏，躁则消亡"（《素问·师传》），"肾在志为恐，恐伤肾"（《素问·阴阳应象大论》）。该患者觉悟较高，在文革中受难深重，与疾病斗争顽强不懈，家庭和谐，积极配合，坚信中医，为长期中医药治疗创造了极好的条件。其次是要求在饮食方面积极配合，认为《潜斋医学丛书·言医》所说的"长年病与老年病人，主要在保全胃气，保全胃气在食不在药"是很有道理的。病者能遵照邹老提出的食养疗法的要求，尽量进食对治疗疾病有益的食物。第三，根据《素问·宣明五气》"久卧伤气，久坐伤肉"之训，积极鼓励病者在体力允许的前提下，稍微活动或做些轻微劳动，以促进体内新陈代谢，此为存活8年的重要因素之三。在治疗过程中，患者之非蛋白氮曾下降至接近正常，酚红排泄试验和二氧化碳结合力皆曾有所上升，自觉症状改善，说明通过中医

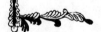

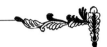

整体的辨证施治，被损害之肾功能不是一点不可逆转的，通过中医中药的辨证论治保护其残存肾单位，延缓其肾衰的进程是可能的。本例如果没有 1978 年年初的感染，或感染后能得到正确的辨证治疗，还会存活更长时间，也未可知。

肾劳（慢性肾炎、尿毒症）

赵某，男，38 岁，1966 年 9 月 16 日初诊。

患者于 1958 年因浮肿乏力，尿检异常，某医院诊断为慢性肾炎，经治疗，病情稳定。1966 年 5 月下旬，恶寒头痛，气短乏力，眼睑浮肿，腹胀便稀，日行五六次，无脓血及黏液，继则呕吐，而于 5 月 25 日住入某医院。经检查，腹部有移动性浊音。尿检：蛋白（++），脓细胞 0～1，颗粒管型 0～3。尿浓缩稀释试验：夜尿总量 1400 毫升，比重 1.009。血非蛋白氮 72.6 毫克 %，二氧化碳结合力 32.8 体积 %，血钾 4.28 毫克当量 / 升，钠 102.6 毫克当量 / 升，氯化物 106 毫克当量 / 升。诊断为慢性肾炎、早期尿毒症。经西医治疗，病情有所好转，于 1966 年 7 月 1 日出院。9 月 16 日，单位医务室医师陪扶至邹老处治疗。头昏乏力，腰府酸痛，苔色淡嫩，脉象细弦。血压 170/100 毫米汞柱。尿检仍有蛋白、管型、红血球、白血球等。证属肾劳，气血不足，肝肾两虚，治当兼顾。

潼沙苑 9 克	白蒺藜 9 克	枸杞子 12 克
煅磁石 18 克（先煎）	怀牛膝 5 克	西当归 9 克
绵黄芪 9 克	潞党参 9 克	炒红花 5 克
金狗脊 9 克	核桃仁 9 克	炒菟丝子 12 克
南沙参 9 克	海蛤壳 9 克（先煎）	

药后精神渐渐好转，至 10 月，尿常规检查阴性。时觉

腹胀，吃凉性食物后腹胀明显，甚则腹泻，脾肾阳虚之证，以原方加胡芦巴、紫河车、佛手片后腹胀减轻，然头昏腰酸仍作。1967年4月加服药酒方：

制狗脊 15 克	炒巴戟天 15 克	怀牛膝 15 克
川断肉 15 克	西当归 24 克	麦门冬 12 克
潞党参 15 克	大熟地 9 克	杜红花 9 克
小红枣 7 个（切开）	陈橘皮 9 克	生苡米 9 克

用优质黄酒 2 斤半，浸 1 周后服用。

服药酒后头昏好转，但停药后即发。配合煎剂持续服用。

1967年5月中旬，又纳少，便稀不能成形，矢气频转，从扶脾升阳，芳香化湿法治疗，处方如下：

午时茶 3 克	炒山药 12 克	炒扁豆 12 克
炒党参 9 克	云茯苓 9 克	焦六曲 9 克
干荷叶 9 克	藿香正气丸 5 克（吞服）	

药后胃纳好转，大便成形。又继服补益肝肾原方。于1967年上班，参加工厂轻工作。1969年8月复查血非蛋白氮38.5毫克%，二氧化碳结合力54体积%。1970年起参加重体力劳动。

1971年6月23日，因工作忙累，致腰酸头昏，口干便难，肢麻抽搐。尿检：蛋白（++），红细胞（++++）。脉细缓。血压110/90毫米汞柱。仍以补益肝脾肾着手，服用汤剂、药酒。

汤剂方：
炙黄芪 18 克	潞党参 18 克	枸杞子 15 克
川石斛 12 克	功劳叶 15 克	怀牛膝 9 克
活磁石 9 克（先煎）	佛手片 9 克	杭白芍 12 克
炒山药 12 克	二至丸 9 克（包煎）	

药酒方：
制狗脊 18 克	巴戟天 18 克	制首乌 30 克

枸杞子 46 克	大熟地 24 克	潞党参 30 克
潼沙苑 30 克	怀牛膝 30 克	川断肉 30 克
杭白芍 15 克	炒川连 9 克	黑玄参 24 克
肉桂心 0.9 克	炒杜仲 24 克	西当归 18 克

黄酒 3 斤，浸 1 周后服用。

上药服至 1971 年 7 月初，头晕、肢麻、抽搐等症均好转，服至 7 月底，尿常规检查阴性，肾病已达临床治愈。症情稳定而停服中药。1977 年 8 月，患者来本院复查，自觉无不适感，体力充沛，能参加重体力劳动，已长期不服任何药物。观其面色红润，复查血尿素氮 18 毫克 %，肌酐正常，二氧化碳结合力 50.8 体积 %，血浆白蛋白 4.6%，球蛋白 3 克 %，胆固醇 253 毫克 %。

按：本例肾劳，气血阴阳俱虚，脾肾功能衰退，木失涵养，肝阳上亢，故用气血双补，阴阳平调，健脾益肾以养肝木。必须坚持长期用药，方能获得如此效果。

邹老常用药酒方治疗肾功能不全，大多有效。或问，治疗某些肾劳何以要用药酒而不用丸、散、膏、丹呢？丸、散、膏、丹亦属常用之剂，肾功能不全，证见血脉不和，肾络不通，邪气蕴结，腰府酸痛，血压升高者，用调补之剂，和血通络之品，黄酒浸渍，去渣取汁服用，其效较之丸、散、膏、丹为佳。盖酒能行药性之滞，通邪气之结，逐隧道之涩，和血脉之壅。药酒尚有能长久保存，服用方便，患者易于接受等优点。

药酒制法有两种：①将药料浸渍酒内，密封，经过相当时期（夏天一周，冬季适当延长），去渣应用；②将药料浸入酒中，置瓦罐中隔水加热，至酒沸腾，然后连药倾入缸内，趁热密封，静置相当时期，去渣滓澄清收贮备用。

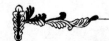

暑热呕吐（慢性肾炎、尿毒症）

董某，男，43 岁，干部，1970 年 7 月 16 日初诊。

1970 年 7 月初发热腹泻，日解 20 余次，质稀如水，呈酱油色，稍带黏液。前几年有腰酸乏力病史。用抗菌药物热退，大便次数减少。但又反复呕吐，吐出深咖啡色液体，不欲进食，大便色黑。诊断为上消化道出血，于 7 月 7 日入某医院。入院后仍呕吐不止，进食即吐，色如咖啡，胃脘部胀痛，面部和四肢轻度浮肿，尿量减少。尿检：蛋白（++++），血非蛋白氮 183 毫克％，二氧化碳结合力 42.3 体积％，肌酐 13 毫克％，血钾 1.75 毫克当量／升，血钠 142 毫克当量／升，氯化物 107 毫克当量／升。诊断为慢性肾炎尿毒症，尿毒症性胃炎，上消化道出血。采用补液、纠酸、补钾、止血等措施，出血减少，但仍呕吐不能食，于 7 月 16 日请邹老会诊。

病始腹泻发热，继则呕逆频仍，今已泻止热退，但恶心呕吐，不思饮食已周余，口渴不欲饮，大便已由酱色转为棕色，精神倦怠，卧床不起，脉细数（96 次／分），舌淡绛。血压 130/80 毫米汞柱。暑热为患，致胃逆呕恶，病势重笃，未可忽视，治当清暑益气，芳香宣浊，和胃降逆。

鲜荷叶 9 克	广藿梗 9 克	紫苏叶 0.9 克
潞党参 12 克	川石斛 12 克	姜汁炒川连 3 克
姜竹茹 9 克	云茯苓 15 克	佛手片 9 克
六一散 12 克（包煎）	炒红花 9 克	
鲜芦根 30 克（去节）		

西药继用补液、补钾、补钙等措施治疗。

7 月 18 日二诊：前拟清暑益气方，昨日呕吐已减，今

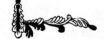

欲进食。复查非蛋白氮降为 114 毫克％，病有转机，仍以原
法踵进。

生黄芪 12 克	潞党参 15 克	鲜荷叶 5 克
广藿梗 6 克	云茯苓 15 克	川石斛 9 克
焦白芍 9 克	炒川连 2.5 克	扁豆衣 12 克
炒红花 9 克	鲜芦根 60 克（去节）	

7 月 20 日三诊：食欲略振，已能进些食，精神好转，口
不渴。血非蛋白氮下降至 90 毫克％，二氧化碳结合力升为
56.7 体积％，血钾 2.9 毫克当量 / 升。从 18 日后停止补液、
补钾等措施。食后仍感胃部不适，偶感恶心，脉细数（104
次 / 分）。血压 140/90 毫米汞柱。方拟斟酌前制，以冀续效。

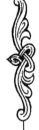

紫苏叶 1.5 克	炒川连 2.4 克	姜竹茹 12 克
鲜荷叶 5 克	潞党参 9 克	云茯苓 12 克
枸杞子 9 克	肥知母 9 克	黄柏炭 3 克
江枳实 3 克	生玉竹 9 克	

7 月 22 日四诊：泛恶已止，纳食增加，胃气已醒，脘
不胀痛，大便色黄，质已成形，小溲通畅，浮肿退，寐不实，
脉细数（96 次 / 分），苔色正常。查血钾 4.05 毫克当量 / 升，
病情已属稳定，昨日上消化道钡餐透视未见异常。原方有
效，再拟化裁前制。

紫苏叶 0.9 克	姜川连 1.8 克	潞党参 12 克
云茯苓 12 克	鲜荷叶 3 克	广藿梗 5 克
生苡米 12 克	枸杞子 12 克	炒玉竹 5 克
炒陈皮 3 克		

7 月 28 日五诊：病情大有好转，自觉不适感消失，食
欲佳。查血非蛋白氮 78 毫克％，酚红排泄试验 30％（2 小
时），血压 140/96 毫米汞柱。病势已稳定，脾肾两亏，气血

两虚，从健脾补肾，补气养血图本治疗。

潞党参 12 克	云茯苓 12 克	枸杞子 9 克
骨碎补 9 克	西当归 9 克	活磁石 9 克（先煎）
杭白芍 9 克	炒玉竹 5 克	炒陈皮 3 克
熟枣仁 9 克（杵）	真阿胶 3 克（烊化冲入）	

8月3日六诊：胃气振奋，纳谷增加，近日觉胸闷不适，晨起时面部轻度浮肿。血压 136/90 毫米汞柱；血非蛋白氮已降至 30 毫克%，肌酐 1.76 毫克%；尿检：蛋白（−），上皮细胞 0～2/HP，脓细胞 0～1/HP；肾图示左侧肾功能曲线分泌段正常，排泄段部分受阻；摄 X 线腹部平片，无阳性结石发现。仍宗上法补益治本。

炒潞党 12 克	炒山药 9 克	云茯苓 9 克
炒白术 5 克	枸杞子 9 克	西当归 9 克
杭白芍 9 克	干河车 3 克	真黄柏 2.4 克
广藿梗 3 克	肉桂粉 0.6 克（吞服）	

西药自 7 月 18 日后仍用苯丙酸诺龙 25 毫克，肌肉注射，一周 2 次；利血平 0.25 毫克，每日 3 次，间断应用。其他还用过维生素 C，复合维生素 B。观察至 8 月 6 日，症情稳定，血压 130/80 毫米汞柱，血非蛋白氮 27 毫克%，尿检正常而出院休养。

出院后觉气短寐差，8 月 21 日又至邹老处门诊，专服中药，方用补气温阳，益肾健脾，和络宁心法巩固疗效。

潞党参 12 克	肉桂粉 0.9 克	枸杞子 12 克
炒山药 9 克	云茯苓 9 克	西当归 9 克
紫丹参 9 克	合欢皮 18 克	柏子仁 12 克
干荷叶 5 克		

经上方治疗至 9 月中旬，已无自觉不适之感，尿复查无

异常，肾功能正常，血化验红细胞359万/立方毫米，血色素7克%。至11月11日复诊时，症情稳定，以原意巩固之。

潞党参15克	淡附片3克	枸杞子12克
西当归9克	紫丹参9克	单桃仁9克（杵）
杜红花9克	柏子仁12克	朱茯苓9克
炙远志6克	炙甘草3克	

服至11月底停药，参加车间轻体力劳动。1971年5月复查酚红排泄试验已升至72%（2小时）。

1973年2月，发热后病情反复，腰痛乏力，胸痛心悸。2月22日查血非蛋白氮57毫克%；尿检：脓细胞（++），红细胞（+++）；血压正常。脉细数（120次/分），苔薄腻。从补气通阳，健脾化湿，活血化瘀，滋阴宁心法治疗。

潞党参24克	薤白头5克	瓜蒌仁9克
制苍术5克	单桃仁9克	杜红花9克
紫丹参9克	朱云苓9克	二至丸12克（包煎）
川石斛15克	杭白芍9克	芦苇根60克（去节）

服药后自觉症状逐渐消失，各项化验亦复正常，至4月份停药，上班工作，但劳动时体力仍差。至1976年后，体力渐渐恢复正常，可参加重体力劳动。1977年全年满勤。1978年5月来院复查，形体发胖，体重由1979年时的90余斤增加至120斤，身体壮实，面色红润，实难辨认是数年前患严重肾病的病人，自述胃纳很好，日进一斤二两。自1973年4月停药之后，直至1978年夏季，未再服药。1978年6月1日复查，血尿素氮14.5毫克%，二氧化碳结合力58.2体积%，肌酐亦正常，胆固醇236毫克%；血压116/78毫米汞柱；尿检：偶见透明管型。追访8年，肾功能恢复较好，疗效巩固。

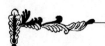

按：此例患者，原系慢性肾小球肾炎，病前数年，觉腰酸乏力，能坚持工作而未予重视。此次患急性菌痢后导致肾病加重，肾功能衰竭。西医诊断为慢性肾炎尿毒症，尿毒症性胃炎，上消化道出血。中医诊断为暑热呕吐。病势危笃。其治疗过程，可分为四个阶段，前二个阶段在医院中西医结合治疗，后二个阶段则单服中药。

第一阶段：西医考虑患者菌痢后又呕吐、呕血，失水失血情况存在，血生化检查氮质血症、酸中毒、电解质紊乱存在，故作出上述诊断，并用补液、止血、纠酸、补钾、促进蛋白质合成等措施治疗。一周后，出血已渐少，呕吐仍不止，病势危急。邹老诊视后，分析此证为暑热呕吐，暑气袭人，耗气伤阴，气逆夹内毒上泛，致呕吐不止，胃气大伤。所以治疗从清暑益气、芳香泄浊、和胃降逆着手。方中荷叶为清暑升阳，解毒醒胃，止血消食之品；藿香芳化宣浊，调中快胃，祛暑醒脾，为暑令要品；苏叶下气宽中，解毒开胃；姜竹茹、姜川连益胃和降，与补气养阴药同用治标治本。故一剂后呕吐即减，病有转机，二剂后欲饮食。即停用主要西药，以中药清暑醒胃为主调治，并配适合之饮食，使暑热渐清，胃气渐降而趋恢复。

第二阶段：五诊时病情已大有好转，胃气醒，精神佳，血化验非蛋白氮下降至78毫克％，即转治本。因脾肾两亏，气血双虚，故从健脾益肾，调养气血法调治巩固。经治疗，自觉症状消失，脾肾功能改善，阴阳趋向协调，气血得以充养，检查肾功能正常而出院休养。

第三阶段：患者出院后活动量增多，又觉气短，寐差。为巩固疗效，在前段治疗的基础上运用补气温阳、益肾健脾、活血化瘀、和络宁心法治疗，并逐步加重活血化瘀的成

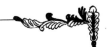

分，致病体恢复而上班工作。根据邹老经验，肾病标象缓解后，从本治疗中，为提高肾功能，补肾中一定要调摄阴阳，以达阳生阴长，阴平阳秘之目的。同时必须健脾，补后天以养先天，并须运用补气活血之品，才能达到提高肾功能之目的。

第四阶段：1973年2月发热后，病情稍有反复，主症是胸痛心悸，脉细数。血生化检查氮质血症存在。中医辨证为气阳两虚，脾虚湿蕴，心络瘀阻。运用补气通阳、健脾化湿、活血化瘀、滋阴宁心法治疗，辨证得当，用药准确，二个月后病又稳定，即上班工作至今。

气阴两虚（慢性肾炎、尿毒症）

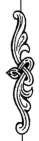

王某，女，37岁，工人，1972年6月15日初诊。

发现肾炎已3年，近觉浑身无力，胃纳减少，气短而喘，寐差头昏，心烦口干，脉细弦，苔薄白。血非蛋白氮62毫克%，二氧化碳结合力31.3体积%；血压120～140/90～100毫米汞柱；尿检：蛋白（+～++）；总胆固醇241毫克%。证属气阴二虚，水亏木亢。治从补气益肾，滋阴平肝。

炙黄芪15克　　　炒潞党18克　　　川断肉12克
川杜仲9克　　　制首乌12克　　　枸杞子12克
川石斛15克　　　熟枣仁15克（杵）姜川连0.9克
玫瑰花4朵（后下）　　　黑大枣5个（切开）

服药7剂后，血压降至正常（120/80毫米汞柱），觉咽痛，鼻有灼热感，起疱，夜卧难以入寐，舌尖红。加清热利咽养阴之品，去甘温补气药。

太子参18克　　　黑玄参9克　　　玉桔梗3克
麦门冬9克　　　杜红花9克　　　制首乌12克
枸杞子12克　　　川石斛12克　　　熟枣仁15克（杵）

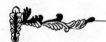

姜川连 0.9 克　　川断肉 12 克　　川杜仲 9 克

5 剂后寐佳，鼻之灼热、起疱之症渐消，精神好转，遂以补气养阴、益肾健脾、活血和络方进治。

绵黄芪 12 克　　大白术 9 克　　制首乌 12 克

枸杞子 12 克　　川杜仲 9 克　　西当归 9 克

杭白芍 6 克　　杜红花 9 克　　芦苇根 60 克（去节）

黑大枣 5 个（切开）

治疗中，寐差用过熟枣仁、龙齿、磁石、柏子仁等品；血压高时加用过制豨莶、牛膝、牡蛎、蒺藜等；咽喉痛加用过桔梗；口淡苔腻加用过苍术、白术、法半夏、陈皮、茯苓等；经闭用过活血调经之成药益母八珍丸，汤药中加当归、红花。

经上方治疗至 1972 年 7 月，自觉症状皆减，血非蛋白氮降为 54 毫克 %，肌酐 1.4 毫克 %。9 月复查非蛋白氮已正常，尿素氮 15.1 毫克 %，肌酐正常，二氧化碳结合力 31.3 体积 %。次年 7 月上班工作。1977 年 9 月复查肌酐 2.6 毫克 %，二氧化碳结合力 40 体积 %。1978 年 8 月复查血尿素氮 11.8 毫克 %，肌酐正常，二氧化碳结合力 50 体积 %。

按：本例为隐匿性肾炎，肾功能逐渐衰退而终成尿毒症。其临床表现为气阴两虚，水亏木亢。初诊方虽使血压降至正常，但出现咽痛，鼻起疱，夜寐益差，舌尖见红，此滋阴药力尚嫌不足，遂增入玄参、麦冬、桔梗等养阴之品，删去党参、黄芪、大枣等甘温补气助阳之品，阴虚得滋，上述症状得以迅速消失。故第三方再用黄芪、白术、大枣等甚合。由此观之，即使辨证正确，立法用药欠妥，亦不能取得好的疗效。

肺肾热结（急进性肾炎、急性肾衰）

王某，男，32 岁，已婚，1958 年 10 月 12 日初诊。

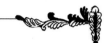

　　患者于 1958 年 10 月 6 日起发热 39℃，头痛，全身酸痛，食欲不振，白细胞正常，某医院急诊室予服复方阿斯匹林，体温不退，上升至 40℃，并有轻度咳嗽，呕吐 1 次，全身症状加重，于 10 月 10 日住入某医院。入院后予输液，肌注青霉素等。翌日晨，体温退至 36.7℃，此间呕吐 8 次之多，每次量为 150～200 毫升，全为咖啡色，无小便，无尿意，膀胱不膨胀，注射部位及背部、腋下皮肤均出现小出血点（十余年来，曾皮下出现紫斑和鼻出血多次）。血压不高，血非蛋白氮 40 毫克％。10 月 12 日上午 8 时导尿，得黄色尿液 75 毫升，查得蛋白（+++），有红细胞、白细胞及颗粒管型。血非蛋白氮 108 毫克％，二氧化碳结合力 40 体积％。体温升至 38.5℃。再次导尿仅得 1.5 毫升。至此尿毒症现象已十分显著，乃请中医会诊。

　　面赤，舌尖红，中灰，口渴，诊脉右部数大，左手较细，小溲涓滴不通。升降气机窒塞，急则治标，先予镇逆清热，和养肺胃之阴。

白蒺藜 9 克	香青蒿 12 克	姜竹茹 9 克
紫苏叶 0.9 克	姜川连 0.9 克	麦门冬 12 克
黑玄参 9 克	橘红络各 9 克	制半夏 6 克
西洋参 2.4 克	海蛤粉 9 克	天花粉 15 克
鲜芦根 3 尺（去节）	鲜藕 5 片（打）	

　　10 月 13 日复诊：服上方一剂，导尿得 95 毫升，尿检仍有蛋白（++++），红细胞（++++）。眼睑浮肿甚著，鼻唇沟为之消失，一度意识朦胧。

　　肺主气，肾主水，肺气不宣，肾气衰竭，通调必失其常，患者平日劳累过甚，既伤其气，又损其肾，肺肾之气内戕，卒然无尿，不为无因。今因小溲不通，水毒凌心犯胃，

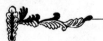

呕逆不止，神识似有昏糊之象。体发红紫瘀点，湿毒自内达外之兆。舌质红绛，肺胃之阴亦耗。故欲止其吐，当先和胃，欲和其胃，必须降逆，待清升浊降，吐止尿通，方有生机，否则难许言治。方拟开泄肺气，清养胃阴，佐以芳香淡渗，俾上窍开，下窍或可开。

西洋参 12 克	麦冬 9 克	冬瓜子皮各 30 克
白桔梗 3 克	姜竹茹 6 克	枇杷叶 4 片（包煎）
甘草梢 6 克	姜川连 1.2 克	石菖薄 3 克（后下）
福泽泻 9 克	滑石末 18 克	车前子 30 克（包煎）
川通草 1.5 克		

另用蟋蟀干 3 只，血珀 3 克，真麝香 0.09 克，研匀吞服。

10 月 14 日三诊：服上方后，意识较清楚，颜面浮肿消退，有尿意但仍难排出，导尿得 170 毫升。昨日下午起，腹痛，下腹部肌肉紧张，无压痛及反跳痛，无移动性浊音。白细胞 16650/立方毫米，中性 85%，血非蛋白氮 134.4 毫克%，二氧化碳结合力 32 体积%。

昨用开肺气，养胃阴，佐以渗利之法，药入仍稍有呕逆，小溲仍未自解，呕吐时甚至有痰血之块，舌干绛，苔罩黄灰，唇色干裂，显属水毒化热，凌心犯胃，肺胃津液日渐干涸之象。脉来软弱，神识尚未清醒，昏糊欲脱变意中事。症情险恶，殊难挽救，姑再宣肺气，养胃阴，以冀肺气得以下降，肾气亦有通利之机，未知能否弋获。

西洋参 12 克	麦门冬 9 克	枇杷叶 4 片（包煎）
姜川连 1.5 克	姜竹茹 6 克	鲜芦根 60 克（去节）
鲜石斛 18 克	广郁金 6 克	石菖蒲 3 克（后下）
肥知母 6 克	福泽泻 9 克	车前子 12 克（包煎）

服上方后翌日，有尿 532 毫升，黄红色，比重 1.012，

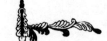

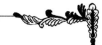

蛋白（++++），红细胞满视野，白细胞0～2/HP，管型未见。腹痛缓解，尿量逐渐增加，达2210毫升/日。至10月19日下午起，血压上升至150/96毫米汞柱，一度出现神情烦躁不安，两目凝视，唤之不应，手足瘛疭，且有癫痫样发作，每次一分钟左右，一日五六次。血压升至180/110毫米汞柱，脉细数（120次/分）。医院予输液，注射硫酸镁，口服金霉素。躁动时注射安眠药，但入睡约1小时即醒，醒后烦躁依然。于10月28日第四次会诊。

急进性肾炎，尿毒症，经服开肺气、养胃阴法，小溲已通利，继而腹胀，神志模糊，是浊气上攻所致，给以开窍养阴利湿之剂，诸恙悉解。迤来卒然抽风，两手瘛疭，牙关不利，神志不清，时而发狂，自哭不已，舌干无津，脉象细数，小便一日3000毫升，大便秘结。津液偏渗，阴伤阳亢，肝风内动，筋脉失养使然。拟法救阴息风，镇摄虚阳。

大麦冬9克　嫩钩藤12克　真阿胶12克（烊化冲入）
大生地24克　鲍鱼干15克　鸡子黄1个（冲入）
青龙齿24克（先煎）　　　羚羊角1.2克（磨汁冲入）
左牡蛎24克（先煎）　　　上血珀粉0.9克（吞下）
西洋参12克（另煎汤冲入水药内，并另煎代茶服）

10月29日五诊：昨进参麦阿胶鸡子黄汤，幸能顺利服下，神志转清，手足舞动已平，半日内小便有1400毫升，大便经灌肠后亦已通，能进食少许，体温正常，时或自悲，或噫气，左脉沉软数（右脉因注射葡萄糖故未切），舌红尖干少津。虚阳未平，气阴大伤。再拟补肾阴，生津益气继进。

西洋参9克　　　大麦冬9克　　　大生地18克
五味子3克　　　大白芍9克　　　黑料豆12克
制黄精6克　　　广郁金6克　　　炙远志4.5克

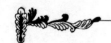

陈橘皮 3 克　　　合欢皮花各 12 克

服上方后，二便通调，能进稀粥，以后转入调理培本养阴之治法，病情日趋佳境。10 月 31 日尿检：蛋白（±），红细胞偶见，白细胞 0～2/HP。血非蛋白氮 67.2 毫克%，二氧化碳结合力 71.9 体积%。至 11 月 18 日症状完全消失，体力日趋恢复，尿常规检查完全正常，血生化检验亦正常，酚红排泄试验 62.5%（2 小时）。1959 年 1 月 3 日出院。出院时西医诊断：①急进性肾小球肾炎，②尿毒症，③过敏性紫癜。

（说明：服第一、二、三次会诊方的同时，曾配合针灸治疗）

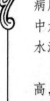

按：本例为中西医结合抢救成功的病例。抢救大致可分两个阶段。第一阶段：西医诊断为急进性肾炎，肾功能衰竭，无尿四昼夜以上而形成尿毒症。中医认证为肺肾热结，不能生水，以致小便不通，浊气上逆。故治以清心宣肺以开上焦，清养胃阴以滋水液。一剂未知者，是病重而药力未达病所，况已三焦气化不利而无尿，亦非一剂所能愈。三诊方中加入大剂养阴清肺益肾之品，如是上焦既宣，肾能气化，水液得以下行入膀胱，故小便遂自利矣。

第二阶段：西医认为，因尿毒症未根本缓解，血压又高，以致出现躁动不安、意识不清等神经系统症状。中医认为，由于水毒上攻，阴虚风动，筋脉失养，故致狂躁瘈疭。经用镇静、降压等西药处理，未能获效，病渐加重。当时诊得两脉细数，舌干无津。此缘病经多日，肺燥不能生水，阴津消耗，经投养阴开肺，清润通阳之剂，小便自利，尿量持续增加。但阴液虚损于下未复，虚阳浮越，肝风随动，此际如不及时救阴息风，镇摄虚阳，则阴液势将涸竭，阴阳便可能由此而离决。方用西洋参、麦冬、生地、阿胶、鸡子黄养

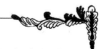

阴滋液；羚羊、钩藤、龙齿、牡蛎息风镇肝；鲍鱼咸温润燥，滋而不腻；血珀通阳泄浊，宁心安神，且能引药下达入内，故获效甚捷。

附：邹老治疗晚期尿毒症的九大法

由于尿毒症的临床表现不一，各阶段病理变化的不同，所以治疗方法是多种多样的，而且必须随证而异。这里，介绍一下邹老领导的肾脏炎研究组在1959年提出有关治疗尿毒症的几个法则，仅供同道参考。

1. 清营解毒法

适应症：营分有热，表现神烦，鼻衄，齿龈出血，皮肤出现红斑，舌质红绛，脉数。

药物：犀角、生地黄、芍药、牡丹皮、竹叶、元参、麦门冬、黄连、银花、连翘、生甘草。

体会：清营解毒法，适用于尿毒症病人严重阶段，主要的特征是舌质红绛、口鼻出血或身发斑疹。

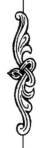

本法主要方剂为犀角地黄汤、清营汤。方中犀角、黄连、银花均有"解毒"作用（解血分之毒尤好），如血热偏炽，鼻血较多者可加茅根。元参、麦冬合地黄、芍药、甘草，则有酸甘化阴、咸苦入肾之用，在清营之中又有滋水护心之功。竹叶、甘草则导其热从小便出。

慢性肾炎发展至尿中毒，是由于脾肾阳虚而伏邪为病。这种伏邪病变与一般的伏气温病邪灼少阴不尽相同。因此当营热稍有挫折之时，即需处处照顾到维护阳气，一旦邪热稍退，则脾肾阳虚之象，益加明显。如在病例的处治中，继服用犀角地黄汤之后，转方即用附子，可见一斑。此外，在伏邪由营透气后，血分当有余热，而阳气虚甚者，可用犀角地

黄汤合真武汤。

2. 镇肝息风法

适应症：手足抽搐，痉厥，身微热，或头晕胀痛，心悸，耳鸣，狂乱。

药物：羚羊角、钩藤、桑叶、菊花、白芍、茯神、龙齿、全蝎。

体会：尿毒症严重阶段常有抽筋、手足搐搦、神识不清等症状。凡素来脾肾阳虚不足之体，一旦伏邪化热内发，热灼阴津，阴津不足，则容易引起动风痉厥；再则，邪热溃入厥阴，亦是致成痉厥抽搐的重要原因之一。因为肝藏血而主筋，肝风动，则筋抽搐搦作。羚羊、钩藤为本法之主药，均能息风定痉，尤其是羚羊角，味咸气寒，入厥阴肝经最捷。因火与风常互助滋长，风夹火势，容易劫伤津液，津液越耗，风势越甚，而筋搐发作越重，故常需佐以芍药之酸甘敛阴，滋濡血液以缓肝之急（必要时尚需加入生地等品）。假若大便闭结不通者，可酌用调胃承气汤泻其热。

关于羚羊角的应用，缪仲淳谓："凡肝心二经虚而有热者宜之，无热者不宜用。"李士材谓："入厥阴伐生生之气，不宜久用多用。"这些都是经验之谈，一般在抽搐停止，神志清明后二三天即可停用羚羊角。至于方法，以羚羊尖用清水磨服最好，加水少许，不断磨汁，以食匙喂服，则药力专而持久。

3. 涤痰开窍法

适应症：神志昏迷，妄言谵语，目直视，口噤咬牙，或喉有痰声。

药物：至宝丹、苏合香丸、牛黄清心丸。

体会：涤痰开窍法实质上是两法合一，即"涤痰"与"开窍"。伏邪溃入厥、少，神明扰乱，出现意识不清、谵语

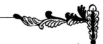

妄言、直视、循衣摸床等症状，如夹痰热，则心包极易受痰蒙蔽，病情更为严重。

至宝丹、安宫牛黄丸性凉，能开窍，故称为"凉开法"并能清热。苏合香丸同是开窍药，但性偏温，故称"温开法"，用于昏迷因于夹秽浊者最好，其适应证为神志不清，舌腻，口臭（舌苔白腻或黄腻）。

上述芳香开窍药物仅适用于神志昏迷之严重阶段。服法，如用上述丸剂，可根据病情选用一种或二种，每日用1～2次，每次1粒，研细，温开水调匀，灌服。俟神志清醒即停服用。

如痰浊阻滞肺气，蒙蔽心包，则神昏程度较重，且易清醒后再度昏迷，喉间有痰声，口吐涎沫。对这类证候治疗，除用上述开窍药物外，还需加入涤痰豁痰之剂，如鲜竹沥（冲服）、鲜菖蒲（捣汁）、猴枣散等药。因尿毒症昏迷时，喉中痰鸣如拽锯等症状并不多，故涤痰豁痰不另立一法，仅附此一述。

4. 益气回阳法

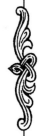

适应症：亡阳虚脱，四肢逆冷，气怯，出汗，肤冷，脉伏而微动欲绝。

药物：人参、附子、五味子。

体会：益气回阳法之应用，多在虚脱症状出现及即将出现之际，用药需及时、迅速、量大。

尿毒症至亡阳阶段，预后甚为不良。临床上用此一法，实已处困难境地。后面介绍的一个病例，于严重阶段，在一次大便后出现虚脱症状，幸事先已将急救药物备置在旁，炉火时燃，急煎独参汤，并先将人参粉（及蛤蚧粉）灌服，故得及时抢救。此与护理之周密观察，寸步不离，守护病人有关。

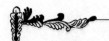

人参补五脏之阳，补中缓中，通血脉，可以回阳气于垂绝；配伍附子，回阳救逆之力尤强；五味子为敛摄之品，在尿毒症虚脱亡阳之际，我们选用上药为主。如遇汗多喘呼时可加龙骨、牡蛎；气短不续、喘呃有声可加蛤蚧。此外，用生附子捣敷足心（涌泉穴），同时应用艾灸关元、气海。

5. 通腑解毒法

适应症：尿毒症大便不畅或便秘，腹胀，烦躁，唇干，舌苔黄或白垢腻，泛呕。

药物：大黄、附子、甘草。

体会：因脾肾阳虚，本虚标实，中夹宿滞与湿邪搏结，胃失下行通达之机，腑气内闭，阳气不运，故以大黄、甘草以缓下，附子以温阳化湿，取其温通之功，故亦可称为温通导浊法。

最近治疗另一例严重尿中毒患者，用此法而获效转机，先后共服大黄半斤、附子十两。

如中焦无湿浊，而在营热阶段，则可投以犀连承气汤（犀角、黄连，加小承气汤）。其治疗原则亦属通腑解毒，惟一为热毒，一为湿浊之区别而已，要在临床审察运用。

6. 去秽化湿法

适应症：上中二焦有湿，症见胸闷，烦躁，泛恶作吐，口秽口臭（尿臭），苔腻，口不欲饮。

药物：①半夏、干姜、黄连、吴萸、甘草。②苏合香丸。

体会：脾阳本来虚弱之人，运化不健，则生内湿，复感外界秽湿邪气，蕴伏上中二焦，非用去秽化浊之药不可。

此法系辛苦宣泄之剂，宜用于有湿阻之场合，如无湿邪中阻，舌不腻，口不臭，口渴者，皆不宜用。

苏合香丸适用于秽浊重而神志昏糊者，具有宣窍之作用，可互参开窍法。

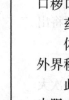

7. 清利湿热法

适应症：下焦有湿热，小便少，尿频，或尿痛，小便有细砂或混浊不清，腰部酸痛，触之尤甚。

药物：黄柏、知母、苡仁、甘草梢、萹蓄、通草、血珀。

体会：慢性疾患，脾肾之阳本虚。肾虚则湿热易留，留滞于膀胱，妨碍排泄之机能，影响气化生理，而致有尿频、尿痛、溲少等症；热偏重则结成砂石，虽有细砂排出而里蕴必甚，故宜清热利湿。

琥珀能降肺气，通于膀胱，黄柏、知母以治下焦湿火，甘草梢通淋利水，萹蓄苦能下降，其它如滑石、竹叶、车前子等均可随证酌用。

此外，遇下焦湿热，用一般清利之剂效不显，甚者尿闭不通，或丝毫无尿意，少腹不满不胀的病例，可用开肺气以利小便之法。

8. 醒胃助纳法

适应症：严重阶段初过，胃气呆钝，杳不思食，精神疲惫。

药物：谷芽、橘白、川连、人参、白术。

体会：脾胃为仓廪，后天之本，亦是生化之源泉，久病之人，古语："有胃则生，无胃则死"，可知胃气之好转与否，对疾病治愈及预后有密切关系。因此在胃气呆钝之际必须投醒胃之品。上列诸药是其一般常用之药。如中夹湿邪未尽，去人参，加省头草，以橘白易陈皮；倘遇舌光如镜，胃阴不足者，去白术，加麦冬、石斛、白芍等养阴之品，则胃自开，纳自旺。惟有在此基础上，食饵或药物之调补才有可能。

9. 健脾温肾法

适应症：尿毒症脱离危险，病情趋安，胃气有来复之机，面色晦滞无华，形神虚弱，脉细舌淡。

药物：熟地、山茱萸、附子、肉桂、泽泻、山药、茯苓、人参、黄芪、白术、杜仲、芡实、陈皮、当归、补骨脂、紫河车、血茸。

体会：此为培补后天脾肾之治本法则，方剂可以选用者甚多，如金匮肾气丸、十全大补汤、河车大造丸、还少丹，等等。兹择其主要药物于上，临床斟酌参用可也。关于剂型，可以服汤，可以煎膏，长期服用，以后者为佳（夏季霉令不宜）。

此法之疗程需长，不能少于3个月。如能善于调补后天，使久虚之脾肾阳气来复，抗病之能力增强，则可以防止尿毒症之再发也。

附：邹老治疗慢性肾炎、慢性肾功能衰竭气阴两虚证经验

邹云翔教授治疗慢性肾炎、慢性肾功能衰竭具有丰富的临床经验，20世纪80年代初他在临床发现脾肾阳虚证明显减少，气阴两虚证增多，并系统论述了气阴两虚证的病机变化规律、辨证要点、治疗经验，现总结如下。

病因病机

邹老认为近几年慢性肾炎气阴两虚证增多的原因，主要是由皮质激素、免疫抑制剂、利尿剂、雷公藤以及大剂量清热解毒、活血化瘀等药物广泛应用，损伤脾肾气阴所致。气阴两虚证病机变化规律：①病机特点是虚实夹杂，以虚为主；②病变部位以肾为中心，影响肺、脾、肝；③病情反复、迁延不愈的重要原因与兼夹外感、水湿、湿热、瘀血等病邪有关；④一般变化规律是先伤于气，后损于阴；⑤必然转归是气阴两虚或阴阳两虚。

辨证要点

辨证论治是中医理论核心，辨证是前提，各种治法方药

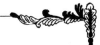

均以证为依据，据证以议法，随证而立方遣药，加减化裁，正如《临证指南医案》说："医道在乎识证、立法、用方，此为三大关键。一有草率，不堪司命。然三者之中，识证尤为紧要。"本病气阴两虚证在临床见症繁多，涉及多个脏器，气虚阴虚表现对立，外感、水湿、湿热、瘀血诸病邪互为交织，虚实夹杂。因此，掌握辨证要点，提高辨证的正确性，对指导临床治疗有着重要意义。

1. 辨主症确立病位，分清病性主次。本病气阴两虚是一个复合病证，常见肺肾、脾肾、肝肾同病。一般肺肾气阴两虚多见青壮年，以易感外邪，咽部暗红，虚火乳蛾、喉痹为特征。脾肾气阴两虚多见中年，以口干，纳食欠佳，大便干结或稀溏，体乏无力为特征。肝肾气阴两虚多见老年，或长期血压升高的中青年，以头晕目眩而面色无华为特征。辨证尤须识别原发病因、病位，这往往是病机转归的枢纽。同时还需分清病性，根据气虚证或阴虚证的主次，权衡轻重，辨析以气虚为主，还是以阴虚为主，或气虚和阴虚并重。本病气虚证候常见面色萎黄，腰脊酸痛，疲倦乏力，食欲减退，轻度浮肿等。阴虚证候往往不如其它内科疾病典型，因为一方面与气虚相结合，气虚常可掩盖阴虚的湿热现象，另一方面阴虚与精亏、阴虚与血虚常相互影响，临证尤须细加辨析。一般表现长期咽痛，咽部暗红，口干，大便干结，手足心热等症。舌脉的诊察，对确诊气阴两虚证，了解气阴虚损的主次程度，有很大作用。典型的气阴两虚舌象是舌偏红，体略胖，边有齿痕。气虚为主时，常见舌淡有齿印，苔白润，脉来虚弱；阴虚为主时，舌偏红或红，脉来细或细数。据临床观察舌偏红或红、苔少是诊断阴虚证最常见而有意义的指征，但在肾功能衰竭时，由于阴损及血，营血匮乏，舌失营养，此时舌可由红转淡，实际上阴虚仍然存在。辨别气

89

阴两虚证时还须注意与阴阳两虚、气血不足、脾肾气虚、肝肾阴虚等证鉴别。

2.识兼证，谨察病邪，权衡标本缓急。《素问·至真要大论》指出："伏其所主，必先其所因"。临床体会，对反复迁延的慢性肾炎、难治性肾病，或肾功能急剧衰竭的气阴两虚证患者，尤须审证求因，辨识出导致病情反复发作、迁延不愈的慢性病灶，以及可逆性的恢复因素，这是提高疗效的重要前提。

气阴两虚证常兼的病邪有外感、疮毒、水湿、湿热、湿浊、瘀血等，为了能够谨察病邪所在，临证除了掌握各种常见兼证的特异性症状外，同时也不应忽视存在的一般症状，或非特异性表现的补充或佐证作用。除此之外，邹老在临床还比较重视咽喉、尿、舌的辨证。①咽喉的辨证：《灵枢·经脉篇》说："足少阴之脉，其直者从肾上贯肝膈，入肺中，循喉咙，夹舌本。"可知咽喉病灶与肾经脉有关，若邪气留恋不解，可循足少阴经脉侵犯至肾，临证主要辨别咽喉部位红肿疼痛的性质，观察乳蛾大小，有无腐烂、脓液，喉底有无帘珠滤泡增多等。对于尿蛋白下降到少至微量后始终不转阴性，或经常出现镜下血尿，以及反复发作的患者，有时能从咽喉部位辨识出病理原因。②尿的辨证：尿的异常变化是本病常见症状，辨别尿的色泽、量、次数、通畅情况等，是帮助区分病性虚实的一个很好佐证。③舌的辨证：本证所兼的病邪常可以从舌诊上发现，正如《辨舌指南》说："视舌苔，可视六淫之深浅。"一般外感表现白苔或黄苔，疮毒表现舌红苔黄，水湿表现滑苔，湿热表现黄腻苔，湿浊表现白腻苔，瘀血表现舌暗或有紫气、紫斑。确实，舌象的变化能较客观地反映病邪性质，病位深浅，病情进退，帮助权衡标本缓急。

3.观病势，辨析进退，掌握病机转归。气阴两虚证多见

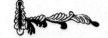

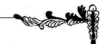

慢性肾炎中后期、肾功能不全代偿期、氮质血症期，在此时期的病理变化往往是由轻转重，可由重转轻的重要阶段，可以从临床证候上反映出来。它一般有以下特征：①气阴两虚有脏器减少，证候减轻，或转为轻度气虚、阴虚证，则病势渐退，病情好转；若气阴两虚的脏器增多，证候变重，或转为阴阳两虚，则病势发展，病情加重。②气阴两虚以气虚为主，病情进展多缓慢；以阴虚为主，病情进展多较快。③气阴两虚兼夹病邪少，病情易稳定，治疗单纯；兼夹病邪多，病情易反复发作，迁延不愈，治疗复杂。④气阴两虚证面转红润，舌转淡红，苔变薄净，脉象和缓为病势退；面转灰滞，舌转红或转紫，苔见黄腻或垢腻或光剥，脉象弦滑或豁大无根为病势进。因此，辨析病势的进退，对掌握转归，防患于未然，均有裨益。

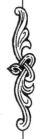

治则要义

益气养阴法治疗气阴两虚证，源于《素问·阴阳应象大论》提出的"形不足者，温之以气，精不足者，补之以味。"清·喻嘉言认为益气养阴实赅治损诸法，"益气补阴，一则因阳气之下陷，而补其气以升提之，一则因阴火之上升，而滋其阴以降之，一升一降迥然不同，亦医学之两大法门，不可不究"。邹云翔教授运用益气养阴法治疗慢性肾炎、肾功能不全气阴两虚证，有着丰富的临床经验和不少独特的见解，本人通过随证学习导师经验，结合临床实践，将慢性肾炎、肾功能不全气阴两虚证治则要义分以下三部分论述。

1. 补益气阴，着眼脾肾，兼顾肺肝。气是维持人体生命活动的动力，阴包括精、津、血、液，是人体生命活动的物质基础。《难经·八难》说："气者，人之根本也。"《灵枢·本神》也说："五脏主藏精者也，不可伤，伤则失守而阴虚，

阴虚则无气，无气则死矣。"说明气和阴在人体内是不可须
臾无的。根据五脏的所主，气阴与脾肾关系又至为密切，脾
肾为先后天之本，肾主一身之阴，脾主化生之气，两脏有互
生互长、充养五脏气阴之功。因此，本病的气阴两证就意味
着主要是脾肾功能活动与物质构成均存不足，而补脾气、
益肾阴是益气养阴的主要治疗途径。

补脾气可以化生精血，温煦阳气。绮石云："专补命火
者，不如补脾以建其中……盖阳虚之证，虽有三夺之不同
（按：指夺精、夺火、夺气），而以中气不守为最险。"说明
补气健脾的重要。临床具体应用又常有脾肺同治、脾肾同
治，重点补脾气以益肾气、生肺气，从而起到恢复衰弱的
肺、脾、肾气化机能作用。邹老在治疗慢性肾炎、肾功能不
全虚证中最常使用的是补气药，以《邹云翔医案选》为例，
统计其中 20 例慢性肾炎、6 例慢性肾功能衰竭的用药情况，
用补气药党参、太子参、黄芪、白术的有 25 例，占 96.2%。
为了观察补气药的治疗作用，我们在治疗慢性肾炎气阴两虚
时，随机设立了二组，一组用益气养阴药治疗，一组不用补
气，单纯用养阴药治疗，结果益气养阴药组的治疗总有效率
明显高于单纯使用养阴药组（$P < 0.05$）。此充分证明补脾气
在治疗慢性肾炎、肾功能不全中的重要性。

益肾阴可使肾精充盈而能生气，精盈气旺而能泄浊，帮
助恢复衰弱的气化机能。邹老对此法的运用颇具心得，大
致归纳为以下三点：①益肾阴与填肾精结合。根据《难经》
所说："损其肾者益其精"，以及《景岳全书》提出的理论：
"欲祛外邪，非从精血不能利而达，欲固中气，非从精血不
能蓄而强。"邹老认为，益肾阴关键在于填肾精，欲填肾精
莫过于血肉有情之品。所以在治疗中一方面选用熟地、山萸

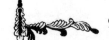

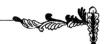

肉、杞子、首乌等养阴益精，同时常加入紫河车、阿胶珠，重症患者又多用冬虫夏草。②养阴填精又常与补气结合。张景岳说："善治精者能使精中生气，治气者能使气中生精。"邹老的用药中亦常常体现这一治疗原则，在用养阴填精药的同时，加补气健脾的党参、黄芪，或温肾化气的鹿角片（或以全鹿丸代）。③滋肾阴与养肝、润肺相结合。邹老根据"乙癸同源"、"金水相生"的生理规律，在治疗中常肝肾或肺肾同治，养肝常用白芍、当归、杞子，润肺常用沙参、麦冬、百合，重点则益肾阴以养肝阴、润肺阴。这三点经验也是邹老"维护肾气"学术思想的一个重要部分。我们在临床上对其治疗效果作了重复验证，并设立对照组，治疗组以邹老常用的养阴填精和益气药为主，对照组没有养阴填精药，以益气清热利湿药为主，结果治疗组的疗效明显高于对照组（$P<0.05$）。充分证明邹老养阴填精与益气药合理配伍的临床宝贵经验，对改善肾功能有较好效果。

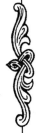

2. 辅以祛邪，重在湿瘀，兼防诱因。气阴两虚证的特点是兼杂多种病邪，经统计，兼夹外感、水湿、湿热、瘀血病邪的比例是 21.48%～39.22%，因此，以益气养阴为主，辅以祛邪。

祛邪诸法中祛湿是其基本法则之一，它包括祛除水湿、湿热、湿浊。

（1）水湿的治疗。张景岳指出："凡治肿者，必先治水，治水者，必先治气。"邹老善于调气治水的临床经验是抓住肺、脾、肾、肝生理上气机功能特点，顺而调之。常用以下五法：①疏风宣肺利水；②补气健脾利水；③补肾泄浊利水；④活血化瘀利水；⑤疏滞泄浊。

（2）湿热的治疗。张景岳认为："湿热之病，宜清宜利，热去湿亦去。""热甚者以清火为主，佐以分利，热微者以分

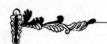

利为主，佐以清火。"邹老治疗湿热，湿偏重者，常用运脾化湿法；热偏重者又常用清热渗湿法。

（3）湿浊的治疗。本病之湿浊因肾气衰竭，开合失司，浊中之清不能复升，清中之浊不能下注，滞留体内所致。故对湿浊治疗，也宗扶正祛邪之原则，维护肾气，祛湿泄浊。常选用茯苓、苍术、生薏仁、车前子、六月雪、黑豆衣、茅芦根等药。

活血化瘀则是祛邪的另一重要法则，邹老认为：人体的经络，是上下内外运行血气的通路，经络相贯，如环无端，经络血气运行通畅，则百病不生，一有怫郁，诸病皆生，而肾病一般都有血气郁滞，运行不畅的病理。因此，早在20世纪50年代他就提出："对于各种慢性肾脏疾患，中医治法都用补气养血、化瘀温肾整体的根本治疗。"对于难治性水肿，他认为："从气分治疗无效之水肿，乃由久病瘀血内阻所致。"在辨证论治的基础上经常运用活血化瘀法。对于用激素后疗效不著或无效而副作用已很明显的患者，认为乃久延血分，致气滞血瘀，水阻湿蕴，治疗以疏其气血，泄其湿浊痰瘀。对于气阴两虚证兼有瘀血的治疗，主张在益气养阴的基础上，加入活血化瘀药物，常用桃仁、红花、丹参、益母草、怀牛膝、参三七，顽重病证又常加用虫类搜剔之品。

诱因的预防：本组资料表明，引起慢性肾炎、肾功能不全复发或加重的最主要诱因是外感、过劳；引起气阴两虚证增多的主要原因是药物损伤脾肾气阴。因此，务必突出预防为主的思想。①外感的预防：外感之因，一为起居不慎，寒温不调，外感六淫之邪；二为肾元不足，肺脾气虚，易感外邪。对前者要宣传摄生保健的重要，避免风、寒、暑、湿外袭，适应季节气候的变化。对后者注意平时防治，表虚易感者常服玉屏风散，肾元不足者服金匮肾气丸或全鹿丸。外

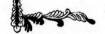

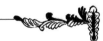

感发作时急则治标。②过劳的预防：过劳包括劳累过度、房事太过，最易耗伤脾肾气阴。《素问·举痛论》说："劳则气耗"。费晋卿在《医醇賸义》中也指出："肾劳者，真阴久亏，或房事太过，水竭于下，火炎于上，身热腰痛，咽干口燥，甚则咳嗽吐血"。因此，慢性肾炎、肾功能不全患者必须注意休息，防止过劳，远帷幕，节房事。③药物损伤脾肾气阴的预防：邹老早在20世纪60年代就发现一些肾炎患者完全是由药物损伤肾气而造成，在临床上一再强调要防药物伤肾。80年代西医界对药物性肾病也引起重视，认为几乎所有药物均可引起中毒性肾病，主要有抗菌药物、镇痛剂、抗癫痫药等。对于激素、环磷酰胺、雷公藤等易于损伤脾肾气阴的中西药，我们认为，一方面应掌握肾的生理、病理和药物性能特点，合理使用，发挥其对治疗有利的一面；另一方面要突出中医药"治未病""辨证论治"特点，预防和减少这些药物易损伤脾肾气阴等毒副作用。

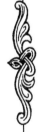

3.谨守病机，随证论治，以平为期。在运用益气养阴法治疗慢性肾炎、肾功能不全气阴两虚证的临床过程中，我们始终以辨证论治思想，指导立法、选方、用药。将临证体会主要归纳为"四要""四忌"。

首先，要把握病机，忌因循守证。《素问·至真要大论》说："谨守病机，各司其属"。根据本组病机的动态变化，气阴两虚证在临床上不是一成不变的，它可以由气虚、阴虚证传变而成，亦可传变为单纯气虚、阴虚证或阴阳两虚证，因此，临证关键要把握病机变化规律。譬如：在脾肾气虚、阳虚证水肿消退后，或肝肾阴虚久用滋阴药后，以及用激素、雷公藤等药物后，常易转为气阴两虚证，一旦出现，应及时气阴兼顾治疗，有时可事先加入一二味益气药或养阴药，以

"防患于未然"，常能取得较好效果。倘囿于原来证治，往往愈伤气阴。

第二，要分辨标本，忌固执一法。气阴两虚证兼夹外感、水湿、湿热、瘀血病邪的比例是 21.48%～39.22%。故临证关键之二：要权衡标本缓急，按"缓则治本""急则治标"或"标本兼顾"的原则，将益气养阴法有机地与其它治法灵活结合，或交替使用，庶能知常达变，运用自如。正如《素问·标本病传论》所说："知标本者，万举万当，不知标本，是谓妄行。"

第三，要掌握大法，忌拘泥方药。益气养阴法是针对气阴两虚证而设，在此大法的指导下，制定基本方和随症加减药物，或进行剂型改革制成微粒胶囊，主要是为了更好地观察、总结、提高疗效，有利于推广。但由于气阴虚证气虚、阴虚各有侧重，兼夹病邪又多少不等，加上病人体质差异诸因素，必须遵循"方以法立，以法统方"的治则，这是临证关键之三。只要确诊为气阴两虚证，则益气养阴基本法不可变，至于方药、配伍、剂量，除了为科研观察而制定的方药外，一般临证可因病人、因兼证、因医者经验而变。

第四，要权衡药性，忌用药猛峻。本病气阴两虚证多数乃久病渐损而成，先后天体用俱虚，气阴均不足，故临证关键之四要缓中补虚，选择甘平味薄之品。《灵枢·终始》指出："阴阳俱不足，补阳则阴竭，泻阴则阳脱，如是者，可将以甘药，不可饮以至剂。"《医方大成》亦告诫："凡滋补之药，当用平和，不可骤用峻补，缘肾水枯竭，不足以当之。"具体用药体会：益气不宜太温，宜甘平；补阴不宜滋腻，宜甘微寒；除湿热不宜用燥，宜甘淡、甘凉；清热解毒不宜苦寒，宜甘寒。

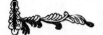

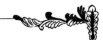

邹云翔教授治疗慢性肾炎、肾功能不全气阴两虚证经验方——肾炎宁胶囊，从组方意义到选择药物，完全贯穿以上治则精神，本方总的治则是以益气养阴为主，佐以渗湿和络，主要由补气健中、养阴填精、渗湿清利、活血化瘀药合理配伍组成。补气的途径主要是健脾，故重用生黄芪、怀山药等；养阴的途径主要是益肾填精，故用杞子、紫河车等。补气健脾、养阴益肾并用，可使气中生精，精中生气，从体用两方面增强和恢复五脏气化机能，以便从根本上祛除或改善因虚衍生的病理产物；将补气药与活血化瘀药（如怀牛膝、益母草等）配合使用，既可避免活血化瘀药的耗气损血之弊，又经实验证实可增强活血化瘀药的作用；将养阴填精药与渗湿清利药（如生薏仁、车前子等）配合使用，使滋阴而不恋邪生湿，渗湿清利而不伤阴液。四法巧妙配合，益气养阴并举，和络渗湿兼使，远寒热之性，弃苦辛之味，俾精气相生，使正复邪退。

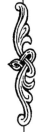

四、治疗慢性肾盂肾炎的经验

经验论述与常用大法

慢性肾盂肾炎是泌尿系统最常见的慢性疾病之一，一般病程超过半年以上者为慢性肾盂肾炎。大多由于急性肾盂肾炎未获彻底治愈，反复发作所致，多见于妇女，往往因反复发作，以致肾功能不全，缠绵难愈。目前虽有多种抗生素和化学药品的运用，但很容易产生抗药性，缺少较理想的有效根治方法。中医典籍虽没有慢性肾盂肾炎的名称，但医籍中所载"腰痛""淋""小便不利""肾劳""虚劳"等，可能包括慢性肾盂肾炎在内，尤其是"风湿腰痛""劳淋"与本

病更为近似，这是研究慢性肾盂肾炎治疗的极其宝贵的历史资料。

慢性肾盂肾炎的主要症状，为腰部酸痛、尿频等，反复发作，缠绵不已，其病变主要在肾，其影响为脾肺。

邹老治疗慢性肾盂肾炎常用的主要方法如下。

对肾阳不足者，由于命火式微，肾家气化无权施展，肾气不足于内，寒湿由外乘袭，以致水湿内积，腰部酸痛觉冷，溲色清，夜尿频数，大便多不实，自汗，时或低热，脉象沉细而迟，舌嫩苔薄，治拟温肾助阳，祛寒利湿。方宗千金独活寄生汤意合东垣滋肾通关丸为主。如小便频数甚者加菟丝子；自汗多者加黄芪、浮小麦；头昏加潼沙苑；遗精加芡实、莲须，外用涩精丸（五倍子、海螵蛸、龙骨各等份，研末，用水泛丸如枣核大，塞脐内，外用敷料覆盖，每夜一次）。

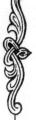

对肾阴不足者，由于肺经蕴热，营阴不足，金不生水，或因房事过度，或因过劳，耗其真阴，以致肾水内亏，阴虚阳盛，证见腰痛，腿软，小便频数，色黄或深黄，头昏痛，咽干、口燥，甚或颧红，盗汗，舌绛，苔少，治以益肾育阴，壮水制阳，祛风利湿。方宗赵蕺庵百合固金汤意合滋肾通关丸，加独活、桑寄生。如有血尿加藕汁二匙冲入；颧红加青蒿、鳖甲、地骨皮；盗汗加糯稻根须。

对于脾肾两虚者，由于脾虚运化失职，消导不良，肾虚真阳内弱，摄纳无权，二阳俱虚，虚则下陷，故证见腰痛牵及腹部，小便频数，大便鹜溏，纳少腹胀，下肢轻度浮肿，面黄，舌苔淡白，脉象濡细。治以补气健脾，温阳益肾，祛风利湿，方宗缪仲淳资生健脾汤意合东垣滋肾通关丸，加独活、寄生，酌加焦谷麦芽。如病起痢疾之后，或有痢疾病史者，可加服香连丸。

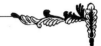

对于虚劳者，由于肺、脾、肾三脏俱虚，阳虚火衰，不能生土，土虚不能生金，金伤不能生水，辗转相因，肺、脾、肾三脏交虚，故证见腰疼难以转侧，膝胫痿软，不耐久立，小便频数，甚则失禁，颧红，骨蒸潮热，耳鸣，自汗或盗汗，皮肤干糙，纳减便溏，容易感冒，舌苔薄质淡，脉细无力。治以补肺益肾，健运脾土，佐以祛风利湿。方宗罗谦甫黄芪鳖甲散意合东垣滋肾通关丸，加独活、寄生。月经过多者，用胶艾四物汤酌加苎麻根、乌贼骨、局方震灵丹，俾得月事归经，肾盂肾炎治愈则较速。

病案举例

湿热下注（慢性肾盂肾炎急性发作）

藏某，女，29岁，工人。

患者于4年前曾患尿频急痛，腰痛，某医院疑为"肾盂肾炎"，使用呋喃咀啶和青霉素、链霉素等，症状消失。1972年3月上旬又出现与上次相似的症状，同时发热，尿赤如浓茶，在某医院用呋喃咀啶及中药等不效。尿检有大量脓细胞，尿培养为大肠杆菌，计数每毫升10万以上，乃于1972年3月18日由急诊室收住院治疗。高热39.7℃，恶寒，腰痛如折，尿频，尿急，尿痛，尿色如浓茶，头昏，面部微浮，恶心欲吐，不能饮食已3天，脉象细数，苔薄白腻。产后（生产后4个月）体虚，湿热下注。拟方从独活寄生汤意治之。

炒独活 4.5 克	桑寄生 15 克	十大功劳叶 15 克
川断肉 12 克	稆豆衣 15 克	滋肾丸 12 克（包煎）
茅芦根各 60 克	佛手片 9 克	法半夏 9 克

云茯苓 12 克　　　车前子 12 克（包煎）

药后，翌日上午 11 时体温降至 37℃，但下午又升至 39.7℃，恶寒已解，尿频急痛稍有改善，恶心已止。至第三日，体温退至 37℃以下，腰痛，尿痛已解，尿频急仍未尽除，微微有汗，纳谷不多，脉细，苔薄。气血不足之体，肾虚湿蕴下元。再拟原法出入。

炒独活 1.5 克　　　桑寄生 9 克　　　十大功劳叶 12 克
潞党参 15 克　　　川断肉 9 克　　　滋肾丸 9 克（包煎）
西当归 9 克　　　佛手片 9 克　　　小红枣 5 个（切开）
云茯苓 12 克　　　芦茅根各 60 克

以此方出入调理，病情日见改善，症状除觉腰酸、小便偏黄外，余无不适感。4 月 7 日尿培养阴性，尿检见白细胞少许。住院 32 天，于 4 月 18 日出院。

按：邹老的经验，肾为至阴之脏，治疗慢性肾盂肾炎，寒凉药物特别是苦寒之剂宜慎用，清利之剂亦不宜过用，以防损伤肾气。就是在急性发作期，出现湿热下注标象，亦不宜纯用苦寒清利之剂。本例西医确诊为慢性肾盂肾炎急性发作期，邹老认证为产后体虚，肾气不足，而湿热之邪乘袭所致，治以独活寄生汤意，而不泥其方，用独活、桑寄生、川断肉强肾和络，知母、黄柏、十大功劳叶、稆豆衣、车前子、芦根、茅根清利湿热，肉桂反佐知母、黄柏，且助膀胱之气化，佛手、法半夏、云茯苓和中运脾，标本兼顾，虚实并调，疗效满意。

肾虚夹湿（肾盂肾炎、肾盂积水）

徐某，女，34 岁，干部，1957 年 8 月初诊。

患者 1952 年患有肺结核、支气管扩张，肺与胸膜粘连，

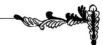

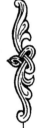

经常咯血，时时咳吐脓痰。至1955年11月，因病势逐渐加重，进行胸膜手术，将右肺全部切除，上恙得减，但身体颇虚，一直疗养。继后，肾盂因大肠杆菌侵入，引起肾盂肾炎，肾盂积水，左肾较甚，并伴有全身轻度浮肿，经中西医多方治疗，少效。1959年8月，转邹老诊治。小溲频而量少，易汗，鼠蹊两部作痛，腰府酸楚，右肾区剧痛，不时便溏，月经停闭，舌苔黄厚。原系痨瘵，体气虚惫，肺肾两亏，脾虚下陷，膀胱失职，兼夹积湿所致。法拟培土生金，益肾调肝治其本，宣湿和络理其标。

炒白术9克	云茯苓9克	广橘络3克
炒归身6克	炒白芍12克	炙黄芪15克
炒郁金9克	北沙参12克	川百合12克
川贝母6克	阿胶珠6克	枸杞子9克
炒独活3克	桑寄生15克	厚杜仲12克
川断肉9克	香连丸1.2克（吞服）	
滋肾丸3克（吞服）		

上方连续服150剂后，症状基本消失，精神振作，月经及二便正常。肾盂造影，右肾有极微之积水。尿培养无致病菌生长。

按：患者中州虚弱，脾阳不振，土衰不能生金，是以咳吐脓血；肺与大肠相表里，脾气下陷，火（命门）不生土，是以大便时溏；土败血无化源，冲任无以泽灌，是以月经停闭；肺气虚弱，通调失职，土虚不能制水，中气不足，肾失气化之功，膀胱失排泄之职，是以尿频量少而不畅，肾盂为之积水；腰为肾府，肾盂故痛。总而言之，乃脾、肺、肾三脏之病也。治病必求其本，治本不能专责之于肾，当从扶脾培土以生金，肺气旺，肾气自足。本例病者兼有湿热内蕴，故以培土生金益肾治本，宣湿和络理其标。方用术、苓、芍、橘络、香连丸培土健脾兼以调肝；芪、参、玉竹、百合、贝母、阿胶、杞子益肺养肾；滋肾丸、独活、寄生、川断、杜仲宣湿和络。本方重在培土健脾以生金，以益肾，调肝之品，尤为培土而增入也。

虚劳、膀胱痛、劳疟（肾盂肾炎、肾盂积脓、疟疾）

朱某，男，33岁，干部，1961年6月16日初诊。

劳热，头额为甚，汗多伤阳，心悸不宁，纳呆，呕吐，便溏不实，脾亦伤矣。又胁痛，腰痛，目光无神，小便自遗，肝肾亦不足也。脉象来强去弱，舌淡苔薄白。见热易汗，医用三黄，苦寒败胃，愈理愈剧。今拟养心神，敛浮阳，摄肾气，益肝阴，扶脾和胃之品，以观动静。

炒青蒿 12 克	银柴胡 3 克	花龙骨 30 克（先煎）
地骨皮 9 克	炙黄芪 12 克	黑大枣 5 个（切开）
炙甘草 3 克	浮小麦 20 克	炒秫米 12 克（包煎）
左牡蛎 15 克	炒白芍 9 克	煅磁石 15 克（先煎）
炒生地 9 克	淮山药 12 克	鹿角片 9 克（先煎）
云茯苓 9 克	煅鳖甲 6 克	川贝母 9 克（杵）
桂圆肉 9 克	麦门冬 9 克	核桃肉 12 克
菟丝子 9 克	甘杞子 9 克	炙远志 6 克
合欢皮 30 克		

6月27日复诊：热退汗敛，纳好神佳。未及旬日，诸恙复萌，畏寒高热（6月24日体温41.5℃，26日体温40℃），自汗，纳呆腹胀，小便不禁，精神疲惫。脉细无力，舌色淡白。虚劳之体，仍守前制化裁为是。

炒青蒿 9 克　　银柴胡 3 克　　花龙骨 30 克（先煎）

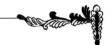

炙黄芪 30 克	地骨皮 9 克	左牡蛎 30 克（先煎）
炙甘草 3 克	浮小麦 30 克	煅磁石 15 克（先煎）
炒白芍 9 克	白抄参 6 克	黑大枣 5 个（切开）
淮山药 9 克	云茯苓 9 克	鹿角片 9 克（先煎）
紫河车 9 克	菟丝子 9 克	金匮肾气丸 15 克（包煎）
当归身 9 克	甘杞子 12 克	滋肾通关丸 3 克（吞服）
潼沙苑 9 克	川断肉 9 克	巴戟天 9 克
干荷边 30 克	制茅术 6 克	扁豆衣 12 克
生苡米 30 克（四味煎汤代水）		

7 月 24 日三诊：一波未平，一波又起，小腹胀痛阵作，排尿不畅，低热不退，乃膀胱痛之候也。拟活血解毒、扶正理气治之，宗大黄牡丹皮汤、薏苡附子败酱散、暖肝煎意。

制附子 1.5 克	苡仁米 9 克	败酱草 9 克
制大黄 3 克	单桃仁 5 克	川红花 5 克
炙甘草 3 克	台乌药 9 克	粉丹皮 9 克
补骨脂 9 克	全当归 9 克	核桃肉 9 克
广木香 1.5 克	杭白芍 9 克	青蒿珠 9 克
菟丝子 9 克	淡干姜 3 克	益智仁 9 克
黑大枣 5 个（切开）		

7 月 28 日四诊：虚证多变，腹痛减，小便畅，又作寒热往来，是为疟象，但不可截，冀其透达外出。拟方隔夜露一宿，临服时再重炖温。以疟者，暑气为病，暑得露即解也。

鳖血拌柴胡 1.8 克	鳖血拌青蒿 9 克	桂枝尖 1.2 克
法半夏 0.6 克	煨草果 0.9 克	小青皮 2.4 克
陈橘皮 5 克	鲜生姜 2 片	当归身 9 克
怀牛膝 15 克	杭白芍 9 克	炙黄芪 9 克
枸杞子 12 克	核桃肉 9 克	补骨脂 6 克

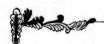

制苍术 1.8 克　　　云茯苓 9 克　　　潞党参 12 克
生苡米 5 克　　　　乌梅肉 0.9 克　　　炙甘草 1.5 克
黑大枣 5 个（切开）

按：患者 14 岁时患惊风后，体力较差。1961 年 3 月患急性传染性肝炎，住某医院治疗过程中，于 5 月中旬，突然病情变化，恶寒高热……尿内有蛋白、脓细胞，尿培养有大肠杆菌，诊断为肾盂肾炎。经用多种抗菌药物配合中药，高热得退，低烧逗留，尿常规检查仍不正常。酚红排泄试验 20%（2 小时）（1961 年 5 月 11 日）、0%（2 小时）（1961 年 6 月 7 日），尿培养有大肠杆菌，对各种抗菌药物皆不敏感，贫血，红细胞为 298 万 / 立方毫米，血色素 60%，乃邀邹老会诊。初诊方效颇好，但未及旬日，诸恙复萌。邹老认证为虚劳，仍从初诊方出入。高热甫退，又罹腹痛，此时患者体力衰惫已极，西医诊断为肾盂积脓，邹老认证为膀胱痈，经用活血解毒法得愈。继后又患劳疟，高热 40℃ 以上，西药抗疟未效，服四诊方，疟得止。最后以初诊方出入调理，症状消失，尿常规检查正常，尿培养阴性，酚红排泄试验恢复至 30%（2 小时）以上。在中药治疗过程中，西医配合输液等支持疗法。

虚证多变，本例堪称典型。虚劳之体，患急性传染性黄疸型肝炎过程中，又罹急性肾盂肾炎。医见"炎"症，以三黄"苦寒之品投入，过用苦寒则败胃伐肾，汗出热不退，纳呆，呕吐，便溏，小便自遗，酚红排泄试验为零，皆其征候。邹老宗"虚者补之"、"劳者温之"和"形不足者温之以气，精不足者补之以味"之旨立法组方，取得了热退汗敛，纳好神佳之显效。

膀胱痈一证，尚少报道。《中国医学大辞典》说："痈之生于膀胱之候，于中极穴必见浮肿或隐痛，治法与小肠痈

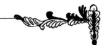

同"。本例高热后出现小腹胀痛阵作，小便由自遗转为不畅，邹老认证为膀胱痛之候。方以大黄、丹皮、桃仁、红花、败酱草、苡仁米活血化瘀，泻热解毒；附片、补骨脂、核桃仁、菟丝子、干姜、益智仁温养下元，强壮肾气，使气化及于州都；当归、白芍养血；乌药、木香行气；青蒿清暑；草、枣和中。服药三帖，痛减，溲畅，小腹胀痛得平。

虚证多变，膀胱痛方愈，又作寒热往来，服抗疟药未效。邹老认为虚劳患疟，称谓劳疟，治亦当从劳疟治。方拟清暑益气，和解少阳以治标，调养肝胃，补益气血以治本，药后寒热退，疟疾止。药露一宿法，盖源于缪仲醇《先醒斋医学广笔记》和胡慎柔《慎柔五书》。

肾阳不足（慢性肾盂肾炎）

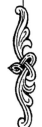

徐某，女，44岁。

3年前因施行腹腔手术，切除子宫肌瘤，并发肾盂肾炎，小便频数，腰府酸痛，时发低热。尿检见有大量脓细胞、红细胞和少量蛋白，尿培养有大肠杆菌生长。3年内曾使用过多种抗菌药物，仅能控制于一时。曾服过不少中药，疗效亦不明显。转至邹老诊时，腰部酸痛，不能转摇和久坐，两肾区有明显叩击痛，腰部觉冷，小便频数，有时微浑，苔色淡嫩，脉象细迟。尿检：脓细胞（++），红细胞（+），蛋白（+）。尿培养有大肠杆菌生长。证系肾阳式微，下元不固，收摄无权。方拟温肾助阳、固摄下元治其本，祛风利湿、养血和络治其标。

酒炒独活3克	酒炒桑寄12克	酒炒杜仲12克
酒炒牛膝9克	制附片2.4克	北细辛0.3克
东北人参3克	酒炒当归9克	云茯苓9克
紫河车9克	菟丝子12克	煨益智12克

家韭子9克　　　玉米须15克　　　甘草梢4.5克

全鹿丸9克（吞服）　　滋肾通关丸3克（吞服）

上方连服30剂，症状消失，尿常规检查正常，尿培养阴性（3次）。7月后，因工作过劳，曾出现尿频、腰痛，但尿检无明显异常，尿培养阴性，又服上方22剂，症状迅速消失。

按：本例肾盂肾炎，由于命火式微，肾家气化无权施展，肾气不足于内，风湿由外乘袭所致，治从温肾助阳，固摄下元，祛风利湿，养血和络，标本兼顾，而取得满意疗效。

肺肾阴虚（慢性肾盂肾炎）

理某，女，47岁。

童年曾患肺疾，大肠燥结，至成年而苦习惯性便秘。嗣闻咸味能软坚，即倍咸味之食，大便坚结难解如故。婚后大产七胎，小产四次。近4年来因工作繁忙，又不时腰痛，以右侧为甚，小便频急，且有热痛感，结合化验检查，确诊为肾盂肾炎。经抗菌药物治疗，暂得控制。缘未能根治，稍一劳累，即行发作，伴头痛一症又有年余。现在症见小便淋沥难净，口干作苦，咽喉干燥，头时胀痛，血压偏高，大便秘结，数日一行，苔少，舌质偏绛，脉象细弦。尿检：脓细胞（++），红细胞少许，蛋白（+++），尿培养有大肠杆菌生长。肺肾阴虚，既失通调化气之职，又无润肠濡肝之能。治当养肺阴，益肾气，润肠濡肝和络。

花百合30克　　　北沙参15克　　　川贝母4.5克（杵）

麦门冬9克　　　天花粉9克　　　海蛤粉9克

黑玄参12克　　　黑芝麻15克　　　云茯苓9克

白蒺藜9克　　　明天麻4.5克　　　炒独活1.2克

桑寄生9克　　　炒川断9克　　　鲜芦根60克（去节）

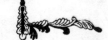

滋肾丸 1.2 克（吞服）

上方服 5 剂，诸症消失。继连服 40 剂，血压正常，尿常规检查正常，尿培养多次阴性。

按：《诸病源候论》指出："诸淋者，肾虚而膀胱热也"。能导致肾虚而膀胱结热，气化不得宣行之因是很多的，临床所及，有因肺经蕴热，高源化绝，而致金不生水者；有因房事或产褥过多，用力过度，或汗后入水，而耗散真元之气，乃致肾水内亏者；有因先天禀赋不足者。本例患者，自幼即有肺疾，而成年又苦便秘，可知肺体不足，高源化绝，金不生水。婚后又生育过多，操劳失度，以致肺肾俱亏。如此，既不能通调水道，又不能蛰藏化气，既失润肠之津，又乏濡肝之液，故有上述诸症。邹老治从固本入手，用赵蕺庵百合固金汤意合滋肾通关丸，酌加独活、寄生之类，滋水之源，清水之流，壮水之主，以镇阳光。

脾肾两虚（慢性肾盂肾炎）

闻某，女，41 岁。

患者于 4 年前患痢疾，并发肾盂肾炎，经用西药抗菌药物治疗，暂时控制，但未能根治，经常反复发作。尚有支气管扩张、慢性支气管炎及神经衰弱史。来诊时，腰痛及腹，尿频日解 20 余次，大便不实，纳少，腹胀，舌苔黄厚，不时低热（体温常在 37.5℃），尿检脓细胞（+～+++），红细胞（+～少），蛋白（±～+），尿培养有大肠杆菌生长。最近曾使用土霉素、新霉素、金霉素、合霉素、多黏菌素等西药治疗，初用之时，尚觉有效，续用则不敏感。证系脾肾两虚，脾虚则运化失职，肾虚则摄纳无权，苔色黄厚者，乃兼有湿热蕴伏不化，又土虚将及肺金。故当治以脾肾两补，宣

湿和络，佐以清养肺金，复方治之。

炒扁豆 12 克	云茯苓 9 克	土炒党参 12 克
制苍术 2.4 克	焦白芍 9 克	土炒山药 15 克
法半夏 3 克	炮干姜 3 克	川贝母 3 克（杵）
炒陈皮 4.5 克	干荷叶 12 克	补骨脂 4.5 克
炒独活 3 克	桑寄生 9 克	香连丸 18 克（吞服）
煅鳖甲 3 克	炒青蒿 9 克	米炒北沙参 9 克
土炒于术 9 克	炙黄芪 9 克	滋肾丸 2.4 克（吞服）

患者连服上方近 50 剂，诸症消失，尿常规检查正常，尿培养阴性，随访 10 月余，未见复发。

按：本例患者因病痢疾，并发淋疾，虽经西药抗菌药物治疗后获效，但因未能杜绝根源，且又施用苦寒败胃之品，故举证不免酿成时而复发之苦，出现腰痛牵及腹部、小便频数、纳少运迟、面黄肢肿、大便鹜溏、舌苔淡白、脉象濡细等脾肾阳虚、气陷不固的证候。故邹老用缪仲淳资生健脾汤合东垣滋肾通关丸之意治之。患者既往有支气管扩张症、慢性支气管炎等疾患，故入佐清养肺金之品。

气血亏损（慢性肾盂肾炎）

倪某，女，39 岁。

患者主诉因小产刮宫而并发肾盂肾炎，未能根治，反复发作，伴月经量多如崩，已历 2 年。最近腰部酸痛，两膝软弱乏力，小便频急，疲劳益甚，低热，盗汗，颧红，肌肤甲错，纳少，大便溏薄，屡患感冒，脉象细数少力，苔薄舌淡。尿检：脓细胞（+），红细胞（+），蛋白少量。尿培养有大肠杆菌生长。禀质素弱，肺脾肾俱虚，冲任不固，气血亏损，虚邪来客之患，症情复杂，治当兼顾为宜。

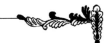

绵黄芪 18 克	银柴胡 3 克	炒青蒿 12 克
南沙参 12 克	花百合 18 克	炒白术 9 克
云茯苓 9 克	净芡实 12 克	生苡米 9 克
当归身 9 克	炒独活 3 克	桑寄生 9 克
厚杜仲 15 克	炒巴戟天 9 克	浮小麦 30 克
糯根须 9 克	炙甘草 3 克	炒白芍 9 克
炒潞党 9 克	滋肾通关丸 1.8 克（吞服）	

月经来前二三天，宜服调经之剂。处方如下：

当归身 9 克	炒白芍 9 克	荆芥炭 3 克
炮姜炭 2.4 克	阿胶珠 9 克	陈艾炭 3 克
炙乌贼骨 12 克	潞党参 9 克	活磁石 24 克（先煎）
云茯苓 9 克	合欢皮 18 克	炙甘草 3 克

震灵丹 9 克（吞服）

患者守上方加减，服用 2 月，症状消失，月经基本正常，尿常规检查正常，尿培养转阴性。随访半年，未见复发。

按：本例起病小产刮宫术后，缘治疗未愈，反复发作，而由急性转为慢性，缠绵 2 年有余。邹老认为，凡胎孕不固者，无非气血损伤之病。盖气虚提摄不固，血虚灌溉不周，所以多致小产。本例患者小产两胎，行刮宫两次，气血亏损无疑。根据患者小产月经量多如崩，行刮宫术而后并发淋症，又见低热、盗汗、颧红、肌肤甲错、屡患感冒、纳少、便溏、腰膝酸软、小便频急、脉细数少力诸症，邹老认为该患者气血亏之由，系禀质素弱，脾虚，仓廪薄而化源亏，既无能生金，又无能制水，肺虚，治节无权而高源化绝，既失主气生水之能，又失通调水道，下输膀胱之司，终至肾不能暖土，肾水内亏无能化气，冲任穷而气血损，虚邪来客之患乃成。故拟补肺肾，健脾益气之治。方取罗谦甫黄芪鳖甲散

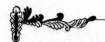

合东垣滋肾通关丸意化裁。又月经过多，还宜调经。邹老另用胶艾四物加乌贼骨、局方震灵丹，固摄冲任。如此施治，而获得淋病速愈，月事归经之效。

邹老强调辨证论治，反对那种见肿即利尿，见热即清热的见症治症方法。本例脾肾功能衰退致气血两虚是病之本，水湿瘀滞而全身浮肿是病之标。治当益肾扶脾以治本，活瘀行水以治标，标本兼顾。所选之药虽平淡，却能数月之水肿两旬消尽。嗣后用调理之方，而竟全功。

五、治疗泌尿系结石的经验

经验论述及常用大法

泌尿系结石，中医称为石淋，石淋的病理变化以肾虚为本，湿热为标，立法用药应顾护肾气。邹老认为，祖国医学对本病发生发展的认识，是从整体观念出发的，正常泌尿，是膀胱的气化作用，此即《内经》所谓"膀胱者州都之官……气化则能出矣"。然膀胱气化之动力，主要来自肾脏。因为肾与膀胱相表里，而肾又职司全身气化，主持水液代谢。华佗《中藏经》中有"虚伤真气，邪热渐深，结聚成砂，又如水煮盐，火大水少，盐渐成石"之言，《诸病源候论》中，亦有"诸淋者，由肾虚而膀胱热故也"之说，均明确指出，肾虚而致膀胱气化不利，肾虚而致泌尿机能失常，乃为尿石形成内在之根本因素。故当机体泌尿机能障碍，抗病能力低下，则可因气化不利而瘀滞，或因湿热蓄积，致使结石形成。若结而小者，如砂为"砂淋"，大者，成石为"石淋"。如瘀热伤及血络，迫血妄行，尚可伴发血尿，而为血淋。又气化不利，不通则痛，轻者腰府隐痛，重则腰疼如

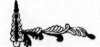

折，甚则牵引少腹，其痛如绞。倘若湿热瘀阻膀胱之证显著，则又可见少腹急痛、尿频、尿急、尿道涩痛等症。石淋的病理变化，是以肾虚为本，湿热为标。爰此，邹老强调指出，治淋之法，要把握虚实两端，或分而治之，或兼而治之，据证取舍。初起湿热瘀阻，气化不利者，治宜清热利湿，化瘀通淋；病久肺肾两虚，或脾肾不足，气化不及州都者，宜予补益；虚实夹杂者，尚须标本兼顾。此外，尚可根据病情，或参止血，或配化石，或用泄浊之品，合而治之。但立法用药还当时时注意顾护肾气。

就石淋例Ⅰ、Ⅲ、Ⅳ来看，都用了狗脊、独活、桑寄生等补益肾气之品。石淋例Ⅴ，虽未用独活、桑寄生，但有狗脊配川断顾护肾气。石淋例Ⅱ，既未用狗脊、川断，也未着独活、寄生，然方中却施入熟地、阿胶、首乌、潼蒺藜等大队滋肾之味。这足已可见邹老采取消中寓补、标本兼施治疗石淋的不二法门。

注意脏腑间的相互关系，在治肾的同时，分别采用清养肺金、健脾化湿等法，充分体现辨证施治的整体观念。邹老认为，每一脏腑虽然各有它的功能，但这些功能并不是互不相干的，而是彼此相互联系的。邹老根据脏腑间的相互关系，抓住土能生金，金能生水，水又能润金，命火能暖土，土又能制水等互相资生和相互制约的规律，以及石淋病理变化存在肾虚为本，湿热为标的共性，在补益肾气的同时，而分别采用清养肺金、健脾化湿等法。如石淋例Ⅰ，用苍术、陈皮健脾燥湿，配苡米、芦根清肺胃，既能达到健脾化湿不妨中运的作用，又能起到滋上源而布津气的效能。石淋例Ⅲ，用南沙参、芦根配藿、荷、苡米，既清上源又畅中州，是肺脾同治。石淋例Ⅱ，则用南沙参、党参补益肺气，可达

通调之权，使金水得以相生。石淋例Ⅴ，是用芦根、玄参、太子参清养肺金。凡此皆是建立在脏腑之间的相互关系上随证变通的。

通调气血可以加强祛石作用。邹老不仅认为肾气不充、气化不利是形成石淋的重要的内在因素，而且亦不忽视瘀热阻滞是形成石淋的重要条件，辨证阐发邪正之间的互为因果的关系。他指出，结石内阻，久留不去，必然会导致气血阻滞，进而愈使膀胱气化不宣。对于石淋的治疗，认为通调气血可以加强祛石或化石作用。如石淋例Ⅴ，即是采用在益肾通淋方中，加入桃仁、红花、当归等活血化瘀之品，并配肉桂之温，以助通调之力，而获得显著效验的。石淋例Ⅵ，不仅用了当归、红花，而且还加鱼脑石、炙鸡金化石之味。石淋Ⅰ、Ⅱ、Ⅲ、Ⅳ例，虽均未用桃仁、红花、当归等行血化瘀之类，但补通并用，亦寓通调气血，以加强祛石作用之意。

因人、因时制宜，根据个体特异性辨证用药，是邹老治病的一贯思想。邹老认为，疾病的发生发展是由各方因素决定的。时令气候、环境条件的变迁、体质的差异等对疾病的发生与发展都有一定的影响。所以在治疗石淋的过程中，邹老指出，除了注意维护肾气、顾及脏腑间的整体关系、注意形成石淋的外在条件外，同时，非常强调要因人因时制宜，根据个体特异性辨证用药。如石淋Ⅴ，患者来诊时正处在暑日，邹老认为暑为阳热之邪，极易耗气伤津，此时人体的生理活动和病变特点，即会因暑邪袭来而随之改变。所以邹老指出，在用药时既要通淋祛石，又宜照顾暑季易于伤津的特点，而选入生地、玄参、芦根、黑豆衣、荷叶、太子参等清暑益气护阴之品。此时不宜用过温、过热性药物，即使要用也注意减量，以免造成耗损津液的弊病发生。再如石淋例

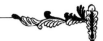

Ⅲ患者，素体丰腴，邹老则抓住体肥多湿的特点，结合口干苦，舌苔黄厚，溲淋微痛，尿检发现红细胞，认证为湿蕴热伏，弥漫三焦，窒塞肾室，不能宣达气化之故。所以用药立足藿、荷、苡米清暑运脾化湿，同时考虑用沙参、芦根清上源，海金砂、金钱草泌下焦。而石淋例Ⅱ，邹老则根据其多病之体辨证用药，即说明不同体质，虽患相同疾病，用药必有差异。因此，治疗石淋，应注意纠正只着眼于结石、不顾患者抗病能力的错误观点，才能获得显著疗效。否则，但徒攻利，久之不惟伤阳，亦且伤阴，以致脾肾两损，既无生化之权，又无化气之力，势必面浮、肢肿、贫血踵至，为害之大，不可忽视。

绞痛发作之时，便是因势利导之机。结石患者大都有标本缓急的症状表现。其标实之候，一般为病势较急，小便涩痛，窘迫难忍，溲而不畅，时或滴沥，时或中断，尿色黄浑不清，或有夹血，甚则腰及少腹剧烈绞痛，向下放射至会阴，甚则冷汗淋漓，恶心作呕，舌苔多黄腻，脉多弦数。本虚之候，病势多缓，小便虽涩不甚，虽痛不显，小溲滴沥失约，症情时轻时重，稍劳即发，腰酸神疲，舌淡，脉细。本虚和标实之候的共同点都是存在肾和膀胱的气化功能失常，只不过前者突出地表现为湿热蕴结，而导致肾虚，膀胱失其化气之能而已。当然，肾与膀胱失于化气，则又可因气机郁滞，进而加重湿热瘀阻。故石淋患者，在绞痛发作之时，湿热蕴结之象表现最为突出。此时，即因湿热瘀结，结石的阻塞，影响血脉运行，肾与膀胱化气功能低下，欲排又不能，即会出现气机升不得升，降不得降，络道梗阻不通，而发生绞痛症状。这种绞痛的发作，正是邪正相争的客观反映，也是体内结石移动的征象。因此，及时因势利导，采用清热利

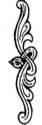

湿，行气活血，通淋化石的药物治疗，解决邪正相持的状况，恢复机体有效的气化功能，则常能起到使结石由"静"变"动"，获得加速排石的效果。但亦有少数患者，往往由于通道为湿热瘀塞，或结石过大，反会因为通利而加重瘀塞。故因势利导尚需注意邪正关系，也不可盲目通利，否则若有一失，也将徒劳无益。

节制甘肥酒酪厚味，是清除湿热瘀阻的重要环节。邹老常说，治病不能完全依赖药物，还应注意饮食的调养。临床所见石淋患者，平素饮食多有偏嗜习惯，有的嗜食甘肥厚味，有的偏嗜酒酪，有的过食酸咸，有的亲乎辛辣，以致脾胃不及健运布化，积湿生热，湿热蕴结，流于肾与膀胱，影响其分清泌浊的功能，使之失于气化。湿热久蕴，热郁伤阴，湿遏伤阳，阴伤及阳，进而脾肾益虚，膀胱气化无权，终致湿热瘀结为砂为石，着而不去。因此，邹老强调指出，治疗石淋，不但要抓住湿热瘀阻下焦、膀胱气化不行的病理特点，采用清热利湿、通淋化石、行气活血的方药治疗，还嘱咐患者调以饮食，节制甘肥酒酪厚味，才能达到正本清源，杜绝湿热瘀结再生之目的。

综上所述，邹老治疗石淋，既以充养肾气为本，又照顾到脏腑间的相互关系，因人、因证、因时制宜，充分体现了祖国医学的整体观念和治病必求其本的重要性。

病案举例

石淋Ⅰ（输尿管结石）

董某，男，43岁，1964年8月29日初诊。

患者8月中旬，突然少腹剧痛如刀绞，出现肉眼血尿，

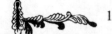

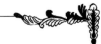

右侧腰府酸痛隐隐，遂至某医院 X 线摄片检查，拟诊为右侧输尿管结石。至诊时，自觉症状不著，望舌苔薄白而根部黄腻。湿热蕴于州都之府，肾虚气化不利，气血交阻，通降失常，当拟益肾化气，清利湿热为治。

炒独活 3 克	桑寄生 12 克	炒巴戟天 9 克
金毛脊 12 克	全当归 9 克	东北人参 1.5 克
白蒺藜 9 克	制苍术 3 克	生苡米 12 克
芦根 2 尺	广陈皮 3 克	金钱草 45 克

滋肾丸 2.4 克（吞）

上方服 10 剂后，于同年 9 月 9 日晚间，骤然腹痛剧烈，腰酸，小便频数不爽，而排出如黄豆大小之结石一枚，诸症顿时消失。

按：邹老认为，本例石淋为湿热蕴于膀胱，气化不利，肾气失充。方用桑寄生、白蒺藜、巴戟天、金毛脊、当归、人参益肾化气；用独活、滋肾丸、苍术、陈皮、苡米、芦根、金钱草清利湿热。

石淋Ⅱ（输尿管结石）

辛某，男，43 岁，1964 年 12 月 8 日就诊。

患者主诉于 1958 年间，经 X 线摄片，确诊为左肾结石，同时经各种检查，发现还有早期肝硬化和慢性胆囊炎。1963 年 6 月始用中药治疗，同年 9 月 X 线摄片复查，见左肾之结石已下移至输尿管内。1964 年 10 月再次检查，见左肾之结石的位置与 1963 年 9 月检查的结果相同。1964 年 12 月 8 日来我院门诊治疗。症见溲频而量少，左腰酸胀，少腹隐痛，有下坠感，并伴有头昏，胁痛，口中作干，鼻衄，脉象弦劲，舌苔白，舌质红绛。肺虚肾亏，阴虚阳亢，肝郁不

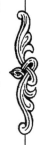

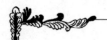

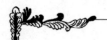

达。前医之方，徒从清利不效，拟清肺益肾，育阴潜阳之法，佐以化瘀活血之品，以观动静。

南沙参9克	炒当归4.5克	潼白蒺藜各9克
炒白芍6克	煅磁石12克	首乌藤9克
制首乌9克	大熟地3克	金钱草15克
炮姜1.5克	阿胶珠4.5克	炒潞党参12克
血余炭4.5克（包）		

药进第二剂后，左侧少腹痛势加剧，约一时许溺出一枚表面欠光滑、色褐、大小如黄豆之结石，尿频，腹痛遂解。

按：邹老认为，此例患者病程冗长，又有早期肝硬化和慢性胆囊炎，头昏、口干、鼻衄，脉象弦劲，舌质红绛，血虚肝旺，阴分不足之证显著。但从清利，不惟愈伤阴血，且易耗伤肺气。故方中主用熟地、阿胶、白芍、首乌、夜交藤、白蒺藜、磁石，滋水而还其涵木化气之能，养肝而还其藏血疏泄之职，又以南沙参、潞党参益肺而还其输布通调之权，再佐当归、血余炭、炮姜和血化瘀，金钱草通利化石。俟肝肾既调，高源既通，清得升，浊得降，瘀得化，龙雷火潜，开合自然得所矣。

石淋Ⅲ（输尿管结石）

饶某，男，56岁，1965年2月11日就诊。

患者1964年10月开始常发生右腰部阵发性绞痛或胀痛，痛剧时出冷汗，呕吐，小便深黄，量少而次频，尿道有不适感。住某医院诊治，确诊为右侧输尿管结石，曾服过疏肝、苦降、清利之剂，效不显，乃延请邹老诊治。其症有右腰绞痛或胀痛，时轻时重，阵作无定时，小便有淋沥不尽之感，溲痛不著，口味干苦，苔色黄厚，脉沉细而微弦。尿常规检查可见

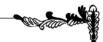

红细胞（++），静脉肾盂造影见右侧输尿管有黄豆大小结石阴影。肥人多湿，湿热下注，治当益肾通络，标本同治为是。

炒独活 2.4 克	炒桑寄生 12 克	白蒺藜 9 克
南沙参 12 克	炒巴戟天 9 克	海金沙 9 克
丝瓜络 6 克	金毛狗脊 9 克	生苡米 30 克
干荷叶 12 克	鲜芦根 3 尺	藿梗 4.5 克
红枣 7 个（切）		

上药连服至 10 剂时，尿中排出黄豆大小之结石一枚，诸症亦随之消失。

按：本例石淋患者，素体丰腴，本自多湿，又溽暑交蒸，湿热蕴伏，流入膀胱之室，壅痹肾络，气化不得宣通，湿瘀互结，乃成是证。邹老指出，溽暑为患，弥漫三焦，窒塞肾之膀胱，当宜宣达，还其气化之司。方用南沙参、鲜芦根清上源；藿、荷、苡米畅中州；海金沙、金钱草泌下焦；丝瓜络通经络；并拟桑寄生、金狗脊、巴戟天、白蒺藜、独活益肾除湿；红枣扶脾以运湿。肺金清肃之气下降，脾土转输有权，膀胱之气化通调，湿热自无盘踞之所矣。方中远其苦寒之品，乃师古人"肥人之病，当虑重虚其阳"之训耳。

石淋Ⅳ（输尿管结石）

张某，男，47 岁，1965 年 11 月 19 日初诊。

两天前的下午，患者突然发生右侧少腹疼痛，腰府胀楚，难堪忍受，并伴有肉眼血尿。次日摄 X 线腹部平片，相当于左侧输尿管部位，可见一绿豆大小的钙化阴影，拟诊为输尿管结石。诊时腰腹疼痛已经缓解，纳谷不香，口中黏腻，舌苔淡黄而厚，脉象弦滑。湿热蕴于肾络，方拟益肾宣湿通络之制，以冀排石。

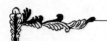

炒独活 2.4 克	金毛狗脊 12 克	炒桑寄生 12 克
川断肉 9 克	制苍术 3 克	金钱草 60 克
生苡米 30 克	云茯苓 12 克	飞滑石 9 克（包）
甘草梢 1.8 克	鲜芦根 3 尺	血余炭 9 克（包）
滋肾丸 3 克（吞服）		

11 月 22 日复诊：称上午溺中排出绿豆大之结石一枚，表面为桑椹状，中心为白色，质硬，少腹痛已轻微，腰府胀楚亦减轻，纳谷较香，苔厚亦化，舌淡白。再拟前制略加化裁。原方去滑石、生草梢，加六一散 12 克（包），当归 3 克，金钱草改为 45 克，续服 5 剂，以杜根株。

按：本例石淋患者，邹老根据其病程短，而腰腹剧痛，血尿刚刚缓解，又有纳谷不香，口黏腻不爽，舌苔淡黄而厚，脉象弦滑等症，认为病机在于湿热阻遏中州，蕴伏肾络，膀胱窍涩，气化不利。治之必当重取分利渗泄之法，本"甘缓而淡渗"，"缓之，泄之"之旨。方取茯苓之甘淡，舒脾气以渗湿；滑石味甘气寒，滑以利窍，寒以泄热；又益脾胜湿，必用甘为助，是以甘草为佐，且生用其梢，又能缓急以泻火，而止茎中之涩痛。盖此皆淡味渗泄之品，而气薄为阳，止是气药。然独阳无阴则阳无以化气之机，故又投以滋肾丸，令能施化有权。由此可见，法乎阴阳，然有阴中求阳，阳中求阴之分别矣。

石淋 V（输尿管结石）

冯某，男，47 岁，1971 年 7 月 31 日就诊。

患者于 1969 年 4 月因右侧肾区阵作疼痛，住进某医院诊治。经 X 线摄片检查，发现在 3～4 腰椎之间的右侧有结石阴影，直径约 3 毫米 ×5 毫米，密度不甚均匀，拟诊为右侧输尿管结石。经中西医调治，两年来未见结石排出，腰

府酸痛，时轻时重，反复发作不已，乃请邹老诊治。时值暑热，汗出甚多，小溲黄赤，尿道涩痛。湿热暑邪，蕴于膀胱，治拟清暑渗利之剂。

制苍术 3 克	鲜芦根 60 克	六一散 18 克（包）
冬葵子 15 克	黑豆衣 15 克	金钱草 30 克
太子参 15 克	黑玄参 12 克	鲜荷叶 9 克
细生地 9 克	炒黄柏 3 克	

先服 5 剂，续用丸药调治，拟丸方如下：

制苍术 60 克	制狗脊 60 克	川断肉 60 克
当归 6 克	桃仁 30 克	红花 60 克
云茯苓 60 克	冬葵子 45 克	炙鸡金 30 克
炒子芩 15 克	炒黄柏 30 克	肉桂粉 4.5 克

另用金钱草、六一散、芦根各 120 克，煎水泛为丸如绿豆大，每日 12 克，分两次吞服。

如法连服两料丸药，结石得以排出。

按：本例患者，来诊之时正值暑日，邹老指出，暑则皮肤缓而腠理开，汗易泄而津易耗。患者小便色黄而溺道涩痛，乃夏月热淋，必先清暑渗利。又汗出较多，津气不布，故又需参入太子参、生地、玄参、芦根、黑豆衣益气护阴，以布气生津。俾得热去而津气足，再续用益肾通淋，活血化瘀之剂，缓缓图治。由是而获效，说明证有标本主次，治分先后缓急，临证必须牢记。

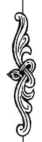

石淋Ⅵ（右肾结石）

马某，男，56 岁，干部，1974 年 3 月 4 日就诊。

患者主诉，1972 年春，一次小便中突然发生无痛性血尿，以后逐渐减少至消失，但经小便常规检查，仍可见较多

的红血球。两腰间开始酸痛，以右侧为著，小溲时亦有不适、不畅感。到年底，右侧腰痛常如刀绞，难以忍受，以至不能正常工作。当地医生根据临床表现，初诊为右肾结石，建议摄片确诊，即于同年 9 月 16 日，在当地作尿路平片检查，未有阳性发现。但右肾区绞痛样发作不时出现，约一月一次，其间稍劳则腰痛，血尿亦即显著。抵第二年 10 月 9 日，再做尿路平片检查，发现右肾区及右输尿管下端各见一个约 1 厘米大的致密阴影，提示为右肾及右输尿管结石。1974 年 2 月 20 日又作尿路平片复查，再次证实其结石确在。鉴于腰间绞痛频作，严重影响工作，多法治疗仅能缓解一时，故怀着治愈的迫切愿望，乃于 1974 年 3 月 4 日专程来宁诊治。邹老追溯其病史，得知患者平素饮食口味嗜咸，10 天前右腰牵及小腹有刀绞样疼痛发作一次，伴见明显肉眼观血尿。刻诊右腰酸痛隐隐，苔薄黄，脉细弦。湿热久蕴，气血瘀阻，气化无权。当拟清热利湿，通淋化石，活血化瘀之剂。

制苍术 9 克　　生苡米 9 克　　金钱草 45 克
鱼脑石 15 克　　冬葵子 15 克　　六一散 15 克（包）
杜红花 9 克　　全当归 9 克　　炙鸡金 4.5 克
滋肾丸 9 克（包）　红枣 5 个（切）

1974 年 4 月 3 日复诊：称守上方服药第 14 剂后，小腹始觉作胀，次日其胀益著，且有隐痛，渐及膀胱满而欲便，溺之又不能出，急迫之状难以忍受，屏气努挣，尿液才滴沥而下，约有 1 分钟，卒然从尿中冲出如黄豆大小的结石一枚，顿时尿畅，全身亦感轻松，血尿就此消失。刻下右腰尚痛，不耐劳累。尿常规检查仅见脓细胞 0～1/HP，苔脉如前。原方略加损益。

制苍术 9 克　　　生苡米 9 克　　　金钱草 45 克

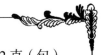

鱼脑石 15 克　　　冬葵子 15 克　　　六一散 12 克（包）
杜红花 9 克　　　　金荞麦 18 克　　　制乳没各 2.4 克
鲜芦根 45 克　　　稽豆衣 12 克　　　滋肾丸 9 克（包）

续服廿剂，腰痛症状消失，小溲如常，恢复正常工作。

按：邹老认为，下焦湿热久蕴积结，固可成石，必因肾虚膀胱无权化气。故在湿热蕴阻，气血瘀滞，结石绞痛发作之标象较为突出之时，虽宜攻石，亦切不可忘其化瘀。

本例患者，年已半百又六，病石淋已有两年，平素饮食过咸。根据《素问·阴阳应象大论》所说："年四十而阴气自半也。"《素问·生气通天论》所言："阴之所生，本在五味；阴之五宫，伤在五味。……味过于咸，大骨气劳，短肌，心气抑。"可知其患者真阴未有不衰、不伤、不减之理。故邹老治用金钱草、六一散、鱼脑石、炙鸡金等清热、通淋、化石之品的同时，必用益肾通关之滋肾丸鼓舞气化，以资长养。配苍术、苡米、红枣补脾化湿之味，以清生湿之源，杜湿遏伤阳之患。又结石久停，气滞势必血瘀，所以加入当归、红花养血化瘀。可见治标不忘顾本，泄浊不忘通阳，通淋必欲化气，乃能取得因势利导，标本兼治之果焉。

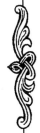

六、肾系杂病验案

尿浊（乳糜血尿）

某外宾，男，成年。

1970 年因宿恙乳糜血尿发作，而住某医院治疗，由于患者自称昔用西药治疗少效，欲求中医诊治，乃请邹老前往会诊。初诊症见晨起小溲混浊，午后则渐转清，脉象沉细而缓，苔薄白。尿常规检查：蛋白（++），红细胞（+），脓细胞

（＋）。脾肾不足，湿热下注为患。法拟化湿淡渗，脾肾同治。

怀牛膝 9 克	制苍术 9 克	血余炭 9 克（包煎）
云茯苓 12 克	当归炭 9 克	生苡米 12 克（包）
川断肉 12 克	黄柏炭 5 克	肉桂粉 1.2 克（吞服）
生甘草梢 3 克	红枣 5 枚（切）	

复诊：药后自觉晨起首次小便已较前为清，午后则清澈无物，苔薄，脉象如前。上法切合病机，守原方加黄芪 9 克续治。

连报 15 剂，诸症消失。

按：本例患者由于长期进食膏粱厚味，脾湿郁热，流注膀胱，致水道瘀而不清，小溲浑浊，苔薄白，脉象沉细而缓。大凡尿液混浊，多属于热。方用苍术燥中州之湿；黄柏清下焦之热；苡米、茯苓、生草梢淡渗利湿；当归炭、血余炭止血消瘀而利尿；牛膝、川断、肉桂必益肾通经；大枣补脾胃，又加黄芪鼓动脾肾之气，以利州都之气化。合之俾脾湿得化，则无湿郁热恋之患，坎宫热清，则州都之液不浊矣。

淋浊（慢性前列腺炎）

杨某，男，42 岁，干部，1960 年 3 月 25 日初诊。

患者 7 年来腰府酸痛，尿道灼热，常有乳白色分泌物淌出，有时溲色黄赤或混浊，并伴有全身关节酸疼，曾经某医院多次前列腺液检查，诊断为"慢性前列腺炎"，使用磺胺类、抗生素和中医补肾清利药，疗效不佳。来诊时除上述症状外，尚自汗，少眠，脉象细弦，舌苔薄黄。肾虚夹湿，络脉失和。方拟益肾、理湿、和络，标本兼顾。

桑寄生 12 克	怀牛膝 9 克	炒独活 3 克
制苍术 3 克	法半夏 5 克	炒子芩 3 克

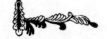

122

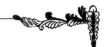

云茯苓 9 克　　　　天花粉 6 克　　　　左牡蛎 12 克（先煎）

生苡米 9 克　　　　荷叶 9 克　　　　　鲜芦根 2 尺（去节）

六一散 9 克（包）

4 月 3 日复诊：称药后腰府虽较松，但小便极混浊，如糜粥样，其味奇臭，乃湿浊外出之征，拟方踵武前制。

炒桑寄生 15 克　　　怀牛膝 12 克　　　天花粉 6 克

炒巴戟天 6 克　　　炒独活 3 克　　　　六一散 9 克（包）

制苍术 3 克　　　　炒子芩 3 克　　　　鲜芦根 3 尺（去节）

生意苡仁 9 克　　　云茯苓 9 克　　　　麦门冬 9 克

法半夏 3 克　　　　枸杞子 6 克　　　　左牡蛎 12 克（先煎）

鲜荷叶 9 克

4 月 6 日三诊：诉服第一二剂时，腰酸明显，小便混浊，色白，尿道已不觉灼热。第三剂药后，小便转清，腰府舒适松快，全身关节痛亦有好转，汗出如前，脉细弦，苔色淡黄。湿浊十去八九，肾虚尚未尽复，原方增损。

桑寄生 15 克　　　　怀牛膝 12 克　　　枸杞子 9 克

炒巴戟 9 克　　　　制苍术 3 克　　　　左牡蛎 12 克（先煎）

炒子芩 3 克　　　　天花粉 6 克　　　　鲜芦根 1 尺（去节）

法半夏 3 克　　　　云茯苓 9 克　　　　花龙骨 12 克（先煎）

麦门冬 2 克　　　　鲜荷叶 5 克　　　　六一散 5 克（包）

薏苡米 5 克

4 月 9 日四诊：迭投补肾、理湿、和络之剂，腰部已无明显感觉，小便清，尿道无分泌物淌出，全身关节亦不酸痛，唯仍自汗，夜眠不佳，苔色淡黄，脉细。拟方转从敛汗安神，用甘麦大枣汤加味。

浮小麦 15 克　　　　炙甘草 3 克　　　　大枣 4 个（切）

炒白芍 9 克　　　　枸杞子 5 克　　　　煅牡蛎 12 克（先煎）

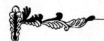

大生地 5 克　　　云茯苓 9 克　　　龙骨齿各 9 克（先煎）
潼沙苑 5 克　　　朱灯心 3 尺

4 月 14 日五诊：药合病机，汗得敛，寐亦佳，腰府舒适，小便清，苔脉如常，为巩固计，拟丸方调理。

潼沙苑 120 克　　干地黄 60 克　　枸杞子 60 克
大白芍 120 克　　云茯苓 30 克　　法半夏 30 克
炙甘草 60 克　　　浮小麦 90 克　　鲜荷叶 30 克
大枣 20 个

以上研粉，另以龙骨齿各 180 克，煅牡蛎 120 克，朱灯心 1 丈，煎汤水泛丸，如绿豆大小，每次服 4.5 克，一日 2 次，开水送下。

1964 年 5 月见患者，询其前列腺炎事，称自 1960 年治疗后，迄今未复发，并述丸方共服两料。

按：祖国医学无前列腺炎病名，但据其主症，如尿道常有白色分泌物，尿道灼热，腰痛等表现，应属于"肾虚夹湿""湿热下注""淋浊""腰痛"等证候范畴。

本例病程长达 7 年之久，曾服过导赤散、八正散，亦用过左归、右归之剂，清利不效，补也无益，必另有故在。邹老认为，本例系虚实夹杂之证，虚在肾，实在湿浊。肾虚则外府失养，故腰酸痛；肾虚固摄无权，则精微脂液下流，故尿道常有乳白色分泌物淌出，此为虚象。肾气不化于膀胱，则积湿生热，湿热下注，故尿道灼热，溲黄赤而混浊，此属实证。关节酸痛，风湿痹于络脉，亦是虚实参半之候。全疗程五诊，可分两个阶段。一至三诊治以标本兼顾。治本以补肾固摄；治标以化湿和络。初诊方服后，小便混浊如糜粥样，味奇臭，是湿浊从小便排泄之趋势，是以二诊方守原制而加重补肾之药味，以增强肾脏之功能，俾湿浊继续下

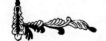

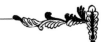

泄。药效应手，二诊方服至第三剂时，小便已得清澈，腰府舒适，关节酸痛亦好转，湿浊大势已去。除恶务尽，是以三诊方删去独活，益龙骨伍牡蛎，以加重固摄之力，将清利之品小其制，以继续清除残余之邪。三诊，九帖汤药，使湿浊清，络脉和，肾虚初复。此为第一阶段。

四诊时除自汗依然，夜寐不佳外，余无明显自觉症状，方用甘麦大枣汤加味，敛虚汗，安魂魄，效如桴鼓。五诊是用补肾养心，稍佐升清降浊之品组成丸方，巩固疗效，以收全功。此为第二阶段。

本例慢性前列腺炎，病程长达7年，五诊竟获全功，收效之速，初非意料所及。细细体味本例处方用药，极其清灵，补不用滋腻，清不用苦寒，尤妙在用荷叶一味，升举清阳之气，促其湿浊之邪不断下泄，使甘寒渗利之芦根、云茯苓、生薏苡仁等之效益彰。

消渴（糖尿病）

谢某，男，43岁，铁路职工，1977年9月8日初诊。

主诉口渴引饮，善饥纳谷，溲频量多，已有两月。病起于今年7月间，时值三伏，因公出差，冒热南行，疲于奔波，初时自汗，发热，咽中干苦，声出嘶哑，口干欲饮，周身酸楚，误认暑天感冒，服治感冒之剂，热势退而肢体乏力，渐而形体消瘦，纳食量增，饥而作恶，口渴引饮，饮过复渴，溲频而量多，神疲倦怠，面少华色，寐多虚汗，两腿酸软，无力载身，两目干涩，视力减退。西医诊断为糖尿病，用西药治疗，症情一度好转。然夙根未除，虽日进厚味美食数次，不能减其饥势，日饮开水数瓶，亦不能解其烦渴。9月6日糖尿试验阳性（+++），空腹血糖385毫克％。

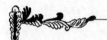

双目视力测定：右目视力 0.5，左目视力为 0.7，体重为 112 市斤，症情未趋好转，乃来诊治。邹老按脉，右寸关二部浮数劲滑，望舌苔薄微罩黄，舌质偏红而中裂，扪之少津，察其体瘦色苍而肌肤绵软，再追溯既往病史，病者称于 1970 年患过急性肝炎，1972 年患过胆囊炎，今年又冒暑奔波，发生消渴之病，可知为热伤肺胃，气阴不足之候，遂拟辛平甘寒之剂。

扁豆衣 24 克	川石斛 18 克	广藿香 12 克（后下）
天花粉 24 克	海蛤粉 30 克	黑玄参 12 克
大生地 15 克	鲜荷叶 12 克	稽豆衣 30 克
炒枯芩 2.4 克	川黄连 1.2 克	

9 月 15 日复诊：服药 5 剂，自觉精神大为振作，早饭后查尿糖已减为（+），寐中出汗尚多，醒来口咽作干，日饮水量略减十之一二，两目视力仍差，苔脉如前。气阴未复，原方加糯根须 15 克踵进。

9 月 22 日三诊：9 月 21 日查空腹血糖由 385 毫克％下降为 172 毫克％，今尿糖测定转阴性，双目视力均恢复至 1.2，神有悦色，面色润泽，肌有弹性，体重亦增加 3.8 市斤，控制饮食亦不作饥，小溲量亦减十之四五，但口干多饮尚明显，晨起头稍昏。效方毋须更张。9 月 15 日原方续服 5 剂。

10 月 27 日四诊：称连服上方 30 余剂，饮水量虽减不著，小溲量次多日趋向愈，口咽干苦、消谷善饥、两腿酸软、神疲乏力诸症均渐好转。继予原方 7 剂。

11 月 3 日五诊：复查尿糖仍为阴性，自觉吸烟多则口咽作干显著，饮水量遂多，小溲量次近乎正常，日进主食量由控制二三两增至半斤，神色形态较之初诊大为改观。嘱戒烟。拟方仍宗原意损益。

天花粉 30 克	海蛤粉 30 克	怀山药 18 克

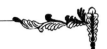

黑玄参 18 克　　　大生地 18 克　　　川黄连 1.2 克

鲜荷叶 12 克　　　稽豆衣 30 克　　　佩兰 9 克（后下）

肉桂粉 450 毫克（冲）　南北沙参各 9 克

11 月 10 日六诊：早饭后尿糖阴性，咽微干，饮水量减少十之三四，溲量基本正常，夜尿由两次减为一次，余症基本消失。治守原方，再服 7 剂。

11 月 24 日七诊：称近周来不再控制饮食量，日进主食量达一斤，未见异常波折，早饭后糖测定亦阴性，惟口稍干，余恙均瘥。再予原法，以冀巩固疗效。但宜薄滋味，戒嗜欲，怡情静养。服下方七或十剂，可自动停药，注意病后调摄。

天花粉 30 克　　　海蛤粉 30 克　　　怀山药 18 克

黑玄参 18 克　　　大生地 18 克　　　川黄连 1.2 克

比沙参 12 克　　　鲜荷叶 12 克　　　稽豆衣 30 克

阿胶 3 克（烊）　　肉桂粉 450 毫克（冲）

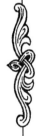

按：邹老认为，三伏时节，冒热而病，初时身热自汗，口干欲饮，显然系暑邪所伤，因暑为阳邪，易耗气伤津故也。嗣当体内燥热太甚，而三焦肠胃之腠理怫郁，结滞不得宣泄，致水津不能敷布而渗润于外，以荣养五脏六腑，四肢百骸，故肠胃之外，纯为热邪盘踞之所，虽复多饮，而终难渗润于外，于是渴不止而小便多矣。同时，因有热邪伤津耗气，故虽日进膏粱数次，而形体仍渐消瘦也。

揆度病情，邹老认为，燥热既胜，耗气伤津，但邪在肺胃中上二焦。《内经》云："热淫所胜，治以咸寒，佐以甘苦"，宜辛平甘寒之剂，以清热润燥，养阴生津。故用芩、连、花粉、石斛、玄参、生地等大队甘苦清淡之品，折热润燥，生津止渴；用藿香、荷叶、扁豆衣清香之品清暑养胃，化湿升清，以除陈气，俾三焦热不郁滞；配蛤粉性润而降；

稽豆衣解肌热止汗泄。服药后得效，尿糖由（++++）降为（+）。由于出汗较多，二诊又加用糯根须以加强止汗之力。三、四诊后，症虽趋善，但咽干显著，饮水仍多，故五诊时邹老认为，此非泉源真竭，乃虚火上炎之故，应加小量肉桂，引火归原，蒸水上腾，并黄连为一冷一热，一阴一阳，寒热互用，而无偏胜之害。如法施治，果取近期治愈的效果。七诊时，为了进一步巩固疗效，不但加阿胶滋阴养血，润肾壮水，并嘱患者薄滋味，戒嗜欲，怡情静养，注意善后调摄，体现了邹老治病细致入微和防病于未然的思想。

腰痛（肾挫伤）

袁某，男，21岁，工人，1975年10月16日初诊。

腰痛不能举身，不能转侧已月余。患者于9月11日上午10时左右，由7米高处坠地，即送某医院急诊。当时神志不清，出汗，左右瞳孔等大，对光反射好，心率80次/分，血压120/80毫米汞柱，头部左前额皮肤有撕裂伤致渗血，左腰部有约5厘米×30厘米呈横行的皮肤挫伤，左小指指甲伤裂。胸部心肺检查无异常发现。腹部平软，无移动性浊音。脊柱、四肢无骨折，头颅正侧位X线摄片无异常发现。尿常规检查：蛋白少量，红细胞（++），白细胞（+）。放射性同位素肾图示左肾分泌段及排泄段均延缓，诊断为肾挫伤，脑震荡。采用脱水、补液、止血、止痛、抗感染等措施，病情转危为安。但腰痛仍剧，不能起床，于1975年10月16日转来邹老处治疗。初诊时用担架抬至诊室。左侧腰部刺痛，不能起身，亦不能转侧，动辄痛剧，左肾区肿胀，拒按，左耳鸣响。尿常规检查：红细胞少许，白细胞少许，上皮细胞少许，颗粒管型少许，透明管型少许。苔黄，脉细

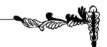

涩。肾脏跌损血瘀，滞塞作痛。治当活血通络。病已月余，瘀血不去，新血不生，势必营血不足，络脉失养，肾气受损。治宜补气益血，温阳益肾之品以佐辅之。

全当归 9 克	杜红花 9 克	桃仁泥 5 克
金狗脊 15 克	川断肉 15 克	制乳没各 3 克
血余炭 9 克（包）	苍术炭 5 克	炙甘草 3 克
酒炒桑枝寄生各 9 克	生苡米 12 克	生黄芪 15 克
酒炒杜仲 18 克		

另：阳和膏 1 张，肉桂粉 300 毫克和入贴痛处。

10 月 22 日二诊：药后腰部刺痛轻减，口干，纳少，脉细，苔薄白，尿常规检查蛋白微量。前方续进，冀其瘀通脉和为是。原方制乳香、没药各改为 1.5 克，加川石斛 12 克。

11 月 6 日三诊：腰痛明显减轻，能行至诊室看病，纳少，乏力，咽痛，有低烧，盗汗。补气益肾，活血通络，兼以养阴清热之品。

炒党参 18 克	川续断 15 克	炒巴戟天 9 克
枸杞子 12 克	炒当归 9 克	酒炒杜仲 9 克
炒白芍 9 克	杜红花 9 克	川百合 12 克
炒青蒿 9 克	糯根须 9 克	炙甘草 3 克

另：阳和膏 1 张外用。

11 月 20 日四诊：骑自行车来诊。左肾区肿胀基本消退，两腿无力，胃纳不香，大便质稀，苔薄白，脉细。尿常规检查无异常。补气益肾，健脾助运，养血和络，以巩固疗效。

炒党参 15 克	功劳叶 30 克	川续断 15 克
枸杞子 12 克	炒当归 9 克	炒白芍 9 克
杜红花 5 克	法半夏 6 克	炒陈皮 5 克
云茯苓 9 克	焦六曲 5 克	红枣 5 个（切）

按：历代医家治瘀血腰痛，多以通络散瘀而收效。本例外伤腰痛，仿前人治验，以清王清任身痛逐瘀汤加减而获效。然化瘀祛滞，必赖气之运行，故加用黄芪、党参补气。外用阳和膏温阳通滞，肉桂入营，温通血脉，皆辅助内服药以温散通络。瘀滞得化，通则不痛，遂以健脾补肾，养血和络调理而愈。

腰痛（肾绞痛）

陈某，男，61岁，工人，1977年6月2日初诊。

左侧腰部疼痛已1周。5月26日患者因持续性右下腹疼痛，阵发性加剧，历4小时而至某医院就诊，查血白细胞9600立方毫米，中性79%，拟诊为阑尾炎，医用青霉素、颠茄合剂治之，痛未止。至27日因痛势加剧，又至某医院急诊，诊时右腰部绞痛，放射至右腹部，X线平片未见阳性结石影。尿常规检查：蛋白微量，上皮细胞极少，脓细胞0～2/HP，红细胞少许。医者根据临床表现，拟诊为泌尿系结石，用阿托品肌注，呋喃咀啶口服，但疼痛仍不止，阵发性绞痛日夜皆作。1977年6月2日转来门诊。诊时诉右侧腰痛，阵发性绞痛日发3～4次，面色黧黑，呈痛苦貌，昨大便泄泻8次，质如稀水，今解3次，微咳有痰（有慢性气管炎史），平素嗜酒，向有胃痛。脉滑，苔黄厚上罩灰黑。酒湿阻络，痰火内蕴。治当化湿祛痰，清解酒毒，益肾通络止其痛，兼以补气健脾温中止其泻。

苍术炭5克	炙远志9克	石菖蒲3克（后下）
云茯苓12克	干葛花12克	炒山药15克
功劳叶30克	杜红花9克	炒潞党15克
淡干姜3克	淡附片3克	

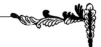

6月6日二诊：药后疼痛止，黑苔已化，胃纳好转，大便正常，劝其戒酒，并拟原方加减，以巩固疗效。

苍术炭5克　　　炙远志9克　　　生炒苡米各5克
干葛花9克　　　云茯苓12克　　　炒山药12克
杜红花9克　　　炒潞党15克　　　淡附片2.4克
全当归5克　　　白茅根60克

按：酒家湿蕴，化热生痰，流经入络，壅滞脉道，气血不畅，不通则痛。投抗菌消炎之品，解痉止痛之剂，痛不能止，概因酒湿痰热未祛，脉道不和故也。患者舌苔黄厚，上罩灰黑，是湿热痰火为患之据。长期嗜酒为湿热化生之因，酒家中阳多伤，高年下元多亏，胃痛便泄，面色黧黑是其证候。方中苍术化湿祛痰；菖蒲宣气逐痰；远志解郁化痰；葛花清解酒毒，引湿热从肌腠而出；茯苓和中益气，引湿热从小便而去；红花和瘀血，通络脉；党参、山药、干姜温中补气以健脾；功劳叶、熟附片补肾之阳，温通经脉而止痛。服初诊方后，腰痛即已，复查大小便常规和白血细胞计数分类皆正常，随访至今未见复发。

尿频（神经性尿频）

仝某，女，22岁，1971年12月14日初诊。

两月前，因情志不遂，胸怀不畅，突然小溲次频，因症状日益加重，至某县人民医院诊治，经检查，排除器质性病变，被告知无法治疗，未开药方，患者忧郁而走。后由其亲戚带来邹老处治疗。诊时神态沉闷，泪珠盈眶，苦恼之状，有难以言语形容者。病情由其亲戚代诉，尿频无以计数，白天见水即欲小解，夜间小便3～4次，腰府酸楚，脉象沉细，苔薄白，舌质红。其亲戚云：患者七八岁时有遗尿症，但症

情不重，未经治疗，此次发病前基本不遗尿。又云：幼年脾气倔强，心胸狭窄，在十多岁时，曾因生气而昏厥，发作时手、口唇发麻，小声哭闹，甚则昏厥。平时感胸闷叹气。月经 18 岁初潮，周期 20～30 天，每潮 3～7 天方干净，量时多时少，有时白带多。证属肾虚不固，气血两亏，肝气郁结，方拟补肾固摄，舒肝解郁，补益气血，重镇安神之品。

菟丝子 18 克　　　潼沙苑 9 克　　　红枣 5 个（切）
潞党参 15 克　　　全当归 9 克　　　活磁石 15 克（先煎）
杭白芍 12 克　　　合欢皮 30 克　　　玫瑰花 3 朵（后下）
甘杞子 12 克　　　醋淬生铁落 60 克（先煎）

12 月 21 日二诊：尿频次数减少，仍觉腰酸，见水尚欲小解。原方加川断 12 克。

12 月 28 日三诊：小溲次数显著减少，见水已能控制，前方有效，不必更张，原方续服。

1972 年 1 月 4 日四诊：尿频已止，白天小便 4 次，夜间 1 次或无。再予原方 5 剂，巩固而愈。

按：患者幼年遗尿，先天不足，肾虚不固可知。十多岁时有生气而手、唇发麻，小声哭闹，甚则昏厥，此为薄厥，与癔症性昏厥之症相似。《素问·生气通天论》曰："阳气者，大怒则形气绝，而血菀于上，使人薄厥"，《素问·举痛论》曰："怒则气逆"，说明受精神刺激后，阳气骤亢，血随气逆可致昏厥。本例患者，原有肝郁既往史，此次又因情志不遂，胸怀不畅，以致尿频，实为七情郁结，素体肾虚而导致下元不固，气虚下陷，膀胱失于制约所致。分析其病因，为肾气不足，情志郁结。论其标本，肾虚是本，肝郁是标。故以补肾固肾摄纳治其本，舒肝解郁治其标。方中潼沙苑、菟丝子、枸杞子、川断、磁石补肾；合欢皮、玫瑰花解

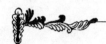

郁。鉴于患者脉象沉细，形体不实，气血不足，乃后天失调所致，故配以参、归、枣、芍，以补气血；伍磁石、铁落以重镇安神；以醋淬生铁落，冀得酸以敛肝之功，使肝木不致亢盛。本例治疗，标本兼顾，一鼓而下，肝肾机能得以调整而获速效。

滑精

张某，男，29岁，工人，1973年10月27日初诊。

患者于1972年7月因卸货失足，从卡车上跌下，腰背部受伤后滑精，近年以来遗泄不分昼液，形体消瘦，体重由140多斤下降至93斤，某医院曾诊断为“神经性滑精”，用过参、茸（鹿茸用去四两多）、阿胶、淫羊藿、龙骨、牡蛎、杜仲、杞子、狗脊、女贞等配剂百余付，针灸两个月，维生素B_{12}封闭疗法也使用过两个月，均未获得满意效果。来门诊请邹老诊治，症见形瘦，面色灰滞无华，精神萎靡不振，遗泄仍频作，日无间断，腰酸痛，足跟疼，步履不便，寐不宁，口干，溲黄，脉象细涩，舌质黯红，苔薄。肾伤恶血不去，蓄蕴为热，扰于精室。当宜去恶血，清瘀热为要。

全当归9克　　赤芍药9克　　桃仁泥9克
川续断9克　　桑寄生15克　　金银花9克
生熟地各9克　　白蒺藜9克　　鲜芦根31克

另：五倍子30克研末，水调之，敷脐部。

11月5日复诊：称服上方两剂后滑精即止，头昏、腰酸、足跟疼皆有所减轻，精神亦好转。第三剂服完，见大便夹红，量不多。患者无痔疾，此恶血得下之征。

全当归9克　　赤芍药9克　　桃仁泥9克
杜红花4.5克　　川续断9克　　桑寄生15克

金毛狗脊 15 克　　生熟地各 9 克　　金银花 12 克
茅芦根各 30 克

另：五倍子末 30 克，水调之，续敷脐部。

12 月 12 日三诊：滑精得以控制，足跟稍疼，口中尚作干，腰酸已不著。仍守原法踵进。原方续服 5 剂。

12 月 17 日四诊：遗泄未作，足跟疼已消失，口干亦不甚，腰酸尚未彻除，溲淡黄，脉细，苔薄。宗前方之旨，拟方如下：

全当归 9 克　　　赤芍药 9 克　　　杜红花 4.5 克
桑寄生 15 克　　　金狗脊 15 克　　　女贞子 9 克
黑豆衣 15 克　　　南沙参 15 克　　　潼白蒺藜各 9 克
白茅根 30 克　　　生熟地各 9 克

10 剂，间日 1 剂煎服，以善其后。

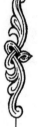

按：《临证指南医案》说："遗精一症……变幻虽多，不越乎有梦、无梦、湿热三者之范围而已。古人以有梦为心病，无梦为肾病，湿热为小肠膀胱病。"这是对遗精一病简要的概括。本案是一例外伤而致的遗精，是书未能言及，当今亦少报道。患者自腰背部受伤而出现滑精后，即经中西医药治疗皆无效验。观前医所用中药，不是温补之品，就是兜涩之剂，滑精毫无敛藏之意，何以为然？邹老认为，是证由外伤损及于肾，恶血内留，使肾之封藏失职所致，专司补肾之阳，或兜涩固精，恶血留着而不去，蓄必化热，扰动精室，故反滑泄更甚。治病贵在求本。此本在去恶血，通络脉，清瘀热，固精室，是为得法。爰拟桃仁、红花、当归、赤芍以散恶血；川断、白蒺藜续筋骨，通脉而止遗泄；生地黄、银花、芦根清瘀热而生津；桑寄生、熟地黄养肝肾而强筋骨，并补阴血；外用五倍子以秘涩固精。药服两帖，恶血

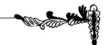

下趋，从大便而下，滑精即止。以后方中增入茅根以进一步清除伏热瘀血；沙参清养肺肾；狗脊、沙苑、女贞、稽豆衣补肝肾，强腰膝，坚阴固本，以善其后。

肾衰血瘀（双侧多囊肾）

王某，男，36 岁，干部，1966 年 3 月 3 日初诊。

患者于 1959 年发现面部浮肿，服药罔效。1963 年起觉腹胀伴有阵发性闪电样头痛，日渐加重，血压高到 190/140 毫米汞柱。1961 年 1 月于某医院作逆行肾盂造影，诊断为双侧多囊肾，乃来宁求治。当时全身轻度浮肿，腹胀难受，头痛抽掣，多见于两侧太阳穴或整个头部，心慌，胸闷，动则呼吸不畅，腰酸乏力，寐差，纳谷不振，溲量小，脉象弦劲，苔色淡黄而厚微腻。血压 236/180 毫米汞柱。查血非蛋白氮 47.5 毫克 %，肌酐 1.5 毫克 %，二氧化碳结合力 28 容积 %；酚红排泄试验，2 小时排泄总量 35%；心电图示窦性心律不齐，S-T$_{V5}$ 下移 0.1mv。病属先天禀赋不足，肾气衰于下，肝阳亢于上，颇有中风暴厥或尿闭水邪凌心犯肺之虞。治拟息风潜阳，益肾理湿，以观动静。方用羚羊角、石决明、明天麻、杭菊花、白蒺藜、黑芝麻、制首乌、枸杞子、川断肉、生地黄、金毛狗脊、陈皮、茯苓等，服药廿帖，血压有所下降（在 200～180/150～130 毫米汞柱之间），但头痛、腹胀等症状日益严重，有时因腹胀而不能饮食，不能睡眠。乃肾气衰微，恶血内阻，原方加入活血化瘀之品。

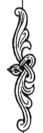

杭菊花 9 克	明天麻 5 克	石决明 30 克（先煎）
白蒺藜 9 克	金狗脊 12 克	杜红花 15～30 克
单桃仁 6 克	川杜仲 12 克	生地炭 9 克
制首乌 12 克	黑芝麻 12 克	活磁石 9 克（先煎）

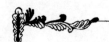

核桃肉 9 克　　　云茯苓 9 克　　　广陈皮 3 克

佛手片 9 克　　　生甘草 1.5 克　　　羚羊粉 600 毫克（冲）

服药至第四剂后，腹胀、头痛等症状即有所好转。服至 60 剂，腹胀、头痛等症显著改善。服至 120 剂，自觉症状基本消失，腹不胀，头不痛，精神很好，体力增强，能步行登五层楼，不感吃力，脉细弦，苔薄白。血压在 180～160/130～120 毫米汞柱之间。查血非蛋白氮 36 毫克％，肌酐 1.0 毫克％，二氧化碳结合力 56 容积％；酚红排泄试验 2 小时排泄总量为 45%；心电图示窦性心律规则，S-T 段未见明显下移。恶血已去十之七八，但衰微之肾气不堪久攻。昔有"必欲攻之无余，其不遗人夭殃者鲜矣"之训。故用补两天（方用枸杞子 9 克，菊花 6 克，明天麻 5 克，制首乌 9 克，潞党参 9 克，当归 9 克，陈皮 5 克，法半夏 5 克，云茯苓 9 克，佛手 5 克）攻一天（即前方加入红花 30 克）的补补攻攻方法，以巩固疗效，共服药二百余帖，取得了较好之近期疗效。于 1966 年 10 月 12 日出院，其出院后情况如何，惜未能随访。

按：多囊肾是一种肾脏的先天性畸形病，常为双侧性。当囊肿逐渐扩大时，正常肾组织被侵蚀，每在中年后出现腰腹疼痛，血尿，高血压或并发感染而引起症状，最后可因肾功能不全而死于尿毒症。祖国医学中类似本病的记载，多散见于"癥积""痞块""腹痛""血尿"和"肝阳"等证候中。如《内经》中即有"肾大则善病腰痛，不可俯仰，易伤于邪"之说。目前本病中西医都无较为理想之治疗方法。邹老认为，多囊肾，乃先天禀赋不足，肾气衰微，作强失职，恶血内阻，治当从益肾气祛恶血着手。

本例系一晚期多囊肾患者，肾功能不全，严重的高血压，

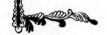

心脏亦受损害，病情严重。来诊时肝阳上亢，头痛抽掣，血压高至236/180毫米汞柱，脉象弦劲，颇有中风暴厥之虞。急则治标，重用息风潜阳，佐以益肾法，血压得以稍降，但头痛腹胀等症状不减，乃恶血内阻于肾，不能作强，升降失职，故予大剂之活血化瘀药，红花用至30克，恶血得去。病情稳定后，又遵《内经》"衰其大半而止"和"无使过之"之旨，采用两补一攻之法（即补两天，攻一天），以巩固疗效。

本例治疗过程中，每日用红花之量多达30克，考之以往诸家本草方书记载，红花之用量一般为2.4～5克，多则9克左右，用至15克者极少。清代黄宫绣有红花"多用则血能行，过用则能使血下行不止而毙"之说。邹老根据《本草纲目》《开宝本草》和《本草衍义补遗》中有红花辛温，主腹内恶血不尽绞痛，多用破留血，少用养血之记载，并结合多年应用该药之实践经验，认为红花平和不猛，为通瘀活血之要药。虽用量大至30克，并未见下血不止之弊。如本例服后，除觉肠鸣外，未见不良反应。邹老认为，用量之大小，应根据病情之轻重、体质之强弱等情况而定，切切不可墨守陈规。如病轻药重，药力太过，反伤正气；病重药轻，药力不足，则往往贻误病机。如不根据病者之具体情况，议论用药之多寡，剂量之大小，纸上谈兵，不免脱离实际。用药如用兵，相机行事，庶为得之矣！

虚劳（肾结核）

叶某，女，27岁，教员，1965年11月19日初诊。

患者自幼体弱，1958年觉腰痛，次年在某医院确诊为肾结核，同年7月施行左肾摘除术后，腰痛不已。1965年4月结婚，同年8月又觉腰痛，难以转侧，又至某医院检查发

现尿中有大量结核杆菌（共查3次），确诊为右肾结核。使用抗结核药物，疗效不著，不能再施行摘除手术，乃来邹老处求治。当时面色萎黄，形体消瘦，右侧腰痛，难以转侧，头昏，精神疲乏，终日欲寐，纳谷呆顿，有时微有尿频，经行后期。脉象细而少力，舌淡苔白。邹老认为，患者先天不足，后天失调，肾虚脾弱，是病之本，证属虚劳。治以益肾健脾，补气养血。

炙黄芪 12 克　　潞党参 9 克　　炒当归 6 克
炒白芍 9 克　　枸杞子 9 克　　冬虫夏草 6 克
桑寄生 9 克　　南沙参 9 克　　云茯苓 9 克
小红枣 5 个（切开）

另方：冬虫夏草 9～15 克，同栗子入鸡腹内，炖熟后食之。需连续服用一二月。

11 月 25 日复诊：服药 5 帖，并食冬虫夏草炖鸡，无不良反应，病情亦未见进退。原方益以血肉有情之品紫河车 3 克，并加芡实 12 克，炙甘草 3 克。

12 月 2 日三诊：共服药 13 帖，称腰痛、乏力、头昏等症状皆有所好转，纳谷亦稍振。治守原方踵进。

12 月 15 日四诊：迭投益肾健脾、补气养血之品，颇合病机，纳谷增加，精神较振，小便如常，自觉症状已不甚明显，脉细，苔薄。效不更张，原方以冀续效。

12 月 30 日五诊：患者称一周来无不适感觉，精神好，饮食、二便及睡眠均佳。去某医院复查尿检结核杆菌 3 次，皆为阴性。原方继服以巩固疗效。

1966 年 1 月 8 日六诊：近来除略感纳谷差外，无明显自觉症状。脉细有力，苔色薄白微腻。再拟原方巩固疗效，并拟炒陈皮 3 克，炒苡米 3 克，炒玉竹 3 克，每日 1 剂，泡

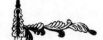

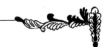

茶饮之，以化湿健胃。

患者服煎剂和冬虫夏草同栗子蒸鸡食用，治疗月余，自觉症状消失，尿检结核杆菌阴性。1966 年 3 月和 4 月又复查 4 次，并导尿培养 1 次，皆为阴性。1969 年生一子。随访 13 年未见复发。

按：肾结核，中医虽无此病名，但于虚劳、腰痛、血淋等门中有类似此病之记载。

本例患者，自幼体弱，先后天不足。夫肾为先天之本，为水火之脏，内藏元阴元阳，主骨生髓，藏精。脾为后天，主运化，输布水谷精微，升清降浊，为生化之源，五脏六腑，四肢百骸皆赖以养。先后天不足，亦即脾肾不足。"邪之所凑，其气必虚"。患者左肾结核摘除后，调摄不善，到校上下班骑自行车，工作紧张，劳累过度，以致右肾又复感染结核，且用抗结核西药少效。邹老分析其病史经过，及其临床证候，结合现代医学诊断，认为此为先后天不足之虚劳病。虚则补之，劳者温之。重用甘温补肾益精髓之冬虫夏草为君，以温中补虚之母鸡佐之；紫河车、当归、甘杞子、桑寄生补肾之精血；参、芪、茯苓、芡实、红枣补气以健脾；甘草安五脏，调和诸药。本方补而不腻，温而不燥，使肾能作强，脾能健运。

邹老常用冬虫夏草伍以他药治疗虚劳，即如肺结核、肾结核等，多获良效。考冬虫夏草，又名夏草冬虫，其功用《本草从新》云："甘平保肺，益肾止血，化痰已痨嗽。"《本草纲目拾遗》谓："功与人参同"，"能治诸虚百损"。《药性考》云："味甘性温，补精益气，专补命门。"《文房肆考》云："气阳性温，保肺气，实腠理。"综上所述，冬虫夏草其性甘温，补肺补肾，能治诸虚百损。虫草与鸡、鸭和鱼肉炖食，是民间早已采用的食养疗法之一，历代医籍亦多有记载。如

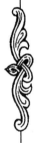

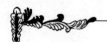

《陈镛樗散轩丛谈》云：虫草"土人往往取以炖鱼、肉、鸡、鸭食之，大补肾水。亦可配合补药。老人食之更宜"。又如朱排山所著《柑园小识》还有"以酒浸数枚啖之，治腰膝间痛楚，有益肾之功"的记载。据现代报道冬虫夏草酒精浸剂在1：100000 浓度下，仍有抑制结核杆菌的作用。

肾经之咳

郑某，男，50岁，干部，1962 年2 月23 日初诊。

肾咳不已，则膀胱受之。咳嗽月余，日日服药，未能奏效，痰黄不易咯出，咳而遗尿，腰府作痛，面色萎浮，脾亦虚也。脉象沉细，苔色微黄，拟方兼顾。

菟丝子9克	核桃仁9克	旋覆花3克（布包）
玉苏子9克	信前胡3克	海蛤粉9克（包煎）
嫩白薇9克	广郁金3克	南沙参9克
合欢皮15克	制苍术3克	水炙草3克
净麻黄0.3克	小红枣3个（切开）	

2 月26 日诊：服药后咳嗽基本痊愈，腰痛遗尿消失，唯觉头昏（凤恙），原方增入平肝之白蒺藜9克。

按：患者咳嗽，罹恙月余，治无间日，投药罔效，何也？邹老曰："经言'五脏六腑，皆令人咳，不独肺也'，五脏各以其时受病，非其时各传以与之'，可知心、肺、脾、肾四经，亦各有咳嗽之症，不过假途于肺耳。"

肾经之咳，咳而遗尿，乃肾虚不能受气归原，膀胱虚而不能气化固约，故咳则气不能禁而遗尿也。腰者肾之外府，肾虚是以腰背相引而痛。又面色萎浮，脾亦虚也。其治用菟丝子、核桃仁益肾纳气固摄；麻黄、前胡、苏子宣肺降气；合欢皮、郁金解肺气之郁。然痰黄难咯，肺蕴虚热，故方中

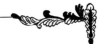

配白薇、沙参、蛤粉润肺化痰，清虚热之品。因痰而咳治在脾。患者面浮无华，脾虚蕴痰，故还配苍术、红枣、炙甘草培土生金。是法温清并用，补泻兼施，摄降同归一途。

治疗内科杂病、老年病、妇科病的学术经验

一、心脑血管疾患

冠状动脉粥样硬化性心脏病（胸痹）

郦某，男，50岁，干部，1961年3月3日初诊。

患者于1951年起，患有阵发性心动过速，工作紧张或劳累之后则发作较频。1959年至1960年，心动过速时，出现胸闷，心前区疼痛感，甚则手足厥冷，口唇发绀，每次发作时间由起初半小时，逐渐延长至2小时以上。1956年起，血压偏高（血压在160/120毫米汞柱上下）。在某医院作心电图、血脂等检查，诊断为①冠状动脉粥样硬化性心脏病，心绞痛；②高血压病；③肥大性脊椎炎。心绞痛时初予硝酸盐类药物，可以缓解，然经常反复使用后，疗效减弱。中药亦无明显疗效。一周来，心绞痛频发，难以控制，特请邹老诊治。当时心前区绞痛频发，胸闷气短，夜寐不佳，便艰不畅，四肢发麻作冷，头部亦时觉麻，脉来弦滑而数，右部较甚，舌苔色白。肺气不敛，心血耗亏，是病之本，湿痰内蕴，气郁不宣，乃病之标。病历多年，症情复杂，方拟补肺

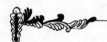

气，开心气，养心神，疏郁豁痰，标本兼治，以观动静。

炙黄芪9克	红人参9克	旋覆花6克（包煎）
白蒺藜9克	南沙参12克	海蛤粉6克（包煎）
炙紫菀6克	紫苏子9克	川贝母15克（杵）
合欢皮30克	炙远志6克	竹沥半夏5克
枸杞子12克	茯苓神各12克	左牡蛎30克（先煎）
炙甘草5克	制附片1.5克	熟枣仁12克（杵）

投上方后，约20分钟，胸中觉有气体沸腾，似痛非痛，再过20分钟，觉有气体向下，少腹隐痛，大便畅通一次。当夜睡眠达四五小时，短气胸闷大减，心绞痛未作，纳谷亦增。连续服用20剂，心痛，胸闷，气短等症消失，头部和四肢麻感亦显著好转。后以原方十倍量，益以核桃肉、补骨脂、鹿角胶，炼蜜与冰糖作膏剂，以巩固疗效。1963年12月19日心绞痛复发，亦用上法而缓解。

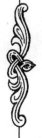

按：《灵枢·邪客》云："宗气积于胸中，出于喉咙，以贯心脉，而行呼吸焉"。胸中为心肺所居，大气所在。患者心肺两虚，致大气郁结，气机出入升降失常，鼓动乏权，无力布施气化，气不化生精血津液，而变为痰与湿，故见胸闷、气短、难于呼吸，弦滑之脉象亦可为证。痰湿痹阻，气滞血瘀，书所谓"心痹者，脉不通，不通则痛"。气不至四末、巅顶，故觉冷作麻。至于少麻便艰，皆为血乏气运，脏腑失于濡养所致。总而言之，皆由气之出入升降失常所致。方用黄芪温养肺气，能升能降；人参开心益智，安养精神；沙参补肺气，理血阻；麦冬养心肺，通脉道；枸杞子补精气，且利大小肠。此五者以补其虚。蒺藜可升可降，破郁宣结；旋覆花开结通络，除胶痰死肉。此二者以通其痹。紫菀、贝母开郁化痰；半夏、苏子降气消痰；蛤粉散结豁痰；

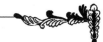

牡蛎化痰安神。此六者功在疏郁开结而豁痰。取附子走而不守，通行十二络经；用合欢缓心气，安五脏；茯神、远志交通心肾；枣仁养心安神；茯苓渗湿运脾；甘草缓中调和诸药。如此，虚得补，痹得通，神得安，郁开痰化，大气一转，出入升降可恢复其常，病当得已矣。

阵发性心动过速（心悸）

柯某，男，54岁，干部，1960年12月11日初诊。

患者于今年3月始患心悸，心率快至128～160次／分，先后大发作三次，皆用毛地黄等控制。西医作过多方面检查，诊断为"阵发性心动过速"。向有慢性支气管炎史。诊时，心悸不宁，动则更甚，微咳痰多，稍感气喘，乏力，少寐，脉象两部劲大，左关较甚，重按则细，苔白。揆其心悸之因，多与工作紧张、过度疲劳有关。兹拟补益宗气，辛开降气，化湿豁痰，佐以柔肝之品。

东北参4.5克	北沙参9克	旋覆花5克（包煎）
紫丹参9克	炙桂枝0.6克	茯苓神各4.5克
生白术9克	紫苏子9克	甘草水炒远志肉3克
枸杞子9克	合欢皮9克	海蛤粉5克（包煎）
橘络红各3克	白蒺藜6克	血珀粉0.9（蜜调服）

12月15日复诊：服上方4剂，颇合病机，心悸减轻，咯痰较多，胸廓顿感舒畅，唯睡眠不实，夜梦纷纭，脉象两部大而重取有力。再拟化裁前制，扩充安神之品，以冀续效。

东北参4.5克	北沙参9克	血珀粉0.9（蜜调服）
炙桂枝0.6克	云茯苓6克	熟枣仁9克（杵）
广橘络3克	化橘红3克	海蛤粉5克（包煎）

合欢皮 9 克　　枸杞子 15 克　　旋覆花 3.5 克（包煎）
抱茯神 6 克　　紫丹参 9 克　　青龙齿 12 克（先煎）
甘草水炒远志肉 3.5 克

服上方又 4 剂后心悸完全消除，复查心电图正常，慢性气管炎亦有所好转。

12 月 20 日三诊：嘱原方再服 10 剂，以巩固疗效。随访半年，心悸未再发作。

阵发性心动过速（心悸）

曹某，男，52 岁，干部，1970 年 4 月 14 日初诊。

患者自 1958 年起经常阵发心悸、心荡（胸口空虚感），心率有时 100～120 次/分。心电图诊断为室性阵发性心动过速。曾经西医治疗，只能暂时控制。中医用过归脾汤、天王补心丹和桂枝甘草龙骨牡蛎汤等加减治疗，效亦不著。近 10 年来，心悸不时发作，有时一天发作数次，伴胸闷、嗳气，寐不安，诊脉细弦而沉，舌苔薄，质偏红。上焦气郁不展，升降失司。方从舒气开郁，豁痰和络，安养心神治之。

煅赭石 9 克　　炙紫菀 9 克　　旋覆花 4.5 克（包煎）
合欢皮 18 克　　炒枳壳 3 克　　川贝母 9 克（杵）
玉桔梗 2.4 克　　云茯苓 9 克　　陈海蜇 60 克（切洗）
北沙参 9 克　　广郁金 3 克　　鲜荸荠 7 个（切开）
法半夏 9 克　　陈橘皮 5 克　　炙甘草 3 克

4 月 18 日复诊：上方连服 3 剂，每剂服后皆吐出大量痰涎，胸廓舒适，心悸未作，脉来细弦，舌质淡红，苔薄，效不更方。

上方连服 30 余剂，心悸完全消除，胸闷、嗳气等症状亦消失。一年后来诊他病时，称心悸未曾复发。

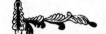

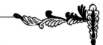

按：心悸，是指病人自觉心动数疾，心慌不安而言，亦称"惊悸""怔忡"。但惊悸与怔忡，在程度上有轻重之别，其发病情况亦有差异。如《医学入门》说："怔忡因惊悸日久而成。"《医学正传》说："惊悸者，忽然若有所惊，惕惕然心中不宁，其动也有时。怔忡者，心中惕惕然，动摇不静，其作也无时。"心悸的原因很复杂，它与心血不足，心气衰败，情志刺激，外邪入侵，水饮内停，肾阴亏耗和各种失血等因素有关。它可见于多种心脏疾病，阵发性心动过速是其中之一种。

柯、曹二例心悸，西医皆诊断为阵发性心动过速。柯案心悸之发作与工作紧张和过度疲劳有密切关系，属于惊悸。系宗气不足，湿痰内蕴，肝阳偏旺，故以补气豁痰，佐以柔肝之品取效。曹案心悸较柯案为重，其发作无时，已历十余年，属于怔忡。邹老认为，前医投归脾不效，因非心血不足；天王补心丹不效，因非阴虚火旺；桂枝甘草龙骨牡蛎汤又不效，因非心气不足。曹案之胸闷、嗳气，病在气分，是气机不舒，升降失常之象；脉象细弦而沉，是痰饮在里之征；舌质偏红，乃痰热内蕴之候。治当舒气开郁为主，清化痰热，和其络脉为佐。药后果然吐出大量痰涎，气机能展，痰热得清，络脉通畅，升降适常，心悸自已。

病毒性心肌炎（心悸）

朱某，女，31岁，干部，1965年9月20日初诊。

患者于一月前患"流感"后，登山时觉心悸气短，头昏乏力，纳谷减少。某医院作心电图检查，诊断为病毒性心肌炎。脉象迟细（心率40次/分），舌苔白厚。心气虚弱，湿痰内蕴。拟予强壮心气，化湿豁痰，标本兼治。

制附子3克　　潞党参9克　　炒当归9克

制苍术6克　　　生苡米9克　　　广郁金9克

广木香3克　　　云茯苓9克　　　合欢皮12克

炙甘草5克　　　桂圆肉12克　　　淡干姜2.4克

小红枣5个（切开）

9月25日复诊：诉药极合，心悸、气短显著减轻，纳谷渐馨，脉细稍迟（心率65次/分），白厚之苔稍化，效不更方。原方5剂。

服上方10剂后症状消失，又服原方15剂，而停止治疗。复查心电图正常而恢复工作。

按：病毒性心肌炎在近年来研究较多，受到高度重视。本例系由患流行性感冒引起的心肌炎。邹老认为，"邪之所凑，其气必虚"。流行性感冒而并发心肌炎，患者必心气虚弱在先，而后邪毒乘之，故治疗应首先以参、附、干姜强壮心气，扶正以达邪。本例尚有湿痰内蕴，故予强壮心气的同时，伍化湿豁痰之品，此祛邪以安正也。

中　风

罗某，男，60岁，教员，1960年1月7日初诊。

1955年发现高血压病，血压最高为222/130毫米汞柱。常苦头痛，继之又患心悸怔忡，经某医院多次检查，诊断为房性期前收缩，心肌劳损。1960年1月7日上午开会时，忽觉头昏胸闷，继则神志昏愦，左半身不能动弹，口眼㖞斜，舌偏向右，舌绛苔薄，血压240/140毫米汞柱，当即住入某医院，并邀邹老会诊。左脉劲大，右部细数，并有结代。邹老认为是精血衰耗，液枯生风所致，治以滋养肝肾，息风潜阳，化痰安神之品。

煨天麻5克　　　白蒺藜12克　　　枸杞子12克

厚杜仲 15 克	怀牛膝 15 克	青龙齿 24 克（先煎）
生白芍 9 克	麦门冬 9 克	石决明 30 克（先煎）
金石斛 12 克	炙远志 6 克	珍珠母 24 克（先煎）
橘红络各 5 克	茯苓神各 9 克	川贝母 9 克（杵）
炙甘草 5 克	羚角尖 0.9 克（磨冲）	

1月9日复诊：今晨起，病者神志已逐渐清楚，问话能答，但语言尚不清晰，左半身仍不能动弹，口眼㖞斜、怔忡有所好转，头昏痛，面赤阳越，口干苦，欲饮不多，舌稍向右偏斜，苔色黄糙，左脉劲大，右部较细，仍有结代，血压160/110毫米汞柱。治从原制。

原方加生地9克，炒竹茹9克，羚角尖改0.6克（磨冲）。

1月14日三诊：左上肢已能自主运动，能握手，左下肢稍能屈伸，口眼㖞斜基本消失，伸舌不再偏右，神志完全清楚，言语清晰自如，唯觉头昏头痛，小便次频，一昼夜达20次之多，肾虚不能摄纳。血压190/110毫米汞柱，脉劲大，右小弦，有时仍有结代现象，舌色绛润。仍以柔肝滋肾，和络息风，生津养液为治。

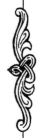

明天麻 4.5 克	白蒺藜 12 克	嫩勾藤 9 克
制首乌 12 克	厚杜仲 15 克	怀牛膝 9 克
桑螵蛸 12 克	乌蝎尾 2 只	青龙齿 24 克（先煎）
炙远志 6 克	姜竹茹 9 克	生地黄 9 克
麦门冬 15 克	金石斛 18 克	川贝母 9 克（杵）
生白芍 9 克	炙甘草 4.5 克	橘络红各 4.5 克
羚角尖 0.6 克（磨冲）		

1月21日四诊：左上肢运动自如，左下肢运动欠灵活，语言清晰，小便次数减少，唯感头眩，面赤升火，性情急躁，脉象弦劲，苔色花白。

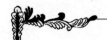

原方去蝎尾、桑螵蛸、羚角尖，加潼沙苑 9 克，淡苁蓉 9 克。

2月1日五诊：左下肢运动已自如，面赤升火好转，头仍眩痛，血压仍高至 200/124 毫米汞柱，脉象劲大。

原方去潼沙苑，加珍珠母 30 克，熟地黄 9 克。

2月12日六诊：左侧上下肢运动自如，除稍感头昏，夜寐欠佳，胃纳不旺外，无其他明显不适。脉弦大，苔薄，血压 160/110 毫米汞柱。精血阴液初复，肝风得平，再宗原意以巩固之。

煨天麻 4.5 克	白蒺藜 9 克	青龙齿 15 克（先煎）
厚杜仲 15 克	川断肉 9 克	竹沥半夏 9 克
枸杞子 15 克	炒当归 9 克	石决明 18 克（先煎）
生黄芪 15 克	炒白芍 9 克	合欢皮 15 克
麦门冬 9 克	炙远志 6 克	橘络红各 5 克
怀牛膝 9 克	潞党参 12 克	茯苓神各 9 克
炙甘草 3 克		

上方隔日服一剂，至 3 月 29 日来诊时，已完全恢复正常，血压在 150～170/100～110 毫米汞柱之间。嘱可停药，怡情静养为宜。

按：患者原有高血压病、心脏病，因开会时情绪激动，以致"血之与气，并走于上"，发为大厥。《河间六书》说："中风瘫痪者……由于将息失宜，而心火暴甚，肾水虚衰，不能制之，则阴虚阳实，而热气怫郁，心神昏冒，筋骨不用，卒倒无知也。多因喜、怒、思、悲、恐之五志有所过极而卒中者"。本例之病机与河间之论颇合。肾虚水衰是病之本；肝木失涵，木火亢极生风、生痰是病之标；心火暴甚，五志过极是病之诱因。治病贵在求本。故治不在心火，而在

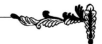

肝肾，以木得水涵则火降，火降则风熄痰消。据此道理立法处方，用药以天麻、蒺藜、杞子、杜仲、牛膝、白芍、石斛等滋养肝肾；以羚角尖、龙齿、石决、珍珠母等息风潜阳，以川贝、远志、麦冬、橘络红、茯苓神、炙甘草等化痰安神。本病发生多与情绪剧变有关，故嘱其怡情静养。

中风后遗症（喑痱）

高某，男，46岁，干部。

1953年发现高血压病，1960年以后血压波动在180～154/120～100毫米汞柱之间，1962年5月28日开会时，突然晕倒，神志昏糊，经某医院抢救，神志清醒后，语言謇涩，咀嚼不利。经中西医诊治，遗有头昏头痛（痛在后脑部），头重足轻，行走不稳（需人搀扶），言语困难，两手颤抖，肌肉跳动，面部潮红，胸闷心慌，不咳痰多，大便干结，尿频数。诊脉轻取浮大，重取沉细如无，苔色白，质微紫，唇向右侧偏斜，测血压140/100毫米汞柱。于1963年4月23日转入本院。过早完婚，戕伤肾气，革命辛劳，伤其形神，又嗜酒烟，肾阴亏于下，虚阳越于上，上盛下虚，病名喑痱。治拟益肾养肝，息风潜阳，活血和络，开郁豁痰，宗地黄饮子、雪羹汤之意立方。

生地黄9克	熟地黄9克	海蛤粉9克（包）
大白芍9克	潞党参15克	活磁石19克（先煎）
炙远志6克	法半夏9克	石菖蒲2.4克（后下）
南沙参12克	黑芝麻9克	鲜荸荠5个（杵）
广郁金3克	白蒺藜15克	橘皮络各4.5克
制狶莶9克	西羌活0.45克	旋覆花9克（包）
鲜石斛30克	制附片1.5克	石决明30克（先煎）

生冬瓜子 15 克　　川大贝各 9 克　　陈海蜇 30 克（切洗）

本方连续服用 3 月许，血压稳定在 130/90 毫米汞柱，头昏痛、面赤基本消失，头重足轻，行走不稳明显好转，言语较为流利，肌肉作跳甚微，胸闷、心慌和大便干结改善不明显，8 月上旬改方如下：

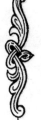

制首乌 15 克　　　生熟地各 9 克　　淡苁蓉 9 克

潞党参 18 克　　　鲜石斛 12 克　　　白蒺藜 9 克（去刺）

制豬苓 9 克　　　　黑芝麻 9 克　　　川贝母 9 克（杵）

合欢皮 30 克　　　炙远志 6 克　　　旋覆花 9 克（包）

南沙参 12 克　　　制附片 9 克　　　橘皮络各 4.5 克

法半夏 9 克　　　　紫丹参 12 克　　　海蛤粉 9 克（包）

单桃仁 6 克

本方服用 3 月余，言语流利，行走如常，大便通畅，唯夜寐多梦，胸部有时尚觉作闷，脉象细弦，苔薄白，舌不偏，血压在 140～118/94～86 毫米汞柱之间，于 12 月 4 日出院休养。

按：本例中风后遗有喑痱证候，治以河间地黄饮子及王孟英雪羹汤意立方，是属常法。夫中风之病，皆由逐渐积酿而成，脏腑经脉皆受损害，非一朝一夕之故也。治之调肝肾，潜风阳，活血和络，开郁豁痰，亦非旦夕可图也。除耐心服药外，还须静养，庶几却病延年。

二、呼吸系统疾患

右上肺炎（风温）

钟某，男，50 岁，教员。

患者平素体质较差，肝阳偏旺，于 1972 年 1 月 24 日晚

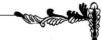

突然恶寒发抖，继则发热不退，伴右上胸痛，干咳无痰，动则气急，口渴引饮，溲黄，纳食不馨，大便尚调，于1972年1月31日收住我院。诊脉细数，苔白腻，质偏胖隐紫，体温38.8℃。X线胸透示右肺上叶后段肺炎性实变。白细胞16000/立方毫米，中性72%，淋巴22%，酸性2%，大单核4%。痰热蕴肺，肺失清肃。患者正气尚不甚虚，急则治其标，方拟宣肺化痰，止咳平喘通络，以观动静。

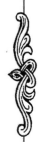

广橘络3克	瓜蒌壳4.5克	旋覆花6克（包）
白蒺藜4.5克	净麻黄1.5克	海蛤粉12克（包）
南沙参12克	光杏仁4.5克	川楝子4.5克（杵）
粉甘草2.4克	竹沥半夏3克	淡吴萸0.9克（炒）

服药后汗出较多，自觉舒适，胸痛稍有好转，咳嗽伴有少量铁锈色黏痰，自觉有时惊惕。2月1日上午7时体温37.5℃，下午3时为38℃。至2月2日，症情无大变化，惊惕感消失。上午7时体温36.8℃，下午3时为37℃，治守原法。

原方去吴茱萸、川楝子，加太子参15克，芦根60克，麻黄改为0.9克。

服上方2剂，一般情况皆有所好转，铁锈色痰已无，微咳，仍引胸痛，脉细，苔白质偏红，体温已降至37℃以下。痰热已去，方转清养肺阴，止咳化痰，佐以补气，标本兼顾。

南沙参12克	北沙参12克	炙紫菀9克
太子参15克	合欢皮9克	光杏仁6克
制半夏3克	炙冬花9克	瓜蒌皮4.5克
广橘络3克	炙甘草3克	鲜芦根60克（去节）

上方服4剂后，病情已稳定，除觉稍有胸闷，微咳，咳时稍感胸痛外，无其它自觉症状，脉缓，苔薄。乃以补气养肺，止嗽和络之方，以善其后。

炙黄芪 12 克　　　潞党参 12 克　　　北沙参 9 克
广橘络 2.4 克　　　炙紫菀 4.5 克　　　炙冬花 4.5 克
法半夏 24 克　　　炙甘草 3 克　　　　炒冬瓜子 15 克
鲜芦根 60 克（去节）

药颇合病机。至 2 月 12 日 X 线胸透，示"右上肺炎吸收期"，遂于 2 月 14 日出院。

按：风为天之阳气，温乃化热之邪，两阳熏灼，先伤卫气。人身之中，肺主卫，又胃为卫之本，是以风温外搏，肺胃内应，风温内袭，肺胃受病。陈平伯谓："其温邪之内外有异形，而肺胃之专司无二致。"发热、咳嗽、胸痛、渴饮、纳少皆是其候。辛凉清解，是治风温之常法，大忌辛温消散，恐其劫灼伤津。然本例病程虽已 7 天，而苔色仍见白腻，热中尚有寒郁之象，故方以沙参、瓜蒌、甘草甘寒之品配以少量麻黄和杏仁苦温之剂，以养肺胃之阴，疏风寒，清化痰热。旋覆花配海蛤粉一清一温，化痰和络；半夏、橘络燥湿化痰，宣通络脉。又患者体虚，平素肝木偏旺，今金虚难以制木，诚有肝火射肺之虞。未雨绸缪，用左金、蒺藜，泻心疏肝，引热下行，此为治疗风温之变法。

急性支气管炎（风温）

张某，男，4 岁，1968 年 11 月 28 日初诊。

喘嗽发热 3 天，下午体温高达 39℃以上，西医诊断为急性支气管炎，曾用西药未效。来诊时，咳嗽，气喘，痰多，掌心灼热，苔色黄厚，脉数。邹老认为肺经风邪失宣，兼有寒郁化热之象，拟方疏风外达，化痰清热为要。

炒青蒿 16 克　　　净麻黄 2.4 克　　　光杏仁 9 克
葶苈子 9 克　　　　桑白皮 9 克　　　　清半夏 9 克

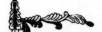

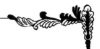

化橘红 3 克　　　广橘络 3 克　　　莱菔子 9 克

南沙参 9 克　　　炒竹茹 9 克　　　炙甘草 1.8 克

生雪梨 3 片

11 月 29 日复诊：药后热退，气喘见减，但尚咳嗽有痰，黄厚之苔已化，脉象已和，皆属佳。再拟清肺豁痰为是。

南沙参 12 克　　　泡射干 3.6 克　　　炒牛蒡子 9 克

净麻黄 1.5 克　　　清半夏 9 克　　　化橘红 3 克

广橘络 3 克　　　光杏仁 9 克　　　玉苏子 9 克

葶苈子 4.5 克　　　炒竹茹 9 克　　　炙甘草 3 克

12 月 1 日三诊：咳嗽未止，痰声嘎吼，食欲尚不振作，苔色淡嫩，脉象细弦。肝木偏旺。拟方仍从清肺止咳豁痰为法，化裁前制。

白蒺藜 9 克　　　海蛤壳 9 克　　　南沙参 12 克

净麻黄 1.2 克　　　泡射干 3 克　　　清半夏 3 克

化橘红 3 克　　　广橘络 3 克　　　光杏仁 6 克

葶苈子 3 克　　　炒牛蒡子 9 克　　　炒玉竹 6 克

炙甘草 3 克

12 月 4 日四诊：咳嗽大减，痰比前少，喉中水鸡声已消失，脉象细和，舌苔正常。肺气不足。从前方中佐以益气补肺之品。

白蒺藜 9 克　　　海蛤壳 9 克　　　炒玉竹 9 克

南沙参 12 克　　　麦门冬 6 克　　　净麻黄 0.9 克

泡射干 2.4 克　　　清半夏 3 克　　　化橘红 2.4 克

广橘络 2.4 克　　　甜苦杏仁各 3 克　　　炙甘草 3 克

葶苈子 2.4 克

平时服方：鲜百合 30 克，川贝母 1 克，冰糖 9 克，煎汤饮服。

12月9日五诊：咳嗽止，亦无痰涎，予调理肺脾之方以善后。

按：冬令肺感风邪，而又寒邪束表，因起初失于宣散，致郁而化热，但病尚在卫分，仍当宣散从卫而解。方用青蒿、沙参、雪梨泄热清肺，妙在重用泄热而不耗气血之青蒿；麻黄、杏仁开膝平喘；葶苈、桑皮、莱菔子泄肺定喘；陈皮、橘络、半夏、竹茹化痰和络；甘草调和诸药。一剂热退，喘减，苔化，咳嗽未已。风邪未清，故去青蒿、桑皮、莱菔、雪梨，而麻黄、葶苈小其制，加重沙参、甘草之量，益以牛蒡、射干、苏子祛风清热止咳。然药后咳仍不除，反见痰声嘎吼，脉象细弦，木来刑金之象，乃去竹茹、苏子，加平肝清火之白蒺藜、蛤壳，清肺胃之热的玉竹而愈。

哮　喘

刘某，女，76岁，1959年4月3日初诊。

患者自幼哮喘，每遇冬令即频频发作。近年来发作不分季节，哮喘严重，服药少效。目前主要症状是，哮喘不能平卧，舌光绛，痰色绿，兼有白沫，脾虚便溏，日三四行，脉象沉细，重按如无。邹老曰：高年阳弱气虚，根底已馁，气不摄纳，所幸胃气未败，尚可进食。系肺、脾、肾三脏交虚，专事理肺，愈理则愈虚矣。今应温肺以降气，扶脾以运气，摄肾以纳气，俾升降之气机协调，标本兼治，是为得之。

炙桂枝1.2克	紫苏子9克	旋覆花6克（布包）
炙黄芪9克	云茯苓9克	北沙参9克
土炒山药9克	土炒冬术12克	土炒潞党参9克
五味子1.2克	法半夏4.5克	炙甘草3克
黑锡丹0.6克（另吞）	金匮肾气丸12克（布包）	

4月8日复诊：服药颇合病机，便溏止，喘自平，坐卧

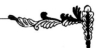

自如，气机得调，高年究属阳虚，仍守原意化裁。

炙桂枝 0.9 克	紫苏子 9 克	旋覆花 4.5 克（布包）
土炒山药 9 克	土炒冬术 9 克	土炒潞党参 9 克
炙黄芪 4.5 克	北沙参 4.5 克	五味子 1.2 克
法半夏 4.5 克	炙甘草 3 克	金匮肾气丸 9 克（包）

一年后随访，未见复发。

按：肺主一身之气而司呼吸，脾为后天之本而主运化，肾为水火之脏，为元阳之根本。肺虚则不能降气，脾虚则不能为胃行其津液，肾虚则不能纳气。肺、脾、肾三经交虚，升降机能失职，为哮喘之由来也。本例患者，年逾古稀，病历数十载。所幸者，胃家未败，尚能纳食，虚能受补，故药可投以温养。桂枝通阳化气；五味子保肺滋肾；旋覆花、苏子、半夏温肺降气平喘而化痰；党参、黄芪、白术、甘草、茯苓、山药补气健脾渗湿以生金；沙参益气养肺祛痰；金匮肾气丸温补肾阳；黑锡丹扶阳镇逆。本例病情复杂，方从苓桂术甘、苓桂甘味、四君、肾气丸和黑锡丹五方化裁变通，此为审证明确，胸有成竹者。病在肺、脾、肾三经，徒从肺治，即难以取效。

支气管扩张症（咳血）

方某，女，41 岁，干部，1962 年 4 月 19 日初诊。

咳嗽有痰，痰中夹血，痰色暗红，不易咯出，心慌少眠，胃纳减少，颧部殷红，脉象浮大，苔薄质绛。乃肝火射肺，肺阴被灼，阴虚火旺，络伤出血。方拟平肝清肺养阴治其本，化痰宁络止血治其标，冀其咳宁血止纳增，然病已 6 年之久，根治非易，耐心调养，可免反复。

生甘草 3 克	合欢皮 15 克	旋覆花 6 克（包）
玉苏子 9 克	太子参 9 克	绿萼梅 3 克（后下）

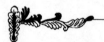

麦门冬 9 克	花百合 12 克	海蛤粉 6 克（包）
炙紫菀 9 克	南沙参 12 克	炙款冬 9 克
炒玉竹 9 克	川贝母 6 克	冬瓜子 12 克
炮姜炭 3 克		

5 月 14 日复诊：药后血止咳减，纳振寐佳，心慌亦宁，脉略小，原方化裁之。原方加炙白薇 9 克，炒青蒿 4.5 克。

5 月 21 日三诊：诸症尽退，仍以原方巩固之。

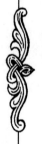

按：血随咳而出者为咳血，未经咳嗽，喉中一咯血即出者称咯血。凡治咳血咯血，不能见血就凉血止血，须辨明出血之因。若过用寒凉以止血，则血为寒所凝滞，虽暂止而可复出。甚至寒凉伤脾，脾阳受遏，胃气受损，致脾不统血，血不归经，出血愈甚。凡咳血又不能见咳治肺，因五脏六腑皆令人咳，且内脏之间，又相互联系，相互制约，相互影响。若为它脏及肺之证，舍本而纯治其肺，也非善治之法。如能脏腑阴阳，辨清究竟，相应治之，必然应手。本例患者，咳嗽带血，反复发作，病史 6 年，西医诊断为支气管扩张症，经治未已。邹老从肝火射肺，肺阴不足论治，用舒气以清肝，养阴以清肺为主要方法，未用止血药而血安循络道，直观察至 1964 年，未再复发。方中海蛤粉清热化痰；合欢皮、绿萼梅舒气疏肝，旋覆花、苏子降气通络；沙参、麦冬、百合、玉竹养阴清肺；紫菀、冬花止咳；贝母、冬瓜仁化淡；大子参、甘草补气；炮姜炭引火归原。从上药中，可看出清肝火不用伐肝凉药，而以舒气疏气为主，因伐肝则肝虚不能藏血，致血不安藏。且血随气行，气逆则血逆，气和则血安，气有余便是火，气逆则火升，气降则火降，降气可降火，故治宜降气、顺气、舒气和络为是。降火之品，不宜过大，全方用轻灵松动之品，而达治病目的。轻可去实，此其例也。

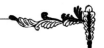

支气管扩张症（咯血 1）

王某，男，50 岁，工人。

因咯血 1 周，经治未止，而于 1972 年 3 月 20 日住我院治疗。入院时，咯血，色红或紫，以晨起时为多，头昏乏力，心慌汗多，口干眠差，脉象细弦，苔色薄白。从补气摄血，温经止血之意治疗，血未止。

3 月 25 日邹老会诊时，仍咯血不止，5 天来症无甚进退，血色黯红，心慌出汗，口干眠差，面红目赤，脉象细弦。气血郁滞，肝旺射肺之证。用平泄肝火，清肺化痰，佐以补气摄血，和血止血，引血下行之品。

绿萼梅 9 克	北沙参 12 克	煅瓦楞 15 克（杵）
潞党参 18 克	怀牛膝炭 9 克	淡附片 0.9 克
炮姜炭 2.4 克	白茅根 60 克	枇杷叶 9 克（布包）
糯稻根须 15 克		

另：参三七粉 1.8 克，川贝粉 3 克，分 2 次吞服。

3 月 29 日复诊：称服上方 1 剂后，咯血量减少，2 剂后咯血全止，但仍感汗出。原方化裁之。

煅牡蛎 24 克	绿萼梅 9 克	煅瓦楞 15 克（杵）
北沙参 12 克	潞党参 18 克	牛膝炭 4.5 克
淡附片 0.45 克	炮姜炭 1.5 克	白茅根 60 克
枇杷叶 9 克	糯根须 15 克	

另：参三七粉 1.2 克，川贝粉 1.2 克，分 2 次吞服。

按：患者从 1954 年以来，于冬春之际常反复咯血。从补气摄血，温经止血，服 6 剂而效不著。邹老会诊时，细察患者面红目赤，切脉细弦，辨证属肝旺射肺之证。患者病虽绵延，有虚的一面，又有肝旺标实的一面，故用平泄肝火，

清肺化痰，佐以补气摄血，和血止血，引血下行之品治疗，疗效显著。方中沙参、贝母、枇杷叶清肺化痰；牛膝性善下行，能降逆气，引血下行，善治上部出血，用炭又能止血；参三七活血止血，与牛膝炭同用，使血止而无留瘀之弊；白茅根清热生津止血；糯根须敛汗；反佐以附片、炮姜，乃温经摄血，引火归原之意。

支气管扩张症（咯血 2）

孙某，男，66 岁，干部，1963 年 12 月 31 日初诊。

患者年来经常咯血，经某医院检查，诊断为支气管扩张症，早期冠状动脉粥样硬化性心脏病。近 1 周来，咯血不止，伴有低热（38℃上下），用西药止血少效，抗菌药物治疗热亦不退，中药用止血、散血和凉血清热，效亦不著，乃邀邹老会诊。肺虚肾弱，咯血，痰白，气短微喘，低热不退，精神不振，而又心血耗亏，脾气亦不健运。今拟降肺气，纳肾气，佐以化湿豁痰，标本兼顾。

炙黄芪 9 克	东北参 9 克	炮干姜 2.4 克
制附片 1.5 克	南沙参 9 克	北沙参 9 克
肥玉竹 9 克	活磁石 24 克	核桃肉 15 克
川百合 15 克	紫苏子 4.5 克	炙紫菀 4.5 克
法半夏 9 克	云茯苓 9 克	焦苡米 4.5 克
焦谷芽 4.5 克	焦麦芽 4.5 克	

1974 年 1 月 1 日复诊：投药 1 帖，血止，气平，热退，心悸稍宁，精神较振，胃纳仍差。效不更方，并拟丸剂长服，以巩固疗效。

原方加橘络 3 克，炒秫米 9 克，炒山药 4.5 克，炒扁豆 4.5 克，续服 5 剂。

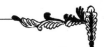

丸药处方：

东北参 45 克	炙黄芪 60 克	炮姜炭 6 克
制附片 3 克	南沙参 45 克	北沙参 45 克
肥玉竹 45 克	灵磁石 24 克	核桃肉 75 克
牛膝炭 24 克	紫苏子 24 克	炙紫菀 30 克
炙冬花 15 克	制半夏 30 克	云茯苓 45 克
冬虫夏草 45 克	川百合 150 克	冬瓜子 75 克
生谷芽 24 克	福橘络 15 克	淮山药 24 克
炒扁豆 24 克	西洋参 4.5 克	

共研为细末，水泛为丸，如绿豆大小，每次服 4.5 克，一日 2 次，开水送服。

上丸方服两料，颇合气机，支气管扩张症咯血未再复发，3 年后病亡于心肌梗塞。

按：本例咯血，是肺、肾、心之病。肺不能肃降，肾不能纳气，心火不安，血脉不宁，遂有气喘、心悸、咯血等症。低热不退，是内伤之虚热，故以发散之品、清热凉血之剂无效。虚者当补，劳者当温，损者当益。故方以人参、黄芪大补元气；沙参、百合、玉竹养肺；炮姜、附片敛胸中聚集之残火；磁石、核桃肉补肾纳气；苏子、法夏、紫菀降气豁痰；茯苓、苡米、谷麦芽化湿和中。肺能清肃，肾能纳气，心君能安，元气充足，虚火自降，故药后咯血即止，热退气平，取得满意之疗效。

三、胃肠系统疾患

呃　逆

徐某，女，47 岁，工人，1971 年 4 月 12 日初诊。

患者因进食时暴怒气郁而致呃逆 1 周,服用温胆汤、丁香柿蒂汤等方药无效而来我院门诊。呃逆不已,声短频响,一分钟 30 余次,自觉气从胃膈上冲咽喉,不能自制。胸闷脘痞,难以入寐,纳呆,勉进少量流质饮食及蛋糕,口渴,便干,两日一行。脉象弦滑,苔色白厚罩黄。平素性情急躁,甲状腺肿大(同位素检查功能尚属正常范围),血压 138/90 毫米汞柱,有气管炎病史。认证为肝气横逆,胃失和降,投以疏肝理气,和中降逆法。

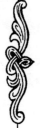

白蒺藜 9 克　　　炒竹茹 12 克　　　南沙参 12 克
绿萼梅 9 克　　　制香附 5 克　　　　藕 3 片(烂)
鲜荸荠 10 克(打烂)　　藕汁 1 匙(冲入)

4 月 16 日复诊:称服上方 2 剂不效。4 月 14 日至医院就诊,某医生换用旋覆代赭汤加减 2 剂亦无效。精神紧张,呃逆频作,胸闷口干,脉象弦滑,苔白厚腻。仍请邹老诊治。邹老曰:湿邪内蕴,故苔白厚腻;湿邪不宣,故胸脘痞闷;脉象弦滑,乃肝气湿痰内结之征。方拟祛湿化痰,疏肝和胃,并嘱情怀舒畅,切忌郁怒。

合欢皮 30 克　　　合欢花 12 克　　　越鞠丸 9 克(包煎)
制香附 9 克　　　制苍术 9 克　　　　法半夏 5 克
陈广皮 6 克　　　炒竹茹 9 克　　　　川石斛 12 克
海藻 12 克　　　　玫瑰花 4 朵
另用荸荠汁、藕汁各 1 匙冲入。

4 月 21 日三诊:称服上方 2 剂后呃逆基本停止,厚腻之苔稍化,脉滑,胸闷,纳谷欠馨。方从化湿健脾,舒郁和中,以善其后。

越鞠丸每日 9 克,分 2 次吞服。
另:炒陈皮 9 克,炒苡米 9 克,炒玉竹 9 克,煎汤代茶。

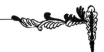

药后呃逆全止，纳谷增，胸闷除。

按：平素性情急躁，肝旺可知。暴怒之后而作呃逆，从疏肝郁，降胃逆治本属常法，但不效，其故安在？肝气上逆，胃失和降是呃逆常见之病机，今湿蕴中土，胃阳被遏为主要矛盾，肝郁是其次要方面。湿郁得化，胃之纳降正常，胃气自能下行。再佐以舒肝解郁之品，木得条达，呃逆自已。方以越鞠丸倍苍术、香附之量。《医方论》云：湿郁者苍术为君，气郁者香附为君。伍以二陈、合欢、玫瑰花祛湿化痰，舒气开郁，使湿去而胃和，郁除而气平，荸荠、藕汁生津豁痰，乃收全功。

胃酸过少（嘈杂）

徐某，男，55岁，干部，1958年11月28日初诊。

患者1957年觉胃脘嘈杂，经某医院检查，诊断为胃酸过少，治之罔效，乃至邹老处诊治。

胃家嘈杂，上午为甚，矢气得转则舒，大便干燥，二日一行，形体较瘦，面色少华，苔薄白，脉细弦。气血两虚，肝胃不和。方拟补气养血，疏肝化滞。

炙黄芪12克	大潞党9克	桂圆肉9克
炒白芍9克	川石斛9克	炙远志6克
老苏梗3克	江枳壳2.4克	化橘红6克
沉香曲3克	绿萼梅0.15克（后下）	
炙甘草3克	玫瑰花3朵（后下）	

12月3日复诊：药后胃家嘈杂见好，但未全止，苔脉如前。拟原法更进一步。

炙黄芪12克	大潞党12克	炒白芍9克
炒川连0.9克	炒枳壳2.4克	炒川楝子4.5克

淡吴萸 0.9 克	天门冬 9 克	川石斛 9 克
老苏梗 3 克	沉香曲 0.9 克	云茯苓 9 克
绿萼梅 0.9 克（后下）	玫瑰花 3 朵（后下）	

12月12日三诊：称嘈杂已止，大便通调，每日一次，惟觉腹部有气体鸣响，拟守原制加桂圆肉 4.5 克。

按：《景岳全书》对嘈杂论述颇详，说："嘈杂一证，或作或止，其为病也，则腹中空空若无一物，似饥非饥，似辣非辣，似痛非痛，而胸膈懊恢，莫可名状。"认为治疗此证，"不可不先顾脾气"，指出如"专用寒凉，则胃气虚寒不健"，"而渐至恶心、嗳气、反胃、噎膈之类，将由此而起矣。"本例初诊用归脾汤稍佐疏肝理气之品，重在调养胃家气血，中土健旺之后，乃加入小量清泻肝火之左金、川楝子等，如此用药，堪称巧思。

胃肠功能紊乱（泄泻）

王某，男，61岁，干部，1978年4月13日初诊。

患者宿有高血压、冠心病心绞痛、肺气肿、肺心病、慢性胃窦炎和十二指肠球部溃疡等疾病。近月来拔牙整骨后出现胃肠功能失调，胃纳减少，每日勉食三两，不食不饥，即食亦不知甘味，食后脘腹作胀，不时嗳气，肠鸣，矢气频作，大便稀溏，日行三四次。西医拟诊胃肠功能紊乱。服土霉素及助消化之西药均未获效。诊时症情如故，并伴有头晕、心慌，稍动则易气喘，舌苔白厚，脉象沉细。多病之体，肺、脾、肾俱虚，拔牙整骨，肾气更伤。治当补肾健脾和胃。

骨碎补 12 克	补骨脂 18 克	炒潞党 30 克
炙黄芪 18 克	炒山药 18 克	广木香 3 克
法半夏 5 克	广陈皮 5 克	缩砂仁 3 克
姜川连 0.9 克	黑大枣 7 枚（切）	

4月17日二诊：上方服2剂后，大便由日行四次转为一日一次，其质亦成形。5剂服完，诸症减轻，苔白不若前厚，脉如故。原意续进，原方加肉桂粉0.6克，再服5剂。

4月24日三诊：称大便色、质、量、次正常，唯感便时迫急，脘腹尚胀，纳谷尚少，时而嗳气。脾胃运纳不和，厥阴之气亦欠疏达。兹从健脾助运，疏和肝胃之法调治。

制苍术 5 克	生炒苡米各 6 克	法半夏 6 克
炒潞党 30 克	骨碎补 12 克	淡吴萸 1.2 克
姜川连 1 克	炙鸡金 9 克	缩砂仁 3 克（后下）
黑大枣 7 枚（切）		

5月4日四诊：腹泻止后迄今未再复发，每日一次大便成形，但便时尚急，食后嗳气尚未消除。前法加减，善后调理，冀杜根株。

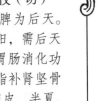

炙黄芪 15 克	炒潞党 18 克	青防风 5 克
陈广皮 5 克	法半夏 5 克	补骨脂 15 克
骨碎补 9 克	制苍术 3 克	焦苡米 9 克
淡吴萸 1.8 克	姜川连 1.2 克	黑大枣 7 枚（切）

按："肾主骨"，"齿为骨之余"。肾为先天，脾为后天。后天脾土的生化，赖先天肾之真阳温化；先天真阳，需后天不断充养，才不致匮乏。咀嚼不便，当然会影响胃肠消化功能，拔牙整骨又伤害肾气。故治以骨碎补、补骨脂补肾坚骨充髓；党参、黄芪、山药、大枣甘温补气健脾；陈皮、半夏、木香、砂仁理气和中化湿。肾气得补，脾健胃和，诸恙得退。方中稍用川连者，是反佐，为补骨脂、肉桂、吴萸等而设。

肠神经官能症（泄泻）

惠某，男，61岁，1960年4月20日诊。

患者慢性泄泻已历10余年，日三四次，若稍受凉或食

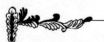

油腻荤菜，则泄泻次数增多，甚则日 10 余次。邹老曰：纳食主胃，运化主脾，能纳胃无病也，不化脾不运也，泄泻火不足也。脉象右关两尺虚细，重按则空，舌质淡，苔白满布。法当补火生土。

土炒党参 60 克	土炒于术 90 克	土炒山药 120 克
炒扁豆 90 克	炒苡米 120 克	炒莲子 120 克
炙鸡金 60 克	制附片 30 克	上肉桂 15 克
炒干姜 30 克	炙甘草 30 克	炒黄陈米 750 克

上药研粉和匀，每日 2 次，每次 2 匙，砂糖少许，开水调服。经服上方散剂 3 料，泄泻即止，能食油荤，3 年后随访，未再复发。

按：胃病则不能纳，脾病则不能运，命火式微则不能蒸化。今能食不化而泄泻，病在脾肾可知。右关主脾胃，两尺为肾所属，证脉合参，病在脾肾更无庸置疑。夫脾为阴脏，得命火方能运化，是以法从补火生土，而得疗效。附子辛温大热，走而不守，补命门真火；肉桂辛甘大热，气味纯阳，补命门相火；白术苦甘而温，既能燥湿实脾，又能暖脾生津，健运消谷而补脾气；干姜大热无毒，守而不走，祛脏腑沉寒痼冷，使阳生阴长；干姜配附子温阳之力更著，配白术燥湿补脾之功益显；党参、山药补脾益气；莲子补脾涩气；扁豆补脾除湿；苡米入脾渗湿；鸡金消谷运食。本方妙在重用陈米炒至焦黄，补养五脏，更具收涩肠胃之功。

伤寒后腹泻（泄泻）

洪某，男，45 岁，干部。

因泄泻 12 天，于 1965 年 12 月 17 日入院。患者于 1965 年 11 月上旬患肠伤寒，经用合霉素等治疗，至 11 月 28 日

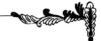

发热退净，12 月 3 日出院。12 月 6 日始大便泄泻，每日
三五次，某医院用黄连素、合霉素等西药和养阴培土、运脾
化湿、温胃和中等方法治疗，皆少效，乃来求治。当时大便
泄泻如粥样，无黏液及脓血，日三五次，脐周围隐痛，口甜
腻涩，纳呆，失眠，精神不振，倦怠乏力，面色灰滞不华，
脉象沉细，苔色白腻，大便常规检查未见异常。患者平素腹
部怕冷，不能受凉饮冷。邹老认为脾肾两阳不足是本，伤寒
之后，余邪未净，湿蕴于内，气化不宣是标，治当燥湿运
脾，益肾助阳，是为得之。嘱食焦米稀饭，禁食油腻之品。

制苍术 6 克	炒山药 9 克	炒扁豆 9 克
云茯苓 9 克	鹿角霜 9 克	北细辛 0.9 克
焦苡米 9 克	焦白芍 9 克	干荷叶 12 克
法半夏 9 克	炒陈皮 6 克	小红枣 5 个（切）

服上方 3 剂后，大便日解一次，仍不成形，腹痛减而未
已，口味已调，苔白不腻，纳谷渐馨，两脉细和。治守原方
再服剂后，大便得调实，每日一次，腹痛得止，唯觉腹部有
胀感，纳谷日约一斤，脉细和，苔色淡白。原方益以温中理
气之炮姜 3 克，木香 1.5 克，再 7 剂后，诸恙告退，于 1966
年 1 月 5 日痊愈出院。

按：伤寒一病当属中医湿温范畴。湿温瘥后之调理，尤
其是饮食调养，至为重要。调理得当，则病体逐渐康复，调
理不当，则可导致不良后果。本例患者，伤寒初瘥，余邪未
净，加之饮食不慎，此乃成泻根源。

本例辨证之要点，一是平素脾肾两阳不足，腹部怕冷，
不能饮冷受凉是其证据。二是余邪未尽，湿蕴于内，气化不
宣，故而泄泻，腹痛，口味甜腻且涩，纳呆，苔白腻。前
者是本，后者是标。治标以苍术、陈皮、半夏燥湿运脾，山

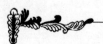

药、扁豆、茯苓、苡米、荷叶化湿健脾；治本以鹿角霜配北细辛益肾助阳，白芍敛肝缓中，红枣安中养脾。前医只治其标，且不加辨证地认为，温病之后必有阴伤，多用阴寒之药，故难获效。

邹老治病极为重视病中病后的饮食调养，特别是温病的饮食宜忌尤为注意。常以"三分吃药，七分调理"之语告诫病者。焦米稀饭是将粳米炒至焦黄，或用焦锅巴煮成稀粥，这样的稀饭，能醒胃健脾助运而无食滞之弊。

肠痉挛（虚寒腹痛）

陈某，男，55岁，干部，1966年4月22日初诊。

今年4月8日上午，突然腹部绞痛，痛则汗出，经用镇痛剂当即得止，但翌日晨又复发作，又施止痛剂得止，但以后每日早晨或中午皆要发作，大便不实，日解两次，某医院确诊为肠痉挛。邹老诊之书方案如下：

脾肾两阳不足，脐部周围作痛，寒入少阴，多发作于晨间，大肠蠕动过速，苔色白厚，脉象沉细，右尺独大，拟予运脾温肾，佐以祛风达邪。

生黄芪12克	净防风3克	细柴胡0.3克
北细辛0.45克	台乌药9克	焦白芍9克
淡干姜2.4克	炒当归3克	陈广皮3克
干荷边4.5克	云茯苓9克	鹿衔草9克

另：附子理中丸、纯阳正气丸各4.5克，分3次吞下。

4月25日复诊：称药后腹部觉热，并有气体上逆，嗳之则舒适，腹痛未再作，脉象轻取浮大，重取细，治拟原方而小其制，冀得巩固。

原方防风改2.4克，附子理中丸、纯阳正气丸各3克，

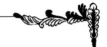

分2次吞下。

按：本例为脾肾两阳素虚，又感风寒，侵入腹内，阳气不通，气血被阻，发为腹痛。脾肾两阳不足是本，风寒入侵是标，治本以温运脾肾，治标以托化达邪，标本分清，用药切当，腹痛速愈。止痛剂只能止痛于一时，虚不得补，邪未能祛，无怪乎痛止而复作。

阿米巴痢疾（久痢、赤痢）

宋某，男，63岁，职员。

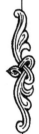

因便下红白冻10个月，于1967年3月3日入院。患者于1966年4月间突然大便泻红白冻，红如猪肝样，白冻较少，质黏如浆糊状，大便时伴有腹部坠痛感，曾在多处医院大便化验找到"阿米巴滋养体"。使用过合霉素、氯霉素等多种抗菌药物及其它西药，服过中药30多剂，效不著，乃收住本院治疗。入院时大便每日4～6次，色如猪肝样，白冻样便较少，便前先觉左少腹有下坠感，不痛，便后轻松，面色灰滞，神倦乏力，少寐，口微干，溲淡黄，纳谷每日约半斤，脉象弦滑，重按无力，苔少，舌质胖。大便检查：黏液（++），血液（++），脓细胞（+），红细胞（++），夏雷氏结晶体（+），连续两次找到阿米巴滋养体。认证为久痢脾气虚，阴血亏，夹有湿热，拟方标本兼顾。

炒当归9克	炒白芍9克	炒党参9克
炒白术9克	云茯苓9克	陈广皮5克
法半夏9克	广木香2.4克	福泽泻6克
炙甘草3克	驻车丸12克（包煎）	

另：鸦胆子仁10粒，装入胶囊，食前半小时服，一日3次。

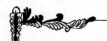

专病论治

服上方 6 天后，大便日见好转，由每日解 4～6 次减为每日 2～3 次，猪肝色大便已很少。又 6 剂后，大便每日 1 次，色转黄，不成形，自觉症状基本消失，但邪胆子仁服后胃部有些不适，后将原方去泽泻加入温中理气之炮姜 3 克，生黄芪 12 克，连续服药 60 余剂，大便调实，每日 1 次。大便常规检查：未见异常，连续找阿米巴 5 次为阴性。达到临床治愈，于 1967 年 5 月 21 日出院。

按：阿米巴痢疾，中医学亦名痢疾，属于痢疾中之"久痢""赤痢"和"休息痢"等范畴。

本例高年患痢，迁延 10 月，邪恋正衰，脾气更虚，故成久痢。脾气虚，故而神倦乏力，面色灰滞。大便红白冻，便前少腹下坠，溲黄，脉弦滑，是湿热之邪留滞肠胃之征。口干，少寐，舌胖苔少，脉重按无力，皆阴血亏虚之候。方用归芍六君合驻车丸加鸦胆子仁、木香、泽泻补脾气，养阴血，清化湿热，寒热两调，虚实兼顾。病程 10 月，住院 80 天，获得临床治愈效果。

鸦胆子又名苦参子，有良好的治痢功效，邹老亦常用以治痢。认为，鸦胆子仁性味苦寒，易伤脾胃，用时必须以胶囊装服，最好是用桂圆肉包裹，囫囵吞下，可减少对脾胃之伤害。其用量成人每次以 7～10 粒为宜，一日 3 次，不宜过多。使用鸦胆子之同时，必须服以调理脾胃之剂，方可取得治痢的良好效果。

四、肝胆系统疾患

慢性肝炎（肾虚肝旺）

章某，男，45 岁，教员，1964 年 6 月 6 日初诊。
1960 年患急性传染性无黄疸型肝炎，久治不已，延为

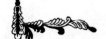

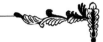

慢性，曾住某医院和某疗养院，中西医同时治疗，症情稍有改善，仍精神不振，头脑昏沉，疲乏无力，肝区隐痛，腹胀便溏，纳谷不馨，两腿微肿，咽喉作痒，微咳，寐差，诊脉沉细，苔白质偏淡。查肝功能波动不定，时好时差。超声检查肝上界第六肋，剑下5厘米，肋下1厘米，脾肋下3厘米，肝波四型。邹老诊之曰：病属肾阳不足，肝旺血虚所致，治当温肾助阳，养肝扶脾，不得再用苦寒清泄之剂。

制附片3克	全当归4.5克	焦白芍9克
白蒺藜9克	炒木瓜9克	炒山药9克
西茵陈9克	炒陈皮4.5克	广木香3克
炒扁豆9克	焦神曲9克	生炒苡米各4.5克
干荷边9克	鲜生姜2片	黑大枣5个（切开）

6月13日复诊：药后觉精神好，纳增，便调，寐佳，原方加入潞党参9克，以补气健脾。

6月20日三诊：药颇合病机，头昏等症状皆显著减轻，觉体力日增，登五楼和爬小山头已不大感吃力，效不更方。原方加枸杞子9克，制附片改4.5克。

患者坚持服上方近3月，肝功能一直正常，肝脾皆缩小至正常范围。近随访患者，肝功能正常，肝脾亦不大。唯每年春夏之交有头昏、乏力等现象，仍服用上方，头昏乏力等症状可以迅速消失。

按：治疗慢性肝炎和治疗其它疾病一样，虚则补之，实则泻之，寒者温之，热者清之，就是说应该辨证论治。那种见到"炎"字，就不加辨证地一味苦寒清泄，对该温者不敢温，该补者不敢补，每致药不对证，害人匪浅。

胆囊炎、胆管炎（黄疸）

唐某，男，56岁，干部，1960年8月13日初诊。

向有肝胃失和之病，经常嗳气泛酸。月来一身面目悉黄，小溲黄赤，胃纳呆顿。近两日来，脘痛大作，发高热，吐泻并行。西医诊断为胆管炎、胆囊炎。经治而热退；吐泻止，痛减未已，脉象弦数，苔色淡灰罩黄。方拟疏和肝胃，化湿苦泄之品。

春柴胡 3 克	白蒺藜 9 克	炒白芍 9 克
淡吴萸 1.5 克（川连 1.2 克同炒）		宣木瓜 9 克
绿萼梅 0.9 克	制苍术 2.4 克	焦苡米 9 克
茵陈蒿 24 克	广郁金 6 克	延胡索 6 克
广木香 3 克	小青皮 3 克	陈橘皮 6 克
云茯苓 9 克	佛手片 9 克	

8 月 15 日复诊：服上方，黄疸见减，诸恙俱轻，方既合体，再拟化裁前制。

春柴胡 2.4 克	白蒺藜 9 克	炒白芍 9 克
淡吴萸 1.5 克（川连 1.2 克同炒）		宣木瓜 9 克
绿萼梅 0.6 克	制苍术 1.2 克	焦苡米 9 克
茵陈蒿 24 克	广郁金 6 克	延胡索 4.5 克
广木香 3 克	小青皮 1.8 克	陈橘皮 4.5 克
云茯苓 9 克	佛手片 9 克	鲜芦根 2 尺（去节）

8 月 18 日三诊：前投疏和肝胃，苦泄湿热之品，症情大见好转，黄疸全退，脘痛已不作，苔色淡黄罩灰，脉象弦细而数。方拟踵武前制，以冀续效。

春柴胡 24 克	白蒺藜 9 克	炒白芍 9 克
淡吴萸 1.5 克（川连 0.6 克同炒）		宣木瓜 6 克
绿萼梅 0.6 克	制苍术 3 克	焦山栀 4.5 克
炒龙胆草 6 克	西茵陈 15 克	云茯苓 9 克
粉丹皮 4.5 克	象贝母 6 克（杵）	佛手片 9 克

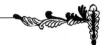

制延胡 3 克　　　　广木香 2.4 克　　　　焦麦芽 4.5 克
香谷芽 4.5 克

1961 年 1 月 14 日四诊：称去年方药颇合。从 11 月初以来，右胁稍觉隐痛，黄疸未复发，大便尚正常，一天二三次，头皮发麻，口味带酸，苔色淡灰，脉象细弦。方拟疏肝和胃，清泄热郁之品。

春柴胡 3 克　　　　白蒺藜 9 克　　　　炒白芍 9 克
淡吴萸 1.5 克（川连 1.2 克同炒）　宣木瓜 9 克
龙胆草 9 克　　　　焦山栀 45 克　　　制延胡 9 克
广郁金 6 克　　　　枸杞子 12 克　　　茵陈蒿 9 克
佛手片 9 克　　　　小青皮 3 克　　　陈橘皮 4.5 克
绿萼梅 3 克　　　　炒谷芽 9 克　　　鲜生姜 1 片
小红枣 5 个（切开）

按：本例胆囊炎、胆管炎，全身黄疸月余，住某医院治疗，西医使用多种抗菌药物，中医从阳黄治以茵陈蒿汤加味，黄疸日益加深。邹老会诊时认为，病者经常嗳气吞酸，向有肝胃不和可知，当以疏肝和胃为主，佐以化湿苦泄之品，药服 5 帖而黄疸尽退。徒恃清利湿热之剂，舍本求末，害多益少，黄疸加深，胃纳呆顿，体力日差，形体日瘦，足为证据。

肝硬化腹水、原发性肝癌（鼓胀、黄疸）

柳某，男，54 岁，干部，1965 年 4 月 2 日会诊。

患者于 1938 年体检时发现肝脾肿大，当时认为可能由于幼年患疟疾所引起。1952 年一次检查，肝脾可触及，肝功能有损害，麝浊不正常，约 20 天后转为正常。1955 年 10 月体检，肝肋下 3 厘米，脾大 6 厘米，肝功能有轻度损害，一月后恢复正常。1956～1957 年肝脾虽大，但肝功能正常。

1958 年 3 月体检，肝大二指，脾大四指，肝功能有损害，但无明显自觉症状。1960～1964 年肝脾皆触及，肝功能正常。1960 年曾出现约 3 周的黄疸。1964 年 11 月查体，肝在肋下 4～5 厘米，剑下 7 厘米，脾在肋下 7 厘米，肝功能不正常，黄疸指数 16 单位，谷丙转氨酶 500 单位。西医用保肝药治疗，中医用疏肝理气法治疗，病情未能稳定，肝功能继续变差，黄疸加深，血色素只有 8～9 克 %。目前主要证候：面目一身尽黄，小便黄赤量少，腹水明显，腹胀加重，矢气后腹胀如故，大便不实，日解三五次，有时泄泻，夹有黏液，小腹下坠胀痛，纳谷减少，主食由 250 克减至 150 克，下床活动后下肢肿胀，精神尚可，脉象沉弦。1964 年 11 月 28 日以来，使用补气健脾、疏肝理气、破气行水等中药治疗，少效，乃组织大会诊。

会诊讨论情况：

会诊时其他医师意见，综合归纳摘要如下：

一、阴黄还是阳黄？多数医师认为本例患者是属阴黄，病主要在血分。

二、虚胀还是实胀？有的认为本例鼓胀应以实为主，理由是腹胀、腹水、溲黄、黄疸是实象，表现虚象的只有结肠过敏和脉沉。有的认为是虚胀。

三、对治疗方法有以下几种意见：

1. 要气血温凉肝脾肾兼顾，剂量要轻。治则：化瘀、补肾健脾。

2. 治脾无效，当治肾。

3. 治之应以实为主，但攻不行，重在利湿。

4. 本病实多于虚，补气药可用些，去病为主。

5. 本病肝脾为本，肾阳虚，气滞血瘀为标，健脾必须清

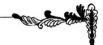

肝疏肝，如用少量黄连，药量宜轻。

6. 过去疏肝健脾、清利湿热无效，证明徒治肝脾无效。过去从气想的多，今天要从血分着想。

7. 以五苓散为主，方用：

桂枝 9 克	茅术 9 克	茯苓皮 24 克
泽泻 9 克	猪苓 9 克	茵陈 9 克
附子 9 克	六神曲 9 克	人参粉 3 克（分吞）

邹老意见：

面无华泽，缺乏神气，目珠色黄，肤色亦黄，色不明亮，是属阴黄。阴黄且夹有酒湿（患者平时嗜酒，能饮两瓶茅台而不醉），有黑疸之可能。

诊脉轻取弦大，两尺虚大尤甚，重取至骨如无，六脉无根，真脏脉现，说明肾气将绝，病极凶险，为期不远。

腹胀是虚作胀，理由：一是理气破气药无效，二是矢气而胀不减，三是腹泻而胀如故，四是脉象两尺虚大。

舌绛，是湿不太重，乃气阴两虚。

指甲色淡灰，不鲜明，肝其华在爪，说明有瘀阻。

从气血看，病不在气，而是气病及血，否则香砂六君等疏肝理气之药当效。

病属肝经郁火，肝病传脾，脾病已及肾矣。

患者气血交伤。病已 20 多年，暴病在气，久病在血，病已入血，用气分药，是隔靴搔痒。舌红，是湿热入血，温燥药如沉香、木香不可用，用附子必须牡蛎、蛤壳等配伍。舌为心苗，茜草、当归、血余可用。舌苔不是白厚，尖红绛，脉象沉弦，用苍术 9 克似嫌燥。脉弦，用附子 9 克，且无调和之药，而更配上风药桂枝，走窜太利害了，这是方中之冲将。

黄疸加深，黄疸指数升高，谷丙转氨酶升高，是湿浊不

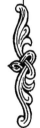

清。已吃过不少香砂六君、泽泻、茵陈等罔效。现在要加强肾脏之功能，即气化作用，必须治本。

黄疸、胃口不开、大便溏泻、腹胀，怎样解决？以什么为主？主要是扶脾、退黄。这两者解决后，腹胀、腹水等可以随之而去。黄不退，是与脾胃有关，腹水是土不胜水之故。百病以胃气为本，有胃气则生，得谷者昌。病者如此，不能不顾脾胃，脾胃不开，则问题严重了。

当前开胃退黄为急务。宜清温并用，补泻兼施。清而不苦寒，温而不香燥，补不滞腻，泻不伤正气，调肝扶脾益肾治本，渗湿清利和瘀治标。肝要补而不可疏，利尿重点在加强肾的气化作用，腹泻当益肾补脾。

膏粱之体，不同于藜藿之体，本例患者又不同于膏粱之体，五脏皆伤，用药必须配伍谨严，否则就会发生偏颇。

邹老立方：

调肝：生牡蛎9克，海蛤壳9克，绿萼梅3克。

扶脾：人参须5克，枸杞子6克（米粉炒，去粉），炒淮山药9克。

益肾：鹿角片（血肉有情，温补其肾）5克，活磁石9克，补骨脂24克。

渗湿清利：茯苓皮各9克，葛花1.5克，苡仁米5克，北秫米5克。

化瘀：归身炭3克，血余炭5克（布包），炒白芍5克，广橘络3克。

按：本案系邹老在外地会诊之病例。邹老对本例黄疸之阴黄和阳黄，病在气分血分，胀之属虚属实，以及脉象、舌苔、用药特点等，畅谈了自己的见解，提出了治疗方案。邹老会诊时认为"病极凶险，为期不远"，病者果于会诊后第

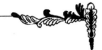

十一天逝世。

肝脓疡（肝痈）

洪某，男，35 岁，干部，1954 年 12 月诊。

壮年体质瘦弱，面色黄青，腹膨如盂，作痛甚剧，身发热，口味苦干，不大便已 6 日，纳食呆顿，气逆满闷，不时有上冲泛恶之感，烦躁不安，夜不成眠，西医诊断为"肝脓疡"。考之《内经》："期门隐隐痛者，肝疽，其上肉微起者，肝痈"。又云："肝痈两胠满，卧则惊，不得小便"。今验是证与肝痈相似，尝忆《冷庐医话》有化肝消毒汤方，今拟用之。

杭白芍 90 克　　西当归 45 克　　黑山栀 15 克
生甘草 9 克　　粉丹皮 15 克

复诊：肝痈，昨拟化肝消毒汤，极合，腹痛大减，热亦大退，尚有余热未消，得下黑色粪便 3 次，异臭难闻，神情尚适，已能入睡，药既有效，仍当踵武前制为是。

杭白芍 60 克　　西当归 30 克　　济银花 45 克
黑山栀 12 克　　生甘草 9 克　　粉丹皮 12 克

三诊：服上方，腹痛止，热退清，又下黑色粪便四五次，冲逆现象，已不再起，仍拟前意而小其制。

杭白芍 24 克　　西当归 15 克　　济银花 15 克
黑山栀 9 克　　粉丹皮 9 克　　生甘草 6 克

该病者住某医院时，内科诊断为肝脓疡，遂转外科治疗。因当时腹痛甚剧，术前先予止痛，给服中药为主。自服中药 5 剂后，效果显著，决定不予手术。后因食物不慎，过服鸡汤、牛奶等滋腻之品，又复发生呕恶冲逆，身热，烦躁不宁等，嘱服锅巴汤饮食调理，并继续服中药十余剂而得治愈。

按：肝痈，多由忿郁，更兼湿火内蕴所致，它如饮食不

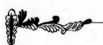

节，嗜酒过度，寒气内客，气血留滞及外伤等，亦可致成本病。本病患者，壮年形瘦，面色黄青，木强土弱，肝气暴横无制，气血为之稽留，涩而不通，郁而生热，大热不止，热甚则肉腐，而成痈脓矣。邹老据《内经》论证，断为肝痈，方用化肝消毒汤加味，泄肝活血，解毒泻火，十余剂调理得愈。

胆囊结石（胁痛）

林某，男，46 岁，1970 年 1 月 26 日初诊。

患者于 1969 年 12 月 26 日下午，突然上腹部绞痛，头昏，面色苍白，身出冷汗，四肢发冷，血压下降，呈休克状态，而经急诊住入某医院。入院后上腹部绞痛仍发，初步诊断为胃痉挛、胆石症。用大量解痉剂，不得缓解，且恶心呕吐，厌食油腻之品。以往有慢性十二指肠球部溃疡病史。1970 年 1 月 13 日出现巩膜黄染，查尿胆红素阳性，1 月 21 日查谷丙转氨酶 89 单位，于 1 月 26 日请邹老会诊。

胃脘及右胁疼痛，喜浊恶凉，脉象弦细，苔色薄白，认证为肝胃不和，气滞血瘀，先拟疏肝胆，和胃气，化瘀疏气治疗。

老苏梗 3 克	法半夏 6 克	炒陈皮 6 克
炒川椒 1 克	西当归 5 克	炒白芍 9 克
淡干姜 3 克	制香附 9 克	炒桃仁 6 克
石打穿 12 克	焦苡米 9 克	小红枣 5 个（切开）

自加焦锅巴 9 克，煎汤代水。

1 月 30 日复诊：胆囊造影摄 X 线片，见胆囊及胆总管中均有结石影。谷丙转氨酶已降为 55 单位，左胁部作胀，恶心呕吐，厌油荤，纳少乏力，面黄少华，脉象细缓。拟扶脾和胃，理气除胀，活血化瘀之品。

广郁金 9 克	法半夏 6 克	炒陈皮 6 克

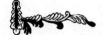

炒川连 1 克	枸杞子 9 克	肉桂粉 1 克（吞服）
西当归 5 克	炒桃仁 5 克	焦六曲 9 克
炒潞党 9 克	广木香 3 克	

2月4日三诊：胃纳增多，脘胁疼痛不著。仍给原方治疗。

2月11日四诊：胆石症，肝脾不调，体质本虚，又因风寒内侵，致发热，胆区胀痛，胃纳呆顿，今体温 37.2℃，脉沉，苔色白厚。拟化湿扶脾，调肝利胆为治。

制苍术 5 克	广郁金 9 克	醋炒柴胡 1.5 克
法半夏 5 克	炒陈皮 5 克	云茯苓 12 克
炒川连 1.2 克	炙蜈蚣 1 条	肉桂粉 1.2 克（吞服）
炒桃仁 3 克	小红枣 4 个（切开）	

2月18日五诊：2月11日又经某医院讨论，诊断为胆石症、十二指肠球部激动，可能为慢性炎症或粘连所致，建议手术治疗。但于2月11～12日先后二次大便中解出黄豆大小结石4块，色灰黑，有棱角。患者不愿手术，继续服用中药。今诊胁胀不舒，体虚多汗，舌苔黄厚，脉象细弦。内湿未清，仍拟化裁前制，佐以敛汗为是。

制苍术 3 克	广郁金 9 克	法半夏 3 克
炒陈皮 3 克	糯根须 12 克	潞党参 15 克
炒白芍 9 克	炒当归 3 克	枸杞子 12 克
云茯苓 12 克	小红枣 5 个（切开）	

2月25日六诊：虚汗减少，胃纳转佳，胁胀已不著，已下结石共9块。仍以上方扶脾化湿为主，巩固疗效。调理至4月份出院。

5月27日，患者发热，面目黄染，尿色深黄，体温39.2℃，查肝功能：黄疸指数30单位，胆红质2毫克%，谷丙转氨酶125单位，尿三胆阳性。白细胞14500/立方毫

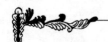

米，中性 89%，淋巴 8%，而来邹老处门诊。发热目黄，胆区疼痛，恶心呕吐，脉细弦而数，苔色薄白。湿热蕴胆，用龙胆泻肝汤加减治疗。

春柴胡 2.4 克	制苍术 9 克	炒龙胆草 1.8 克
广郁金 9 克	炒子芩 5 克	云茯苓 15 克
焦山栀 6 克	金钱草 30 克	单桃仁 9 克
杜红花 5 克	杭白芍 12 克	陈胆星 3 克
糯根须 12 克		

5 月 29 日复诊时体温下降至 38℃。仍给原方。

6 月初三诊时体温正常，黄疸亦退，大便中又下结石 22 粒，大如豌豆，小如绿豆。以原方清肝利胆巩固。

按：胆为清净之腑，附于肝，其经脉络肝，与肝相为表里，同主疏泄功能，故肝胆之间关系极为密切。如肝胆疏泄失常，易致胆腑湿热内蕴，湿热蕴积，郁久不化，凝结成石，结石生成之后，胆腑疏泄功能更受损伤。因此排石之法，还须辨证施治，如一味攻下，易伤正气。此例患者右胁疼痛，牵及胃脘，恶心呕吐，检查肝胆功能损伤，邹老辨证为肝胆疏泄失常，胃气不和，气滞血瘀。患者喜温恶凉，是肝胆功能下降之征，故治疗中一至六诊主要是疏肝胆，和胃气，化瘀舒气，标本并治。方中党参、肉桂、干姜、川椒为补气温通之品，用以提高胆腑功能；柴胡、郁金疏泄肝胆，并有引诸药入肝胆之功。方中尚配有理气活血和络之品。气郁易于化火，故稍佐川连；湿热郁久也易伤及阴分，故伍以杞子。皆为未雨绸缪而设。经治疗后脘胁疼痛渐减，胃纳增加，黄疸向退，肝胆功能得到增强，而能排石外出。3 个月之后，深蕴之湿热又瘀积胆腑，气机失和，血络瘀阻，胃气不降，胁痛、发热、呕吐、黄疸诸症复现，邹老在治疗中抓

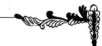

住时机，因势利导，用龙胆泻肝汤加减直折胆腑湿热，故致体温下降，黄疸退尽，结石得以下行而排出。

五、精神、神经系统疾患

癫痫（痫证）

朱某，女，15岁，学生，1957年7月5日初诊。

患者于4月20日突然昏倒，不知人事，四肢抽搐，目睛上翻，口中有分泌物，唇缘咬破，呼吸急迫，身有紫绀，小溲失禁，历半小时才恢复，之后沉沉入睡。从4月份至7月已发作4次，发作时间以月经前期、月经期为多。患儿母亲怀其期间情绪不佳，并曾跌跤流红。6月份至某精神病医院就医，诊断为癫痫大发作，给服苯巴比妥及苯妥英钠，但服后有过敏反应，全身发麻疹样皮疹而停药。于7月4日转邹老处治疗。近两个月来，痫证频发，平时头昏目眩。气火有余，火郁生痰，痰蒙心窍所致。拟予疏肝舒郁，开窍化痰。

白蒺藜 12 克	细柴胡 1.2 克	石菖蒲 3 克（后下）
炙远志 9 克	广郁金 3 克	左牡蛎 15 克（先煎）
淡海藻 30 克	化橘红 9 克	竹沥半夏 9 克
朱茯神 9 克	青龙齿 12 克（先煎）	

7月8日复诊：病人仍觉头昏，前拟开郁豁痰，未见进退，再拟扩充前制。

白蒺藜 9 克	竹沥半夏 9 克	广郁金 3 克
炙远志 9 克	化橘红 9 克	青龙齿 12 克（先煎）
细柴胡 1.2 克	粉丹皮 9 克	石菖蒲 3 克（后下）
淡海藻 9 克	朱茯神 9 克	生牡蛎 15 克（先煎）
朱灯心 3 尺		

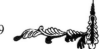

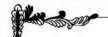

7月15日三诊：近日来抽搐 3 次，足证以前所服之药尚未生效。近又头痛，失眠。胆热气郁，痰火相扰，属阳证。拟温胆汤合礞石滚痰丸加减运用，以泄火涤痰，镇惊安神。

陈胆星 3 克	桃仁泥 9 克	盐水炒川连 12 克
粉丹皮 9 克	江枳实 6 克	姜汁炒竹茹 9 克
炙远志 9 克	广郁金 3 克	焦山栀 9 克
青龙齿 9 克（先煎）		光杏仁 4.5 克
礞石滚痰丸 3 克（吞服）		

7月18日四诊：前拟温胆导下，近日未见发作，自觉瘳佳，阳得下降，故头痛已愈，从前意小其制。

广郁金 3 克	陈胆星 24 克	姜汁炒竹茹 9 克
江枳实 3 克	化橘红 6 克	青龙齿 9 克（先煎）
炙远志 3 克	左牡蛎 9 克（先煎）	
石菖蒲 1.2 克（后下）	礞石滚痰丸 1.5 克（吞服）	

7月22日五诊：痫证，前拟泻热涤痰之品，近两周以来，未见发作，再拟化裁前制，以冀不发为是。

姜汁炒竹茹 9 克	陈胆星 3 克	左牡蛎 12 克（先煎）
炙远志 9 克	生白芍 3 克	生石决 12 克（先煎）
广郁金 3 克	化橘红 9 克	石菖蒲 1.5 克（后下）
青龙齿 9 克（先煎）	礞石滚痰丸 1.5 克（分吞）	

7月29日六诊：迭投泻肝涤痰之品，两旬未见发作，尚觉头晕，经来量多，拟化裁前制。

细柴胡 1.2 克	杭白芍 9 克	粉丹皮 9 克
化橘红 9 克	陈胆星 3 克	姜汁炒竹茹 9 克
煨天麻 2.4 克	炙远志 9 克	左牡蛎 12 克（先煎）
青礞石 4.5 克（先煎）	活磁石 9 克（先煎）	

8月19日八诊：8月初七诊时原方未更。今诊仍觉头昏

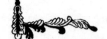

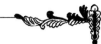

头痛，风阳未熄，经事未过。拟予清泄涤痰，以冀相安无事。

陈胆星 2.4 克	炙远志 6 克	姜汁炒竹茹 9 克
化橘红 9 克	竹沥半夏 9 克	左牡蛎 12 克（先煎）
焦山楂 9 克	石菖蒲 1.5 克（后下）	
礞石滚痰丸 0.9（吞服）		青龙齿 9 克（先煎）

9 月 3 日九诊：选投开窍化痰之品，两月未发，拟制丸方缓图。

石菖蒲 9 克	朱茯神 24 克	白蒺藜 24 克
陈胆星 24 克	化橘红 30 克	粉丹皮 24 克
焦山栀 24 克	姜竹茹 30 克	江枳实 5 克
青龙齿 24 克	左牡蛎 24 克	竹沥半夏 24 克
礞石滚痰丸 15 克		

以上研细末，另以活磁石 90 克煎汤泛丸，如梧桐子大小，每日 6 克，分 2 次吞服。

10 月 14 日十诊：痫证未发，肝气乘胃作痛，痛亦不甚。拟予平肝泄热，豁痰和胃，气和则痛止。

9 月 3 日原丸方加川贝母 9 克，另以绿萼梅 9 克，玫瑰花 10 朵煮汤泛丸，服法同上。

11 月 8 日十一诊：痫证 4 个月未发，间有胃气作痛，再拟踵武前制。

10 月 14 日原丸方 1 料，隔日服用。

1958 年 3 月 1 日十二诊：痫证迄今 8 个月未发，仍以前法治之，以原丸方再加炙远志 15 克制丸剂巩固。

按：本例患者，正当发育时期，体质尚壮，痰热虽盛，正气未衰，当能耐受攻伐重剂。最初两诊虽以清热化痰为先，但剂轻药弱而致乏效，抽搐连发 3 次。三诊时认证为痰热阳证，则以礞石滚痰丸为君剂，辅以泄降涤痰之品，以十味温胆汤加减。礞石滚痰丸是实热老痰峻剂，成分有黄芩、大黄、沉香、礞石。《医宗金鉴》释其方义为"阳盛煎灼成痰，故治痰者，以清火为主。黄芩清心中无形诸热，大黄泻肠胃有质实火，此治痰必须清火也。以礞石之慓悍，此治痰必须除湿也。以沉香之速降，此治痰必须利气也。二黄得礞石、沉香，则能迅扫直攻老痰巢穴。"十味温胆汤治胆热痰火，处方已有加减，以山栀、川连清热，胆星、远志、郁金、菖蒲、橘红、杏仁等化痰，枳实以破逆化痰，龙齿、牡蛎、磁石、远志镇惊安神以潜阳。治疗过程中，随证稍有变化，但立法方义总为清热涤痰，降气镇惊。历时八月未发而停药，足以证明，运用礞石滚痰丸、温胆汤以清热涤痰为主的方法，对痫证病初体壮、痰热实证患者能受到良好的效果。

躁狂症（狂证）

邱某，女，27岁，护士，已婚，1962年3月19日初诊。

患者狂躁4天，或哭或笑，妄视妄见，骂詈不避亲疏，两手挥动不停，两足站立不稳，不纳，便秘，脉象沉紧，苔色淡黄。病起情志抑郁，肝胆气逆，痰火扰乱心主，主不明则十二官危，《内经》谓之阳厥，加味生铁落饮主之。

上川连3克	细柴胡4.5克	酒炒龙胆草9克
炒黄芩9克	合欢皮30克	浙贝母9克（杵）
浮小麦30克	生甘草3克	生牡蛎90克（先煎）
花龙骨45克（先煎）	青龙齿45克（先煎）	
石决明30克（先煎）	珍珠母30克（先煎）	
绿萼梅9克（后下）	生铁落120克（先煎1小时）	

患者系一护士，平素多抑郁，因受刺激，郁怒致病。

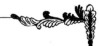

某医院诊断为"躁狂症"，投药疗效不佳。服上方3帖，狂止，神清，便通，自诉头痛，口渴，胸闷不畅，于原方益以麦门冬12克，羚角尖粉（冲服）0.45克。4剂后，症状消失。后以原方出入调理月余而愈。随访两年，未再复发。

按：《内经》云："太阳之人多阳而少阴，必谨调之。无脱其阴而泻其阳，阳重脱者易狂。"言禀赋太阳之人易患狂证。本例患者平素多郁易怒，肝木不达，郁无所伸，怒无所泄，肝胆之气逆而上行，终因暴折而病狂。夫肝为风木之脏，内寄相火，体阴用阳，性刚主动主升，喜条达而恶郁遏。缘肝气郁久化火，火盛生痰，痰火扰乱神明，君主不明，则十二官危，是以视听言动，皆不能自主。狂证脉多弦滑数大，今反沉紧者，盖气分闭塞，清阳不能舒展之故。方中以生铁落气寒而重，平肝开结，并以牡蛎、龙骨、龙齿、石决明、珍珠母为佐；龙胆草大苦大寒，专泻肝胆之火，芩、连助之；柴胡泄肝胆解热结，得苦降之芩、连，大便故得畅通；大贝母清痰热；绿萼梅疏肝郁；小麦养心；合欢皮恰悦五脏；生甘草降火，协调诸药。后方又益以咸寒平肝之羚角，清心定魄之麦冬。病属痰火实证，而治不重涤痰，而主以平肝泻火，疏郁开结，何也？以痰由火成，病由郁起，是宗"阴不胜其阳""重阳者狂"和"多怒为狂"之旨，是图本之治法也。

精神分裂症（薄厥）

管某，女，23岁，学生，1963年10月8日初诊。

入夏来精神失常，称头欲分裂，烦躁，不能睡眠，又称怕冷，冷得全身难受，口苦，大便干结，四五天一行，不

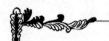

咳，痰多，脉象弦滑，苔色淡白，某精神病医院诊断为精神分裂症，其中医予服珍珠、枣仁（每剂用至四两以上）等。中西医药治疗，效果颇不满意。邹老诊之曰：此系肝郁失宣之病，《内经》谓之薄厥、煎厥。方拟疏郁泄肝豁痰之品，以冀得效。

白蒺藜 12 克	杭菊花 9 克	左牡蛎 45 克（先煎）
川石斛 15 克	大白芍 9 克	生铁落 45 克（先煎）
合欢皮 45 克	金针菜 12 克	川贝母 15 克（杵）
法半夏 9 克	炒竹茹 9 克	生龙骨 45 克（先煎）
福橘络 6 克	北沙参 12 克	绿萼梅 9 克（后下）
麦门冬 9 克	黑芝麻 15 克	萝卜汁 3 匙（冲入）
雪梨 5 片	鲜百合汁 3 匙（冲入）	

10 月 24 日复诊：药服 10 帖，称善。烦躁、头欲分裂感好转，能入睡，痰减少，大便间日一次，唯仍称怕冷，冷得难受，口苦。拟原方加味。

原方加细柴胡 3 克，炒子芩 3 克，焦山栀 4.5 克，活磁石 30 克。

又服 10 帖，并嘱如合适，可以继续服用。

12 月 5 日三诊：上方连服 30 余剂，纳、便、寐已正常，唯觉头部发紧，有痰，口苦，脉弦滑，舌苔薄。

白蒺藜 12 克	杭菊花 9 克	生铁落 60 克（先煎）
川石斛 15 克	大白芍 9 克	生牡蛎 45 克（先煎）
合欢皮 45 克	金针菜 12 克	川贝母 15 克（杵）
法半夏 9 克	炒竹茹 9 克	萝卜汁 3 匙（冲入）
炒子芩 3 克	焦山栀 4.5 克	活磁石 35 克（先煎）
麦门冬 9 克	北沙参 12 克	生龙骨 45 克（先煎）

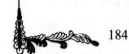

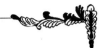

黑芝麻 15 克　　福橘络 9 克　　　　鲜荸荠 10 枚（切开）

大雪梨 5 片　　绿萼梅 9 克（后下）　陈海蜇 60 克（切洗）

细柴胡 3 克　　鲜百合汁 3 匙（冲入）

1964 年 9 月 28 日四诊：称去年 12 月诊治之后，病情一直稳定，精神正常。近月来，因外界刺激，称头有时抽痛，前额发紧，怕冷，有痰，纳、便、寐好，无烦躁现象。脉象沉细而弦，苔薄。再为疏肝解郁，和络豁痰。

全当归 9 克　　白蒺藜 9 克　　　鳖血拌柴胡 3 克

炒白芍 9 克　　南沙参 12 克　　　左牡蛎 30 克（先煎）

炒红花 3 克　　潞党参 12 克　　　生龙骨 15 克（先煎）

炙远志 4.5 克　桃仁泥 4.5 克　　　海蛤壳 15 克（先煎）

川贝母 3 克（杵）绿萼梅 4.5 克（后下）

陈海蜇 15 克（切洗）

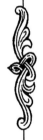

按：本例西医诊断为精神分裂症，邹老诊断为薄厥、煎厥。

薄厥、煎厥见于《内经》，说："阳气者，大怒则形气绝，而血菀于上，使人薄厥。"言大怒则气逆而不下行，阳逆则血积于上焦，气血俱乱，发为薄厥。又说："阳气不得出，肝气当治而未得，故善怒，善怒者名曰煎厥"。言阳气不治，则肝气郁而不达，故善怒而发为煎厥。肝者将军之官，主怒而藏血，性喜条达而恶郁，大怒则血菀于上，郁结则肝失条达，以致薄厥、煎厥。本例即因精神受严重刺激，郁怒致病。头欲分裂，烦躁不寐，是血菀于上；冷得全身难受，是阳气不得出；口苦，便结，是气郁化火；不咳痰多，此痰因火成。方用可升可降之刺蒺藜，破郁宣结；用平清无奇之绿萼梅、金针菜、杭菊花、合欢皮疏郁宽胸；气寒而重之生铁落专以平肝开结，龙骨、牡蛎佐之；沙参、麦冬、石

斛、百合、萝卜、雪梨，清心养肺以化痰；竹茹、半夏、橘络、贝母和中化痰以通络；白芍缓肝敛阴；胡麻润燥滑肠。二诊方加入泄肝胆结热之柴胡、黄芩、山栀，配重镇阳气之磁石。三诊方加清灵之雪羹以泄肝化痰。方药重在疏郁平怒，调整失常之升降，使已乱之气血恢复正常。

神经官能症（肝痹）

张某，女，45 岁，干部，1973 年 9 年 29 日初诊。

病者诉近 10 年来腹部作胀，逐渐加重，如怀胎七月。心烦，头痛，夜寐多梦，易于惊惕。曾作过多次检查，西医结论为"神经官能症"，药之无效。脉象细弦，苔色薄白。邹老诊之曰：此肝痹也。治拟疏肝开郁，扶脾养胃。

春柴胡 3 克	川石斛 9 克	绿萼梅 9 克（后下）
大白芍 12 克	炒当归 9 克	左牡蛎 30 克（先煎）
南沙参 9 克	白蒺藜 4.5 克	枸杞子 12 克
香橼皮 15 克	云茯苓 9 克	太子参 12 克
法半夏 9 克	北秫米 30 克（包煎）	

10 月 9 日复诊：称服上方颇合病机，药后 2 小时就觉肠鸣，矢气频转，大便通畅，诸恙随之而减。效不更方，予原方 5 帖继服。

10 月 22 日三诊：肝痹向愈，腹小而软，唯觉头痛，眠差，脉小弦，舌苔薄。治从原法化裁之。

春柴胡 3 克	白蒺藜 9 克	左牡蛎 30 克（先煎）
大白芍 12 克	川石斛 12 克	绿萼梅 9 克（后下）
南沙参 12 克	夏枯草 4.5 克	青龙齿 15 克（先煎）
蔓荆子 9 克	香橼皮 15 克	杭菊花 9 克（后下）

11 月 17 日四诊：诸恙已告消失，嘱再服原方一段时间，

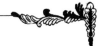

以巩固疗效。

按：肝痹，为临床常见病之一，西医多诊断为神经官能症。夫痹者，闭也，故治以疏之开之。《金匮要略》说："夫治未病者，见肝之病，当先实脾"。故又治以扶脾养胃。邹老对本例肝痹之治法，盖源于《内经》《金匮要略》。

神经官能症（肝郁）

朱某，女，41岁，教员，1965年12月14日初诊。

肝郁失宣，心悸惊惕，已历多年，嗳气频作，时觉恶寒发热，夜寐不安，脉象右弦细，左弦劲，痰火内阻，便坚如栗，经来虽无大变，而色带紫黯。室女寡欢善郁，木郁者达之，法以疏气郁，涵肝木，潜风阳，宣痰湿，安神志，宗费伯雄驯龙驭虎汤、甲乙归藏汤例，化裁其制。

醋柴胡 2.4 克　　　夜交藤 12 克　　　珍珠母 24 克（先煎）

青龙齿 12 克（先煎）　　　　真玳瑁 3 克（先煎）

白蒺藜 12 克　　　广郁金 5 克　　　生白芍 9 克

沉香末 1.5 克（后下）　朱茯神 9 克　炙远志 5 克

朱灯心 3 尺　　　玫瑰花 5 朵（后下）　紫丹参 9 克

西血珀 1.5 克（蜜调服）

患者曾住某医院作全面检查，称未发现明显器质性病变，出院诊断"神经官能症"。服上方效果颇好，门诊6次，原方未更，服药近40剂，症状完全消失而停药。

按：本例为情志病，缘室女寡欢善郁所致。治法是宗"木郁者达之"之旨。柴胡、白芍、刺蒺藜解郁养血柔肝；郁金、沉香、玫瑰花疏郁行气降气；远志、茯神解郁化痰安神；玳瑁、珍珠母、龙齿潜阳息风，镇惊安神；琥珀、夜交藤、朱灯心安五脏，定魂魄，宁心安神；丹参养血调经，祛

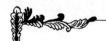

瘀生新。本方由费伯雄《医醇賸义》治惊悸之驯龙驭虎汤、治夜间不寐之甲乙归藏汤变化而来。费氏此二方又从许学士《本事方》之真珠母丸加减而成。邹老和费伯雄氏皆师古人之意，而不泥古人之方，乃为善学古人者。

血管神经性头痛（偏头痛）

王某，男，46岁，干部。

患者于1965年7月3日以偏头痛反复发作27年而入院。患者于1938年秋末冬初在东北地区攻克甘城战斗中，工作紧张，两足浸泡在水中两昼夜，极为疲劳，始觉左太阳穴处痛。当时年轻，工作又忙，限于条件，未予治疗，约两月许头痛自止。但此后，每年秋末冬初或工作过度紧张之后即发作偏头痛，1946年以后其疼痛由左太阳处发展到整个左半头部，每次发作一两月甚至三个多月方能停止。发作间歇期头部不适，称似有"很多热棉花塞着的那样难受"，"脑子不好用"，性情急躁。曾在某市精神病医院和人民解放军某总医院脑外科、神经科等多次检查，诊断为"偏头痛"，使用药物和精神疗法等治疗，未能获效。1965年5月外出参观，工作过度紧张，以致偏头痛于6月下旬发作。其痛多发于每日上午，发时痛极难受，烦躁，流泪，恶心呕吐，甚至视物模糊，约两三小时后痛至汗出方能暂止。脉象沉细无力，苔色薄黄。入院后，曾用疏风散寒之羌活、细辛、白芷、川芎、川草乌，清泄风热之桑、菊、蒺藜，平肝潜阳之牡蛎、磁石，化痰理湿之二陈，益肾温阳之五味、附子、河车、全鹿丸及单方头痛散等内服，同时使用针灸、推拿、外治（外熏和外敷）等疗法，治疗10天，偏头痛虽略有减轻，但不

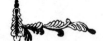

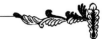

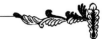

能控制其发作。脉象转为细而有力。邹老认为病起过劳之后，血虚风火上扰清空，病在厥少，风药、温药能燥血。方拟咸寒羚羊角、犀角，凉血清火息风。7月14日起，羚羊粉300毫克，犀角粉150毫克，一日2次，连服4天。自服羚、犀后，偏头痛即停止，于7月19日出院。随访8年，未再复作。

按：本例患者，由于工作紧张，用脑过度而罹患偏左头痛，每年时届秋末冬初或劳累之后则发作。肝为刚脏，主谋虑，主藏血，性喜条达，体阴用阳，为罢极之本。胆为中正之官，决断出焉。工作紧张，用脑过度，致木失条达，郁而化火，火动则阳失潜藏，阳亢则风自内生，风火相煽，上扰巅顶，故而偏头痛乃作。秋末冬初，乃肺金肾水司令，肺虚则金不能制木，肾虚则水不能涵木，肝胆阳亢而上扰巅顶，偏头痛乃发作。方用苦咸大寒之羚、犀，凉血之热，清肝胆之火，平息风阳，使木郁得达，头痛乃已。

梅尼埃综合征（眩晕）

安某，男，47岁，干部，1965年3月3日初诊。

患者称1962年发现血压高（160/110毫米汞柱），头晕，恶心欲吐，口干，两目痛胀，头转动不自然，看书两三分钟后，即头晕恶心，亦不能看戏及电影等。经西医检查诊断为梅尼埃综合征，迷路积水，原发性高血压，可疑早期冠心病。用过中西药治疗不见效果。来诊时症如上述，血压波动在130～150/100～110毫米汞柱之间。邹老切脉细弦，认为精、气、神俱不足，肝肾并虚。方拟补精益气，安神和络化痰，佐以息风潜阳，标本兼顾为法。

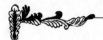
制首乌 5 克	紫河车 5 克	煅磁石 30 克（先煎）
炒白芍 9 克	五味子 2.4 克	石决明 18 克（先煎）
白蒺藜 12 克	制豨莶 9 克	生牡蛎 30 克（先煎）
西羌活 1.2 克	甘杞子 15 克	炒当归 9 克
白抄参 3 克	北细辛 0.45 克	旋覆花 5 克（包煎）
炙黄芪 12 克	法半夏 5 克	海蛤粉 5 克（包煎）
南沙参 12 克	夏枯草 9 克	川贝母 5 克（杵）
云茯苓 9 克	橘络红各 3 克	

4月17日复诊：药服15帖后，诸症皆有好转，头颈转动尚欠灵活，追溯病史，尚有肺痨史。仍守原旨加益肺肾、通督脉之品。

原方加金毛狗脊9克，鹿角片5克，冬虫夏草3克，石决明改用30克。

上方又服15帖，血压降至正常范围，口干、头晕、目痛胀均得减轻，能看书10分钟亦不发生头晕，颈部转动亦较前为自如。

按：本例患者西医诊断为梅尼埃综合征，迷路积水，原发性高血压病。稍用脑则发生头晕，恶心，两目痛胀，中医称之为眩晕病。本证既非单纯风、火、痰之实证，亦非单纯之气血不足，肝肾亏虚之虚候，而为精气不足，肝肾并虚，肝阳痰火为患。邹老认为病情复杂，治应标本兼顾。初诊用杞子、首乌、白芍、豨莶草、紫河车、五味子、灵磁石，配白抄参、黄芪、当归，阴阳并补，气血两益，肝肾同滋。痰火固宜清化，然病久痰逆络痹，须兼而治之，故用沙参、川贝、半夏、橘红、蛤粉、茯苓、橘络、夏枯草、旋覆花，温清润化同用，苦降和络并施，佐以石决明、牡蛎、白蒺藜，平肝息风潜阳。用羌活、细辛者，取其引药上下分行。二诊

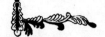

时又加金狗脊、鹿角片、冬虫夏草，益肺肾之虚，温通腰府之滞，使督脉得通，故头颈转动可得自如。上方虽大，但配伍精巧，药味虽多，以其内脏机能多方面衰退，故不嫌其杂，只要无虚发即可。

面神经瘫痪（口眼㖞斜）

董某，男，32岁，干部，1964年5月19日初诊。

患者曾于1956年患口眼歪斜，经用针灸治愈。近因受风淋雨又复口眼向左歪斜，右侧头痛、耳痛，经针灸而痛止，口眼歪斜如故，余无明显自觉症状，脉细弦，苔薄。乃邪风乘虚袭入经络所致。

炙黄芪15克	青防风4.5克	荆芥穗3克
法半夏6克	陈橘皮6克	白附子3克
胆南星3克	制僵蚕12克	乌蝎尾4只
白蒺藜9克	全当归9克	煅磁石18克
炙甘草3克	金戒指1个（入煎）	

5月23日复诊：口眼㖞斜已见好转，但两天来右侧面部肌肉跳动较甚，舌脉如前。原方再加牡蛎18克，以息风潜阳。

5月28日三诊：口眼㖞斜已基本纠正，面部肌肉跳动亦减轻，拟原法10剂巩固。

按：口眼㖞斜，又称面瘫，西医诊断为面神经瘫痪。邹老认为本病是外感风邪，痰阻筋脉所致，治以牵正散加味，祛风、化痰、通络。然"邪之所凑，其气必虚"，故祛邪的同时应重视扶正。本例白附子、刺蒺藜、荆芥、防风祛风通络；制僵蚕、南星、陈皮、半夏祛风化痰；全蝎、牡蛎、磁石、金戒指息风镇痉；黄芪、当归、炙甘草调养气血。服药10剂，基本痊愈。

植物神经功能紊乱（多汗）

李某，男，39岁，军人，1969年7月3日初诊。

患者称自1953年起汗多，终夏汗出如淋，彻冬湿透棉衣，伴有头昏、心悸、失眠，迄今已历16年之久。曾经多方医治，均未获效。近几年来，不分季节，终日汗出如淋，尤当遇事紧张则格外明显，同时，极易感冒。脉细苔薄。西医诊断为植物神经功能紊乱。邹老认为自汗者阳虚，汗泄日久，阴液亦伤。方拟补气敛汗，扶阳育阴。

炙黄芪15克	潞党参12克	杭白芍9克
牡蛎45克	花龙骨30克	全当归9克
北沙参9克	黑玄参9克	活磁石18克
五味子5克	糯根须18克	

7月23日再诊：称服上方10剂，汗出如洗之状有所减轻，情绪紧张时汗出仍多，头昏、心悸、寐差如故，脉细，苔薄。邹老认为暴病在气，久病在血。治气不应，当须治血，宗王清任通窍活血汤加减，佐以补肾纳气、养血安神之品。

全当归9克	小川芎5克	单桃仁9克
杜红花9克	酒炒牛膝9克	炙黄芪15克
活磁石18克	甘杞子15克	核桃肉9克
花龙骨32克	熟枣仁18克（杵）	

清阿胶9克（烊化冲）　麝香60毫克（绢包入煎）。

服上方后，自汗明显好转，余恙亦悉减轻。连续服60剂而取得基本痊愈之卓效。1973年曾发信追访，疗效巩固，来信称未再复发。

按：本例自汗，属阳虚范畴，但血气阴阳，原互维系，自汗16年之久，其不伤阴血者鲜矣。邹老指出，阳虚者气亦虚，汗家阴液耗伤，治必兼顾为要。故初诊方用参、芪、

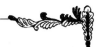

糯根须补气固表止汗，配归、芍、玄参、沙参育阴以营内，又伍龙、牡、磁石、五味子镇心敛神，药服10帖，略见小效。治病必求其本。邹老认为，暴病在气，久病在血。患者病程较长，汗家由气及血可知，另用清代王清任通窍活血汤加减，师其意而不泥其方，着重用桃仁、红花、川芎、麝香通窍活血，尤取麝香性降，阳中之阴，入脾经，通行十二经，走窜飞扬，内透骨髓，外彻皮毛，开关利窍，镇心安神，以恢复玄府开合出入功能，使之达到汗泄如常。又心主血分，血分之阴伤则心神为之不宁，故虚烦不寐。血不养肝，水不涵木，头昏未尝不作。腠理不密，卫阳不固，则易感冒。故以黄芪、当归、阿胶、补气生血，扶阳育阴；磁石、核桃、牛膝、枸杞子补肾以纳气；龙骨、枣仁宁心以安神。如是配伍，流其气血，令其条达，而致气虚得益，血虚得补，肾虚得滋，心神得安，升降出入正常，故病向愈。

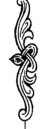

六、其他内科杂病

自身免疫性溶血性贫血（贫血）

郑某，男，8岁，1970年2月4日初诊。

患儿因尿量减少2周，发热、呕吐1天，于1970年1月5日收住某医院，入院诊断为急性肾炎。用青霉素、维生素C、维生素B_2治疗。入院第二天，发现血红蛋白尿，尿色如洗肉水一样。1月20日血常规检查发现严重贫血，红血球151万/立方毫米，血色素3.5克%。21日查网织细胞40%。疑诊为溶血性贫血，即用大剂量激素治疗，并予输血、输液等支持疗法，配合中药内服清化湿热汤剂，但血红蛋白尿仍不消失。输血后第五天，化验红血球97万/立方毫

米，血色素 3.5 克％。患儿呈进行性贫血，无黄疸，心前区有柔和之收缩期杂音，肺部未见异常，腹软，肝肋下 2.5～3 厘米，脾肋下 0.5 厘米。查直接抗人体球蛋白试验阳性。某医院诊断为自身免疫性溶血性贫血。因用大剂量激素，治疗效果不显而请外院会诊。经南京地区各大医院儿科医师会诊，同意自身免疫性溶血性贫血之诊断，建议仍采用中西医结合进行治疗。西药用大剂量激素及促肾上腺皮质激素，并行小剂量输血。会诊中有医生提出，必要时进行脾切除手术。中药用清化湿热，护阴清火，补气摄血或温阳化湿方治疗。至 1 月底 2 月初，病情趋于缓解，尿色渐渐转为粉红色。但虽经小剂量多次输血，血象仍未见明显好转，贫血仍严重。1 月 29 日查血常规：红血球 170 万 / 立方毫米，血色素 6 克％，白血球 3650/ 立方毫米，中性 77%，淋巴 23%，网织细胞 2.2%。于 2 月 4 日转请邹老治疗。患儿面黄少华，严重贫血貌，神倦乏力，自汗，苔白质淡。邹老认为肾气衰弱，骨髓空虚，气血两伤，姑从补气养血，补肾坚骨，充填骨髓法治之，以观动静。

  骨碎补 15 克 枸杞子 12 克 活磁石 18 克（先煎）

  补骨脂 3 克 西当归 9 克 潞党参 12 克

  黑穞豆 12 克 糯根须 12 克 饭赤豆 12 克（杵）

  北沙参 9 克

  2 月 9 日二诊：精神好转，尿色已清。化验红血球 195 万 / 立方毫米，血色素 7 克％。西药促肾上腺皮质激素减量。中药有效，踵武前制，原方续服。

  2 月 11 日三诊：病情渐渐好转，小溲尚有沉淀。原方去黑穞豆，补骨脂改用 9 克。

  2 月 14 日四诊：患儿症情明显好转，12 日已停用促肾

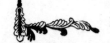

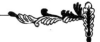

上腺皮质激素，13 日化验红血球 363 万 / 立方毫米，血色素 9 克 %，网织细胞 0.4%，同日，强的松减量至 10 毫克，每日 2 次。中药仍守原方治疗。

2 月 16 日五诊：面色红润，食纳增加，汗出已少，舌质转红。仍守原方加减。

骨碎补 15 克	北沙参 9 克	活磁石 19 克（先煎）
潞党参 12 克	西当归 9 克	川百合 9 克
枸杞子 12 克	炒白芍 9 克	补骨脂 9 克
炙甘草 3 克		

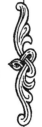

2 月 20 日六诊：前三四天见小便混浊，余均好。2 月 17 日，强的松减至 10 毫克，每日 1 次。原方去百合、甘草，加苡仁米 15 克，云茯苓 12 克，以健脾渗湿。

2 月 27 日七诊：2 月 20 日化验红细胞 330 万 / 立方毫米，血色素 12 克 %，网织细胞 0.19%。患者已于 2 月 23 日出院，西药已停用。小便仍有沉淀物排出，苔白厚，尿常规有磷酸盐（++++），余未见异常。原方加滋肾通关丸 9 克（包煎），以温阳清下。

3 月 10 日八诊：2 月 27 日复诊以来，一直服原方，病情已稳定，今嘱停服原中药。

5 月 8 日九诊：患者曾于 4 月 22 日至本院复查血常规：红细胞 424 万 / 立方毫米，血色素 11 克 %，白细胞 6100/ 立方毫米，中性 50%，淋巴 47%，酸性 3%。某医生用补气养血法治之，去补肾坚骨之品，服至 5 月 5 日，血常规检查红血球 360 万 / 立方毫米，血色素 9.3 克 %，又转至邹老处复诊。邹老仍以补气养血，益肾坚骨生髓原意出入。

枸杞子 9 克	西当归 9 克	骨碎补 9 克
活磁石 9 克	潞党参 9 克	炒生地 9 克

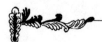

补骨脂 5 克　　　炒白芍 9 克　　　炙甘草 1.8 克
小红枣 5 个（切开）

5 月 25 日十诊：患儿服上方后，精神、饮食均好。此间患儿吃冷饮较多。查血象红血球 337 万 / 立方毫米，血色素 9.3%。原方加温肾助阳之肉桂粉 0.6 克。

6 月 1 日十一诊：精神佳，胃纳振，面色红润，血化验红血球 360 万 / 立方毫米，血色素 9.5 克 %。尿常规检查未见异常。5 月 25 日原方踵进。

6 月 19 日十二诊：患儿一般情况均好，血化验红细胞 394 万 / 立方毫米，血色素 10.7 克 %。仍以原方巩固，嘱至 6 月下旬停药。

7 月 15 日来人云：在某处化验红细胞 370 万 / 立方毫米，血色素 11 克 %。

7 月 17 日由家长陪同去上海第二医学院附院儿科住院检查 1 周，检查结果，一切属正常范围。红血球 445 万 / 立方毫米，血色素 14.8 克 %，网织细胞 1.3%。该院认为病已治愈，嘱患儿不必服药。当年秋季入学读书，至 1978 年夏季未有反复。

按：自身免疫性溶血性贫血，系自身抗体吸附于红细胞表面的抗原上或游离于血清中使红细胞破坏增速的一种溶血性疾病。本例患儿，经南京地区儿科医师会诊，诊断为此病，属急性型。总结此例，体会到，邹老在辨证施治中非常注重补肾，并根据阴阳互根的关系，补阴中注意了温阳，这对提高血象和巩固疗效，均起了重要的作用。《内经》有"肾之合骨也"，"肾生骨髓"之说，并结合现代医学骨髓是造血器官的认识，可以从肾主骨，骨生髓，髓生血来理解，也即肾气之盛衰与骨髓之盈损，生血之多少有着密切的关系。故

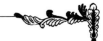

邹老用补肾坚骨之法达到了填髓生血的目的。骨碎补苦温，入肾补骨，入心破血，可补肾坚骨，祛瘀生新；补骨脂苦辛大温，可温肾壮阳，补骨充髓；磁石味辛微寒，入肝、肾经，补肾坚骨，养精生血。本例在治疗中有人曾减去上药，加多养阴补血之品，而血象却反而下降，加用上药后，血象复又上升，也可证明此类药物有生血的作用。而溶血性贫血患者，骨髓造血功能往往受到影响，病程日久可致功能减低，甚则衰竭，故以补肾坚骨充髓之法治疗此类疾病是合适的。

古人说："无阳则阴无以生，无阴则阳无以化。""阳根于阴，阴根于阳"。《寓意草》说："人身之阴阳，相抱而不脱。"张景岳主张补阴不可伐阳，补元阳不可伐阴气，治当补阴配阳，补阳配阴。贫血多属阴虚，但患儿自汗、苔白，已阴伤及阳，故在养血滋阴时应注意维护阳气，以达到阳生阴长之目的。方中当归、生地、白芍、杞子、沙参等养血补阴，骨碎补、补骨脂温阳益肾。

不　寐

巩某，男，39 岁，干部。

自 1958 年起失眠，日趋严重，不服安眠药则难以入睡。近 1 年来，服用安眠药疗效亦不满意，有时服用大剂量安眠剂也不能成寐。1963 年 7～10 月住某精神病医院诊治，疗效亦不甚显著，同年 11 月 7 日转来本院治疗。严重失眠，不服安眠药则通宵不能入寐，烦躁，头昏痛，痛在后脑和两太阳穴，口味干苦，苔色黄厚，大便干结，二日一更，小溲黄赤，脉象细弦。病属血虚肝旺，胆气横逆，心肾失交。方拟养血和瘀，疏泄肝胆，交通心肾。

全当归9克	炒生地15克	小川芎2.4克
单桃仁9克	杜红花9克	炙龟板9克（先煎）
炒黄芩9克	焦山栀6克	上川连0.9克
白蒺藜9克	麦门冬9克	生蒲黄9克（包煎）
细柴胡3克	江枳壳3克	熟枣仁12克（杵）
炒竹茹9克	陈胆星3克	青龙齿9克（先煎）
川牛膝9克	夏枯草9克	火麻仁15克
生甘草3克		

另：琥珀多寐散（即琥珀多寐丸改为散剂。该药成分为：明琥珀30克，潞党参30克，云茯苓30克，远志30克，羚羊角30克，甘草30克。上药研末，以灯心草9克，生蒲黄15克煎水泛丸如绿豆大小，辰砂为衣）1.5克，每晚睡前服一次。

服药5剂，即见效果，20帖时，除能每夜睡眠四五小时外，其它症状基本消失。至12月初，因环境关系，睡眠一度又较差，并出现烦躁、出汗现象，脉象细弦而滑。乃于汤药中增入海蜇、荸荠各30克，平肝化痰，并另吞紫雪丹0.9克，一日2次，以泻心散结，宁心安神。一旬后睡眠每夜在5小时以上，并能午睡1小时，烦躁、出汗等症状消失，停服紫雪丹，用汤药和多寐散巩固至1964年2月8日出院。

按：本例为一顽固性失眠患者，久治无效。前医认为病者肝火偏旺，心肾失交，用大剂量的龙胆草、黄芩、黄连等未效。尤在泾《静香楼医案》内伤杂病门中说："阴不足者，阳必上亢而内燔，欲阳之降，必滋其阴，徒恃清凉，无益也。"有人认为烦躁不寐，应用镇静安眠法，西医用大剂量的镇静催眠剂，中医用大剂量的琥珀、枣仁、五味子、珍珠母等也未能效。此属见症治症，治病不求本，故亦无益。《内经》说："今厥气客于五脏六腑，则卫气独卫其外，行于

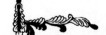

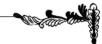

阳，不得入于阴。行于阳则阳气盛，阳气盛则阳跷陷，不得入于阴，阴虚，故目不瞑……补其不足，泻其有余，调其虚实，以通其道，而去其邪……阴阳已通，其卧立至……此谓决渎壅塞，经络大通，阴阳得和者也。"邹老根据《内经》这一理论，选用血府逐瘀汤、龙胆泻肝丸加减，合以琥珀多寐散，后又增入紫雪、雪羹，补其不足，泻其有余，以通其道，而去其邪，经络大通，阴阳得和，使5年之久的顽固不寐证，3月而愈。

失 音

刘某，女，42岁，干部，1964年6月2日初诊。

咳嗽痰少月余，经中西医治疗未效，近反加重，四五天来因咳嗽致音哑，脉细弦而数，苔薄。病虽一月，风寒未能疏解，且平素肝旺，木火刑金，是咳嗽致哑之原因。方拟疏风散寒，清肺平肝次之。

炒牛子9克	荆芥穗1.2克	制僵蚕9克
净麻黄0.45克	嫩白薇9克	光杏仁3克
枇杷叶4.5克	炒青蒿4.5克	白蒺藜4.5克
海蛤壳9克	炙紫菀9克	旋覆花3克（包）
川贝母6克	南沙参6克	炒子芩0.9克
粉甘草1.5克		

6月6日复诊：服药4帖，咳嗽减而声扬，宗原方以冀续效。

共服上方10剂，咳嗽音哑痊愈。

按：失音者，是指语声嘶嗄，甚至不能发音。《景岳全书·声喑》说："声音之病，虽由五脏，而实惟心之神，肺之气，肾之精三者为主耳，……声音之标在心肺，而声音之

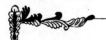
本在肾"。又云："喑哑之病，当分虚实，实者其病在标，因窍闭而病也，虚者其病在本，因内夺而喑也。"本例因风寒失于疏解，阻塞肺窍，加之木火刑金，而致肺气壅遏，失于宣畅，会厌开合不利，音不能出。此为金实无声之实证，故治以牛蒡子、荆芥、麻黄、杏仁、紫菀、僵蚕疏风散寒，宣肺止咳；沙参、白薇、贝母、旋覆花、海蛤粉、粉甘草养肺化痰和络；黄芩、白蒺藜、青蒿平肝清火。本方麻黄只用450毫克，杏仁只用3克，其源盖出于《小品诏书》发汗白薇散。

甲状腺腺瘤（瘿瘤）

赵某，女，14岁，学生，1976年5月18日初诊。

左颈发现包块一年多，除有时觉心慌和盗汗外，余无不适。查左甲状腺下部有4厘米×4厘包块，质中等硬，可活动，随吞咽上下。某肿瘤防治研究所诊断为左甲状腺腺瘤，左甲状腺癌待排除，建议手术治疗。某医院肿瘤科亦建议手术治疗。其家长欲先试用中药治之，乃至邹老处就诊。邹老认为肝郁血虚，风痰瘀滞为本病之由。治拟调肝木，养阴血，祛风痰，和络脉。

春柴胡 3 克	炒白芍 12 克	绵黄芪 10 克
炙甲片 2.4 克	淡海藻 12 克	左牡蛎 45 克（先煎）
炒牛子 12 克	炒红花 9 克	川贝粉 9 克（冲入）
半枝莲 30 克	糯根须 12 克	

5月28日复诊：投药10剂，病情未见变化。

原方去糯根须，加夏枯草9克，西当归9克，改黄芪为15克，甲片为4.5克，制香附9克，橘贝半夏曲9克。

7月8日三诊：颈项瘿块略小，心慌、盗汗止，治守原法。

春柴胡 4.5 克	夏枯草 12 克	绵黄芪 15 克

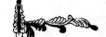

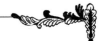

炙甲片 4.5 克　　　大白芍 9 克　　　炒牛子 12 克

淡海藻 15 克　　　杜红花 9 克　　　左牡蛎 45 克（先煎）

半枝莲 30 克　　　橘贝半夏曲 9 克

8 月 10 日四诊：颈块已明显缩小，约为初诊时四分之一，一般情况良好。

原方加当归 9 克。

8 月 31 日五诊：肿块续有缩小，纳、便、寐好，效不更方，仍予原方续服。

先后服药 65 剂，于 11 月 7 日来六诊时，称上方服完后，肿块已尽消散，并请西医检查，云甲状腺腺瘤已不存在。

甲状腺腺瘤（瘿瘤）

路某，男，50 岁，干部，1969 年 12 月 17 日初诊。

颈项右侧发现一包块，逐渐增大，已有两月，现在有鸡蛋大小（4 厘米 ×4.5 厘米），质较硬，随吞咽上下活动，无碍吞咽，某医院诊断为甲状腺腺瘤，建议用保守疗法。方拟软坚散结。

淡海藻 9 克　　　淡昆布 9 克　　　海浮石 12 克

广木香 3 克　　　蓬莪术 4.5 克　　　醋三棱 4.5 克

新会皮 9 克　　　生川军 1.5 克　　　黑大枣 2 个（切开）

生甘草 1.5 克

1970 年 2 月 13 日复诊：颈部右侧肿块由鸡蛋大缩至鸽卵大，质亦稍软。称上方共服 24 帖。效不更方。

3 月 11 日三诊：上方又服 9 帖，肿块虽继续有所缩小，但不若初服药时效好，无其他症情。拟原法化裁之。

炙黄芪 12 克　　　炒党参 15 克　　　夏枯草 6 克

炒牛子 9 克　　　炙甲片 4.5 克　　　杜红花 6 克

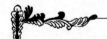

淡海藻 12 克　　　半枝莲 15 克　　　法半夏 6 克

陈橘皮 6 克　　　　左牡蛎 30 克（先煎）

4 月 1 日四诊：瘿瘤渐消，但进展不快，拟原方加重养血活血之品。

原方去红花，加西当归 9 克，单桃仁 9 克。

4 月 30 日五诊：甲状腺腺瘤今消散十之七八，无其他不适，因工作调动去外地，要求改服成药。

炙黄芪 90 克　　　潞党参 90 克　　　全当归 90 克

肉桂心 15 克　　　夏枯草 90 克　　　单桃仁 60 克

杜红花 60 克　　　炙甲片 45 克　　　淡海藻 124 克

半枝莲 124 克　　　左牡蛎 124 克　　　广郁金 60 克

白蒺藜 90 克　　　枸杞子 90 克

以上研粉，和匀，另以红枣 15 个，白毛藤 90 克，煎汤水泛为丸，如绿豆大小，每日 12 克，分 2 次吞服。

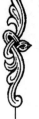

按：以上二例，西医皆诊断为甲状腺腺瘤，根据其临床表现应属于中医学的瘿瘤范畴。瘿瘤的病因，历代医家多认为与六淫、七情、痰浊瘀滞、山岚水气有关。如《诸病源候论》说："瘿者，由忧恚气结所生"。《外科正宗》说："人生瘿瘤之证，由五脏瘀血、浊气、痰滞而成。"《医宗金鉴》说，瘿瘤"多外因六邪，荣卫气血凝郁，内因七情，忧恚怒气，湿痰瘀滞，山岚水气而成"。关于治疗，历代医家多根据瘿瘤的不同临床表现，分成五瘿六瘤（脂瘤除外）配属五脏，如气瘿气瘤属肺，肉瘿肉瘤属脾，筋瘿筋瘤属肝，血瘿血瘤属心，石瘿骨瘤属肾，以进行辨证论治。

邹老根据历代医家对瘿瘤的论述，结合多年的医疗实践，认为治疗瘿瘤和治疗其它疾病一样，离不开辨证论治的原则，并且认为虚实之辨是瘿瘤辨证论治的关键。

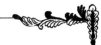

第一例赵某，虽属青少年，但病程长，见有心慌、盗汗等阴血不足之证，故在调肝木，祛风痰，和络脉的同时，调养阴血，攻补兼施而收功。

第二例路某，虽然年近花甲，但除颈部包块外，无其它明显症状，全身情况较好，故予软坚散积之剂，连服三十余剂，包块显著缩小。《素问·脏气法时论》说："大毒治病，十去其六，常毒治病，十去其七，小毒治病，十去其八，无毒治病，十去其九，谷肉果菜，食养尽之。无使过之，伤其正也"。《素问·六元正纪大论》说："大积大聚，其可犯也，衰其大半而止"。邹老根据《内经》这一理论，从第三诊以后，删去猛峻攻伐的药物，加入补气养血之品，由祛邪为主，转为攻补兼施。

口 糜

赵某，男，32岁，干部，1960年3月17日初诊。

患者于5年前开始，因工作疲劳，夜深不寐，以致口干，舌尖碎痛，咽喉干疼，妨碍饮食。其后口颊牙龈亦作痛，唇舌糜碎，大便干结不畅，工作疲劳之后，口舌糜碎灼痛更甚。舌绛，脉象沉细。西医诊为维生素缺乏，予服多种维生素，效不著。邹老认为，舌为心之苗，证系心营耗亏，肾阴不足，无以上承。足少阴之络，起自足小趾，贯脊属肾；其直者，上肝贯膈，入肺中，循喉咙，挟舌本；其支者，从肺出络心，注胸中。肾阴虚于下，阳无所附，而浮越于上，故有所述症状。法拟壮水滋肾，泻南补北，引火归原。

大生地12克	黑玄参12克	生蒲黄15克（包煎）
麦门冬9克	炙远志9克	盐水炒知母9克
大潞党12克	炙龟板9克	盐水炒川连900毫克

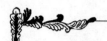

生甘草 2.4 克　　云茯苓 9 克　　肉桂粉 900 毫克（另吞）

3 月 20 日复诊：药颇合病机，舌尖灼痛止，口唇糜烂亦愈，便解通畅。再拟前法而小其制。

大生地 9 克　　　黑玄参 9 克　　　生蒲黄 9 克（包煎）

麦门冬 4.5 克　　炙远志 4.5 克　　盐水炒知母 5 克

炙龟板 6 克　　　大潞党 9 克　　　盐水炒川连 450 毫克

云茯苓 9 克　　　肉桂粉 450 毫克（另包吞服）

生甘草 1.5 克

服完后续服金匮肾气丸 2 周，每日 2 次，每次 5 克，5年之口糜，由此而愈。

按：邹老谓本证是由心营耗亏，肾阴不足，无以上承所致。方拟轻灵之反佐法，于壮水之药中，稍佐助阳之品，引火归原。地黄滋肾阴而生血；龟板咸寒而入肾；玄参入肾滋阴降火；蒲黄、黄连泻心火；生甘草助泻心火；知母滋阴清肠；茯苓宁心渗湿和中；麦冬清心肺之热；远志开展心气；党参补气助阳。其妙在肉桂，将咸寒滋肾之力，引入肾宅，而安肾阳，以此真阳归原，而口舌糜碎得愈。邹老尝云：王孟英最善此法，世徒以王氏为清凉派者，失其旨矣。

口　臭

孙某，女，37 岁，干部，1962 年 10 月 17 日初诊。

患者诉口气臭甚，嘴唇干燥，已有 20 多年，似属胃火。细询之，下肢冰冷，视苔色正常，切脉细弱，乃虚阳上越。正治不效，当反佐以取之，引火归原。

制附片 4.5 克　　炮姜 3 克　　　肉桂粉 1.2 克（吞服）

姜川连 0.6 克　　阿胶珠 6 克　　炒当归 9 克

大白芍 9 克　　　川石斛 12 克　　麦门冬 9 克

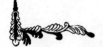

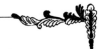

云茯苓 9 克

10 月 23 日复诊：称服药 4 帖，无不良反应，口臭见减，仍拟引火归原，扩大其制。

制附片 9 克	炮姜 6 克	肉桂粉 1.5 克（吞服）
姜川连 0.6 克	大生地 9 克	阿胶珠 6 克
潞党参 12 克	炒当归 9 克	大白芍 9 克
川石斛 12 克	麦门冬 9 克	云茯苓 9 克

11 月 5 日三诊：药合效好，口已不臭，唇亦不燥，下肢转温暖，细弱之脉转为细而有力，拟膏方巩固之。

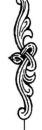

制附片 130 克	炮姜 90 克	姜川连 9 克
大生地 130 克	川断肉 90 克	枸杞子 130 克
菟丝子 120 克	炙黄芪 120 克	潞党参 180 克
炒当归 130 克	大白芍 130 克	宣木瓜 130 克
川石斛 180 克	麦门冬 130 克	云茯苓 130 克
炙甘草 24 克	小红枣 30 个（切）	

上药浓煎 3 次，滤去渣滓取汁，加清阿胶 90 克，白糖 750 克，文火收膏。肉桂粉 22 克收膏时调入。每日服 2 次，每次一匙，开水冲服。

按：杂病中假热真寒证，文献尚少报道。此真寒假热之证，患已 20 多年，屡服清热、养阴、泻火之剂，口臭不已。邹老根据病者下肢冰冷，脉象细弱，认证口气臭、嘴唇干燥为阴极于下，阳越于上。根据《素问·至真要大论》"奇之不去，则偶之……偶之不去，则反佐以取之，所谓寒热温凉，反从其病也"之旨，用附子、肉桂、干姜助阳补火，川连以反佐之；当归、白芍、阿胶养血；石斛、麦冬养胃生津；云苓健脾和中。口臭得减后，二诊再加党参甘温助阳，生地生津养血。20 多年之口臭唇燥，投反佐法 14 剂获得了非常满意的疗效。

脱　发

毛某，女，28岁，干部，1964年5月10日初诊。

产后半年，头发日渐脱落，几及一半，发色黄而不泽，伴有头昏、便秘，饮食、睡眠尚好，脉象虚细，苔薄。肝肾两虚，气血交亏，治当从此着手。

制首乌15克	砂仁1克	拌炒熟地9克
墨旱莲9克	女贞子9克	枸杞子9克
制豨莶9克	黑芝麻9克	潞党参9克
炙黄芪9克	桑椹子9克	西当归9克
大白芍9克	桂圆肉9克	清阿胶9克（烊化）
炙甘草3克	陈橘皮4.5克	小红枣5个（切开）

服药半月后，脱发逐渐停止，头昏、便秘诸症悉平。上方共服25剂，所脱之发皆重新长出，乌黑而有光亮。

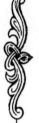

按：人体毛发的营养来源于血，其生机又根源于肾，因此，毛发色泽、数量和质量的改变，可反映出肾与血分的病理变化。当然，肾与血之盛衰与否，势必影响毛发的化生。所以巢氏《诸病源候论》说："足少阴肾之经也，其华在发。冲任之脉为十二经之海，谓之血海，其别络上唇口。若血盛则荣于头发，故发润而美。若血气衰弱，经脉虚竭，不能荣润，故发则枯而秃落。"

本例患者，年方廿八，本当筋骨坚，发长极，身盛壮而气血方刚。然产后半载，旋即发悴渐脱，且伴头昏，便秘。可见患者产后血海空虚，气血衰弱，肝肾两亏之大略矣。方用首乌、杞子、黑芝麻、熟地、女贞子、墨旱莲、豨莶草补肝肾，强筋骨，而养血；用党参、黄芪、当归、白芍、阿胶、龙眼肉、炙甘草、砂仁、陈皮、红枣补气养血，宁心益脾，而滋化源。肾主骨髓，受五脏六腑之精而藏之，"其华在发"，而"发为血之余"，故血气盛则肾气强，肾气强则骨髓充满，而发润乌黑。血气虚则肾气弱，肾气弱则骨髓枯竭而无以上荣，故发亦不滋荣也。鉴此之理，拟补气血以填血海，益肝肾以充骨髓，俾精血旺，肾气充，焉有发不滋荣而生者乎！

荨麻疹（风疹块）

陈某，男，50岁，干部，1964年1月31日初诊。

二月来风疹连片，下肢为多，色红奇痒，风淫于内，营分蕴热之证。右脉缓大，左脉细弦。阳明气血不足，少寐多梦。方拟归脾养血，佐以疏风清营。

制首乌9克	炒潞党15克	炒山药9克
炒扁豆9克	炒白芍9克	荆芥穗3克
青防风2.4克	白蒺藜9克	海蛤壳9克
细柴胡1.5克	龙骨18克	灵磁石18克
焦麦芽9克	焦神曲9克	陈广皮1.5克
桂圆肉9克	地肤子9克	炙甘草1.8克

2月5日复诊：服归脾养血，疏风清营之品，疹退十之八九，痒亦随之而减，纳少，便溏，诊脉右部缓大，左部细弦，胃虚之证。从前方扩充。

原方加炒谷芽9克，焦山楂4.5克。

患者近10年来常发风疹，中西医药治之只能取效于一时，不能根治。此次发作二月，曾使用中药和西药抗组织胺类药物，普鲁卡因封闭，静脉注射钙剂等皆不能控制。服用上方10剂疹退，睡眠亦随之有所好转。一年后有机会遇见患者，称1964年经中药治疗后风疹只发作一次，症状亦较轻，服用原方疹块迅即隐退。

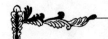

按：邹老认为风疹多年不愈者，多为气血两虚，风热蕴于营分，治之重在健运脾胃，调补气血。若徒持祛风凉血，多难奏效。本例病史 10 年，中西医药久治不已，邹老治以归脾养血，健运中土为主，祛风利湿为辅，合以平肝安神之品，取得了较好的效果。

七、体虚外感疾患

阳虚外感

张某，男，59 岁，干部，1977 年 6 月 22 日初诊。

患者用脑过度，复感受暑湿，致发热数天，服西药热未退，于 6 月 22 日晚邹老会诊。症见头昏体倦乏力，汗出溱溱，身热，体温 38.3℃，纳少腹胀，大便不畅，小溲黄少，苔薄白，脉象细。拟清暑益气，化湿和中法治之。

制苍术 3 克	白蒺藜 5 克	法半夏 3 克
陈橘皮 3 克	鲜生姜 2.4 克	云茯苓 12 克
炒党参 12 克	炒白芍 5 克	枸杞子 9 克
佛手片 9 克	午时茶 1.5 克	小红枣 5 个（切开）

6 月 23 日复诊：汗出而热不退，胃纳仍不开，大便转溏薄，日解两次，肢体倦怠乏力，体温 38℃，舌苔淡白，脉细无力。高年气虚阳弱，宗李东垣甘温除热法治之，冀获退热之效。

炙黄芪 15 克	炒潞党 15 克	淡附片 2.4 克
淡干姜 1.5 克	炒白芍 5 克	炒白术 9 克
云茯苓 15 克	法半夏 5 克	陈橘皮 5 克

6 月 25 日三诊：药后热退，体力渐复，胃纳增加，食而有味，刻下微觉喉中有痰不爽，脉细，苔白。药合病机，

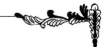

效不更方，仍从前制略加化裁，以资病体康复。

炙黄芪 15 克　　　炒潞党 15 克　　　炒白术 9 克
淡附片 1.8 克　　　枸杞子 12 克　　　炒白芍 9 克
云茯苓 9 克　　　　福橘络 3 克　　　　小红枣 5 个（切开）

上方续服 3 剂，精神振作，热退未再波起，饮食及二便正常。

按：本例患者，外感发热，经西药治疗数天热不退，延请邹老会诊，开始从清暑益气，化湿和中之法治之，冀其邪从表解，热从外透，未能获效。汗出溱溱如故，纳少未得改善，体倦乏力之象有增无减，且大便由不畅转为溏薄，舌淡苔白，脉细而弱，显露一派中阳气虚症状。缘患者本体劳心气虚，积湿内蕴，而受暑邪，湿热蕴伏于气中，无力外达，前制清暑化湿之中，虽有益气之党参，然施于阳虚气馁之体，药力单薄，达而不逮，总是难以取得退热之效的。故二诊仿东垣甘温除热之法，进温阳益气健脾之剂，投以参附、芪附、术附、附子理中、六君五方而获效验。

阴虚杂感

李某，女，72 岁，1977 年 9 月 1 日初诊。

患者主诉发热，早轻晡重，历时已有 4 个多月，其热势最高可达 39℃上下波动。西医拟诊为支气管内膜感染，并疑诊为癌变，曾作痰液检查 3 次，均未发现癌细胞，但认为肺部癌变尚不能排除，经用西药治疗，未见效果。发热延绵，迄今不退，刻下发热 38℃，不咳嗽，无痰，头昏，四肢乏力，形体消瘦，纳谷不馨，食不到一两，口中作干，但饮不多，大便质硬，难解，四五天一行。苔光剥，舌绛如镜面，扪之胶黏，脉象细数。病属高年阴虚杂感，肺脾蒙受其

害，当拟清肺扶脾，养阴除热为治，冀能热退纳振乃佳。

北沙参 12 克	黑玄参 12 克	川百合 18 克
稽豆衣 30 克	怀山药 12 克	潞党参 30 克
黑芝麻 12 克（茅术 1.2 克同炒）		淫羊藿 30 克
云茯苓 12 克	红枣 5 个（切开）	

9月8日复诊：药后发热似有退意，但不明显，午后热势仍著，口干仍不多饮，头昏，两目作胀，咽喉作干，舌体转动不利，大便两日一次，较前通畅，舌仍光绛，脉象细数。守原法缓缓图治。

北沙参 12 克	黑玄参 12 克	川百合 18 克
稽豆衣 30 克	怀山药 12 克	潞党参 30 克
炙黄芪 15 克	肥玉竹 9 克	地骨皮 15 克
淫羊藿 30 克	黑芝麻 12 克（茅术 1.2 克同炒）	

9月19日三诊：患者称服上方10剂，热势有下降趋势，午后体温已在38℃以下，早晨体温基本正常，精神较前略振，纳谷稍增，口干亦有所减轻，大便质尚干，四五天才解一次，舌体活动尚不利，脉如故。原方续进5剂。

10月24日续诊：患者陆续服上方近30帖，热递退已半月，舌上已有薄薄白苔，舌质尚红，纳谷已知甘味，精神振作，唯两天来腰臀牵及下肢酸痛，且局部皮肤有火烧火燎样感觉，余无明显不适。阴虚杂感之证，迭进清肺扶脾益肾，养阴除热之剂，热虽除而阴虚之体未复，近见腿腰酸痛，有湿郁营络之象，治再原法，稍事损益可矣。

稽豆衣 30 克	玉竹 15 克	川百合 18 克
川石斛 12 克	怀山药 12 克	潞党参 30 克
炙黄芪 15 克	西当归 9 克	淫羊藿 30 克
苍术 1.2 克（同黑芝麻 15 克拌炒）	生苡米 4.5 克	

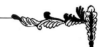

炙甘草3克

11月17日续诊：自述热退未起，但腰腿疼痛或轻或重，其间伴口腔溃破，随腰痛之轻重而起伏，口唇干，大便二三天一次，舌红，脉有歇止。乃气阴未复，虚火上浮，前制增入交泰丸意。

炙黄芪18克	川石斛12克	淫羊藿30克
西当归9克	潞党参30克	川百合15克
怀山药15克	肥玉竹9克	紫丹参9克
炙甘草3克	肉桂粉0.6克（冲）	上川连0.9克

又服5剂后，口腔溃疡消失，腰腿基本不痛，自己已能在家扶杖自行活动。

按：久虚不复谓之损，损极不复谓之劳。患者已逾古稀之年，本体素虚，感邪发热，绵延四月不退，骨蒸形瘦，势必成阴虚劳热之证。邹老针对湿热之邪袭人，极易耗人气津的特性，抓住患者日晡热重，形体消瘦，舌光无苔，绛如镜面，饮食少进，大便坚硬，数日一解，脉细而数等见症，认为本例患者始因湿热犯肺，久延不愈，进而耗灼了肺胃之津，乃致金水不能相生，水亏无以济火，脾胃失于运化，中土不能生金，故治在养肺扶脾。方用沙参、元参、玉竹、石斛、百合、地骨皮之属清养肺胃以除热，党参、黄芪、山药、茯苓、大枣之类益气扶脾以生金，俾太阴肃化有权，则土能生金，金能生水，水能济火，热势焉得不息！

镜面舌是危证舌象。清·杨云峰《临证验舌法》说："生死之决于脉证者，《内经》垂训，甚明备矣，而佐以验舌，则尤显而易见也……舌如去膜猪腰子者危，舌如镜面者危……舌光无苔，胃气绝也，不治……以上所列，皆垂死危候也"。镜面舌多为内脏被损，元津耗伤所致。此舌虽属垂

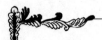

死危候，但如能竭力挽回，辨证用药精当，亦有可得生者，本案即是一例。

误表气虚

李某，男，53岁，干部，1964年2月11日初诊。

去年九月患"病毒性肺炎"愈后，常苦感冒，动则易汗，头昏少眠。一周来头昏痛，鼻塞涕多，低热自汗，夜难成寐，无气虚弱，心液耗亏之故，脉象左部细弦而弱，右部浮大而弦，苔色淡白。拟补气敛阳止汗，佐以养血安神，俾得汗止神宁，是为要务，发散之剂切勿再投。

炙黄芪 24 克	大白术 3 克	东北红参 9 克
浮小麦 30 克	南沙参 12 克	煅磁石 30 克（先煎）
炒川连 0.9 克	阿胶珠 9 克	煅龙骨 30 克（先煎）
花百合 30 克	鹿衔草 45 克	鸡子黄 1 个（冲入）
糯稻根须 30 克	西川芎 2.4 克	熟枣仁 12 克（杵）
炙甘草 3 克	黑大枣 7 个（切开）	

2月19日复诊：药后热退，汗敛而未已，夜寐稍好，头不痛而微昏，晚间有时干咳，脉苔如前。

原方加麦门冬 9 克。

3月8日三诊：上方连续服15剂，诸恙悉平，脉象细弦，右部稍大，苔薄。嘱隔日1剂，再服一旬，以巩固疗效。后随访，极易感冒之苦已除。

按：本例患者患病毒性肺炎之后，不时感冒，感冒之后，医者即予发散疏解之剂，以致正气日虚，卫表不固，感冒几无解期，此属误汗之害。柯韵伯说："邪之所凑，其气必虚。故治风者，不患无以祛风，而患无以御之，不畏风之不去，而畏风之复来。何则发散太过，玄府不闭故也。昧者

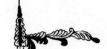

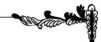

不知托里固表之法，偏试风药以祛之，去者自去，来者自来，邪气留恋，终无解期矣。"伤风感冒虽小恙，亦必须灵活施治，如死守一方一法，只知发汗解表，则贻害匪浅。

风邪犯肺

霍某，男，53岁，干部，1960年12月25日初诊。

外出3周，过度疲劳，感寒热郁，回宁后即恶寒，继则发热不退，已经3天。某医诊断为"感冒""急性支气管炎"，使用青霉素等药物治疗效不著。体温39.6℃，头痛，一身作困，咳嗽甚剧，口干不欲饮，苔色黄厚，大便三日未更，腹不拒按（向有习惯性便秘），脉来细弦滑数。证属风温，风温乃阳邪，肺先受之。方拟辛凉解表，清泄内热，表里两解之品。

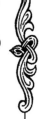

霜桑叶9克	嫩桑枝9克	苏薄荷2.4克（后下）
荆芥穗3克	信前胡9克	炒牛蒡子9克
光杏仁6克	肥知母9克	天花粉9克
净麻黄0.3克	嫩白薇9克	炒子芩3克
六一散9克（布包）		

12月26日复诊：服上方颇合病机，汗出透衣，热势得以大减（体温37.4℃），咳嗽亦大见减轻，苔黄口渴，但不欲多饮，尚未得便，腹按虽不觉痛，但夹微滞，以从苔黄得之也。方拟清热导滞，俾余热从下行为是。

信前胡4.5克	牛蒡子4.5克	苏薄荷0.6克（后下）
光杏仁4.5克	天花粉9克	肥知母9克
嫩白薇4.5克	炒子芩1.5克	冬桑叶4.5克
嫩桑枝4.5克	川石斛9克	云茯苓9克
焦山栀3克	大贝母6克	江枳实3克

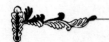

药后便解，热退，咳已。

按：治病最难，难在辨证用药。盖辨证不清，则无以立法处方，药性不明，则处方无以配伍。且疾病之因，往往错综复杂，千变万化，全在医者细心观察，随机应变，方能得心应手。本例有虚有实，亦寒亦热。过度疲劳之后，气阴两方为虚；无汗，剧咳，便秘为实。口干不欲饮尚有寒意；身热脉数，苔黄是为热征。无汗则邪无出路，发汗则阴分更伤；用下，里尚未实，且有表证；用清，亦非所宜。邹老根据卫气营血辨证，认为邪尚在卫气，气阴虽伤，犹可冀汗而解。方选气轻味薄之桑叶，辛凉走窜之薄荷，疏散风热之牛蒡，佐以辛温之荆芥，以增强宣泄发散之力，使汗出透衣，邪从表解；前胡、杏仁、贝母疏风止咳，润肺化痰；麻黄佐以白薇，发散郁结肺经之风寒热邪，故咳嗽得以一药而衰；气阴两虚之体，温邪最易耗液伤津，故用石斛、花粉、知母以滋阴生津养胃；少用黄芩、山栀以清邪热；茯苓和中渗湿，桑枝疏和络脉。复诊方益以枳实，消积化痰，导滞下行而病已。

肺脾气虚外感

林某，男，72岁，干部，1959年3月17日初诊。

近年来极易感冒，经常咳嗽。一周来因外感咳嗽加重。高年气虚肺弱之体，气虚故易招外感，肺弱故易致咳嗽，湿痰内蕴，便解不实，日更三次，脾气亦虚。舌苔黄厚，脉象缓大，皆其候也。法拟清养肺气，益调胃气，宣湿豁痰为是。

炒南沙参9克	京半夏6克	旋覆花3克（包煎）
潞党参6克	杜苏子6克	炒北沙参9克
象贝母6克	海蛤壳3克	橘络红各3克

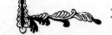

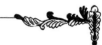

炒白术 4.5 克　　　云茯苓 9 克　　　炒冬瓜仁 12 克
焦神曲 6 克　　　　焦麦芽 4.5 克　　　炙甘草 1.2 克
红枣 4 个（切开）

3 月 19 日复诊：服药 2 剂，据称咳减痰少，便解依然三次，但已成形，苔薄黄，脉如前。高年肺、脾、肾三脏交虚。法拟清养肺气，以固治节，健运脾气，以输精液，补益肾气，以强气化，肺、脾、肾三气相得为用，内脏气机升降协调，此治本之法也。

炒玉竹 9 克　　　京半夏 6 克　　　炒南沙参 9 克
炒山药 12 克　　　净芡实 9 克　　　冬虫夏草 3 克
杜苏子 6 克　　　炒北沙参 9 克　　　旋覆花 2.4 克（包煎）
象贝母 6 克　　　潞党参 9 克　　　炒冬瓜子 12 克
云茯苓 9 克　　　焦神曲 6 克　　　焦谷芽 4.5 克
炒白术 9 克　　　炙甘草 1.2 克　　　小红枣 4 个（切开）
橘络红各 3 克

4 月 7 日三诊：上方服 10 剂，颇合病机，便解成条，尚有微咳夹痰。气虚者，必肺虚，以肺主一身之气也。脉象两部重按有力，苔薄。方既得应，仍化裁前制，培土生金，是为要着。

炒潞党 9 克　　　炒于术 6 克　　　炒山药 12 克
云茯苓 9 克　　　焦白芍 3 克　　　炒南北沙参各 9 克
炒玉竹 9 克　　　玉苏子 4.5 克　　　炒冬瓜子 15 克
川贝母 3 克　　　象贝母 6 克　　　旋覆花 1.8（包煎）
化橘红 6 克　　　福橘络 6 克　　　冬虫夏草 3 克
净芡实 9 克　　　焦麦芽 4.5 克　　　焦神曲 4.5 克
京半夏 6 克　　　炙甘草 1.2 克　　　小红枣 5 个（切开）

上方又服 15 剂后来诊，咳止，便调，嘱再服 10 剂，隔日 1 剂，以资巩固。

按：病者年过古稀，正气日虚，卫表不固，稍微吹风受凉，即为外邪所客。外邪从口鼻、皮毛入侵，肺卫首当其冲，肺气不得宣扬，故而咳。《内经》云："脾气散精，上归于肺。"脾虚下陷，大便溏薄，土不生金，肺气益弱。初诊方服用后，咳嗽得减，大便成形，但每日尚解三次。邹老于二诊时，进一步阐述病者之病机，是"高年肺、脾、肾三脏交虚"，所以易感外邪。咳嗽，便溏，皆与肾有密切关系。在治肺脾的同时，要增入益肾之品，俾"肺、脾、肾三气相得为用，内脏气机升降协调"。三诊时，邹老又指出，本例肺、脾、肾三脏交虚之证，治疗之主要原则是培土生金。益肾也是为了达到健脾以补肺之目的。邹老教诲我们："补肺而不培土，非其治也。"方用沙参、玉竹清养肺气，参、术、苓、草、橘、夏、神曲、麦芽补气健脾以养肺，山药、芡实、冬虫夏草、枸杞子益肾健脾以补肺，苏子、旋覆花、贝母、蛤壳降气润肺化痰，少用白芍以制肝安脾也。

阴虚外感

马某，女，78 岁，1964 年 1 月 17 日初诊。

风烛残年，向有肝阳上越，头目不清，肠腑枯燥，大便干结之症。近因感冒，一周不解，身热（体温 39℃），头胀，鼻塞，脉象弦数而劲，苔色淡黄。此阴伤之证。得谷者昌，今胃纳不开，为高年之人所忌。方拟清热养肺，息风潜阳，理脾和胃，俾得热退胃强，最为要着，否则必凶。

炒青蒿 9 克	西洋参 3 克	川贝粉 3 克（冲）
北沙参 6 克	生玉竹 9 克	白蒺藜 4.5 克

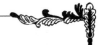

南沙参 6 克	干荷叶 3 克	生冬瓜子 15 克
云茯苓 3 克	明天麻 3 克	广橘络 2.4 克
川百合 15 克	海蛤粉 4.5 克	煅磁石 12 克（先煎）
生牡蛎 18 克（先煎）		

1月18日复诊：高年多病，而又患重感冒，昨拟清热养肺，息风潜阳，理脾和胃，今热势减轻（体温 37.5℃），胃口略开，惟鼻塞不畅，胃气未振。再拟前制化裁，佐以清肠润燥，以冀化险为夷。

荆芥穗 1.2 克	苍耳子 9 克	炒青蒿 6 克
北沙参 12 克	川石斛 9 克	生牡蛎 18 克（先煎）
西洋参 3 克	白蒺藜 6 克	煅磁石 15 克（先煎）
鲜百合 30 克	明天麻 3 克	鲜荸荠 5 枚（切开）
海蛤粉 4.5 克	广橘络 3 克	干荷叶 3 克
冬瓜子 15 克	海蜇皮 30 克（洗去盐切）	

1月20日三诊：热退，纳开，胃和，大便通畅，皆属佳象。唯觉头昏，鼻塞减而未已，脉弦而劲，苔色薄黄，再拟原意化裁。

冬桑叶 6 克	杭菊花 9 克	苏薄荷 0.9 克（后下）
炒青蒿 9 克	香白芷 2.4 克	辛夷花 3 克
西洋参 1.5 克	北沙参 9 克	炒知母 4.5 克
川石斛 4.5 克	广橘络 3 克	海蛤粉 9 克
白蒺藜 4.5 克	炒竹茹 3 克	生冬瓜子 15 克（杵）
鲜荸荠 7 枚（切开）		

另搐鼻散 0.9 克，少许吸鼻，每日三四次。

按：患者风烛残年，脾肾之阴本虚，肾水不足，木少水涵，肠少津润，是属旧病。今感冒之后，身热不解，为时虽仅一周，即见阴伤，乃素体水亏之故。邹老认为，肺主气，为

高源之脏，其脏娇柔，既不可寒，又不耐热。肺受热灼，高源化绝则水涸而不能布津，内不能洒陈于六腑，外不能输精于皮毛。而肺之布津又必赖于脾胃之生化有权。故治之，不但要顾护肺胃之津，还当醒脾和胃，得谷则昌，失谷者亡。方拟南北沙参、西洋参、玉竹、石斛、百合、青蒿等清养肺胃以退热；牡蛎、磁石、天麻、白蒺藜息风潜阳；川贝、蛤粉、冬瓜子、橘络、荷叶、云苓理脾清肺化痰。一剂肺胃得滋，热轻减，而鼻塞仍不通畅，二诊稍增宣理肺窍之荆芥、苍耳子。三诊见头昏，鼻塞未彻，故继参清宣之品，以冀祛邪务尽。

脾虚肝郁杂感

朱某，女，40岁，干部，1961年4月诊。

体质素弱，大便常不实，情志抑郁不畅，感冒一月许，低热不退（38℃左右），头作胀，肩觉酸，胸廓痞闷，口淡乏味，纳谷呆顿，夜寐不佳，舌苔薄白，脉象细弦，曾服辛温、辛凉解表和和解少阳之剂，以及抗生素等西药，皆无明显效验。气血两虚之体，阳虚更甚，而又木郁不达，故有上述之候，病名杂感。治宗东垣甘温例，疏和络脉。

潞党参9克	桂圆肉9克	黑大枣3个（切开）
香白芷1克	白蒺藜4.5克	制豨莶4.5克
细柴胡1克	法半夏4.5克	云茯苓9克
合欢皮18克	川贝母9克	煅磁石18克（先煎）
净芡实9克	莲子肉9克	炒青蒿12克
干荷叶9克		

服上方2帖，体温降至正常，又服5剂而愈。

按：医者，要既能知常，又善达变。辛温、辛凉解表

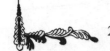

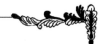

法是治外感风寒、风热表症的常法，小柴胡汤是治少阳证寒热往来之常方。本例是虚体外感，实践证明，用常法是难以取效的。邹老宗东垣甘温除热之法，而不泥其方药，取党参、桂元、大枣甘温补中和营卫；莲子、芡实，茯苓、半夏清心益肾补脾渗湿；柴胡、磁石一升一降，达木之郁，潜肝之阳；蒺藜、白芷、豨莶草舒和络脉；合欢皮、川贝舒气开郁；青蒿除虚热，并有升发舒脾之力；荷叶升阳散瘀，且有升发脾胃清气之功。此方看似平淡无奇，但药能对证，故能奏效。费伯雄《医醇賸义·序》所言，平淡之极，乃为神奇，此言实为得之矣。

八、妇科疾患

经　闭

黄某，女，18岁，演员，1961年2月诊。

女子二七而天癸至，盖冲脉盛也。冲为血海，血脉充盈，地道温和，则月事以时下。而必赖阳明气血之盛，充沛贯注，络脉自通。阳明者，胃也，胃为水谷之海，气血之根本也。今患者平时刻苦练功，酷喜冷饮，耗热伤气，致伤阳明气血，不月者年余矣。且带下如注，头昏、心悸，演唱时气短不续，纳少便溏。脉象沉细而紧，舌苔淡白。阳明气血不冲，冲任为之不利也。治病必求其本，当为温养胃家气血，宗仲圣温经汤化裁。

淡吴萸2.4克　龙眼肉12克　黑大枣5个（切）

鲜生姜3片　炙甘草6克　陈艾叶6克

麦门冬9克　广木香2.4克　四物丸12克（包煎）

　　楮实子9克　　肥玉竹9克　　清阿胶6克（烊化冲入）

　　春砂仁3克　　核桃仁9克　　资生健脾丸9克（包煎）

　　另：矾石丸3粒，隔日用1粒纳入阴道内。

　　服上方10剂后，经即来潮，白带亦显著减少。

　　按：某单位，有经闭患者10人，年龄17～20岁者7人，21～25岁者3人，经闭3～6个月者8人，6个月以上者2人。10例患者，皆伴有大量白带。该单位领导特邀邹老诊治。邹老究其经闭之因，多由练功或演出之际，贪凉饮冷过度，寒结胞门，因而伤及阳明，化源不足，地道不温所致。予以温经汤化裁，外用坐药，效果颇好。投药5剂，经来者5例，6～10剂经来者4例，20剂经潮者1例。使用矾石丸三四粒后，白带皆得显著减少，乃至痊愈。冲脉固为月经之本，然究气血之盈亏，全由水谷饮食之盛衰。冲脉之血，总由胃腑水谷所化，可见胃气与冲脉息息相关。月事之本，本于冲任，必借阳明为之枢机也。阳明者，水谷之海也，心为之母，脾为之助，胃伤，故心脾受病。心、脾、胃三经皆病，冲脉无血气以泽灌，故女子为之不月也。仲景宗《内经》之奥旨，制有温经汤，吴萸为之主者之所由来也。

　　本例患者系一演员，勤学苦练，耗热伤气，平素贪凉饮冷，久之，中土阳衰，纳谷减少，化赤无源，心虚不能供血，脾虚无以统血，冲无血灌，寒气内凝，地道不温，有如雪窖冰天，血凝涩，气亦滞，经闭不下；周身络脉失于濡养，故头昏心悸；肠腑失濡，大便干结；土不生金，气短不能接续；经闭日久，胞宫蕴湿为热，故下白物如带也。本例患者，为10例经闭之一，皆宗温经汤意，温养胃家气血，俾得阳明之阴阳协调。立法处方未尝着重逐瘀，而经自行。此可谓善读仲景书者。

吴茱辛热，入脾胃，温中散寒；艾叶辛热，入脾肾，除沉寒痼冷；生姜辛热走窜，开郁温散而醒胃；桂圆甘温入心脾，补气养血；大枣甘温入脾胃，补中益气；炙甘草甘温，缓中和络而补脾；健脾丸、木香、砂仁健中理滞；四物、阿胶、楮实养血活血；核桃通命火，润肠补阳；麦冬、玉竹甘寒生津，和养胃阴，且监制辛热之品，所以协调阴阳。观本方，重用温胃养血之品，俾中土振奋，血气充足，经脉畅通，虽不用攻破之剂，而月经复潮。至于带下，病在子脏，故取矾石丸直入病所。炒矾枯涩，功能祛湿固脱；杏仁同蜂蜜作润剂，取其易化。此法简便易行，效果卓著，而今之医者却甚少用之。仲景良法，世多遗而不用者，抑又何也！

阴道炎、宫颈炎（带下）

罗某，女，52岁，干部，1963年6月17日初诊。

患者青壮年时体质好，但生育12胎后行绝育术，20多年来白带如小便，曾经不少中医诊治，服药数百帖，效欠满意。西医妇科诊断为"阴道炎、宫颈炎"，虽经内治和外用法治疗，效果同样不佳，而至邹老处诊治。邹老认为气血两亏，阴虚阳亢，带下如崩，色白，有时淡黄，不臭，已有20多年，头晕，心慌，少眠，便难，五六天一次，面部不时升火色红，舌绛，脉象细弦，皆其候也。方拟补宗气，养阴血，柔肝木，佐以润燥之品。

紫河车9克	大潞党18克	桂圆肉12克
制首乌12克	生地黄12克	白蒺藜9克
杭菊花12克	珍珠母15克	大白芍9克
淡苁蓉9克	黑芝麻15克	南沙参12克

川石斛 12 克　　　上川连 0.6 克　　炒子芩 3 克

二至丸 12 克（包煎）　　清阿胶 9 克（烊化冲入）

绿萼梅 9 克　鸡子黄 1 个（冲入）　炙甘草 3 克

7 月 28 日复诊：诉服上方后，白带显著减少，大便得畅，夜间睡眠亦有所好转。效不更方，原方加活磁石 18 克。

8 月 29 日三诊：带下已甚少，除稍感头晕外，余无明显自觉症状，舌苔薄白，脉细微弦。宗原法治之，原方再加枸杞子 9 克。

患者服用上方药共 45 剂，诸恙向安。1964 年 9 月来诊，带下病似欲复发，仍予上法 10 剂得愈。

按：带下之病因病机，主要是痰、湿、寒、热，病在脾与带脉。脾为后天之本，带脉与肝关系密切（如带脉的穴位中，章门穴即属肝经），与肾相关连（带脉络腰而过，腰部为足少阴肾经所属，腰为肾之府）。因之带下与肝肾关系密切，特别是带下日久，滑泄无度，终极于肾。

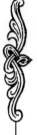

本例患者之带下，由于生育过多，气血两亏，阴虚于下，阳亢于上，带脉不固所致。方以血肉有情之紫河车，大补气血，取竹破竹补之意，龙眼、党参佐之；首乌、地黄、二至养肝肾之阴以制阳，用潜藏浮火、摄纳虚阳之珍珠母，平肝疏郁之蒺藜、菊花、梅花佐之；苁蓉、胡麻滋肝肾之精血以润肠，用养肺胃生津液之沙参、石斛佐之；黄连阿胶汤扶阴泻阳，交通心肾，使水得升，火得降；以国老调和诸药。二诊和三诊方中增入磁石、杞子，前者入肝肾血分，收摄上浮之气焰，后者温和润泽，是滋养肝肾真阴之妙品。本方用药达 20 味之多，但多而不杂，主次分明。

不孕症

俞某，女，33 岁，干部，1963 年 5 月 20 日初诊。

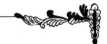

婚后 10 年，经调不孕，少腹（脐以下）经常隐隐作痛，阴寒之气蕴于下元。胸胁常感痞闷，腹胀，便溏，日解二三次，肝郁脾虚之征。脉来细而微弦，苔色淡白罩黄，脾虚湿蕴之象。拟方先予抑木扶脾。

炒柴胡 1.8 克	炒白芍 12 克	炒白术 9 克
炒党参 18 克	广木香 3 克	炒陈皮 4.5 克
佛手片 9 克	广藿香 6 克	焦苡米 9 克
干荷叶 9 克	淡干姜 3 克	黑大枣 5 个（切开）

5 月 30 日复诊：服药 5 剂，胸胁痞闷及腹胀消失，大便调实，肝木得达，脾虚已复。少腹隐痛如故，脉细，苔薄，下元阴寒未除。拟原方巩固前效，益温养通阳之品，以祛下元阴寒之气。

炒柴胡 1.8 克	炒白芍 12 克	川桂枝 0.9 克
北细辛 0.9 克	青防风 1.5 克	炙黄芪 9 克
紫河车 9 克	炒白术 9 克	炒党参 18 克
广木香 3 克	炒陈皮 4.5 克	佛手片 9 克
广藿香 6 克	焦苡米 9 克	干荷叶 9 克
淡干姜 3 克	黑大枣 5 个（切开）	

9 月 14 日三诊：称服上方 5 剂后，脐下隐痛即消失，但近一月来，少腹又觉隐痛，腹胀，便溏复萌，脉细，苔薄。上方虽属对证，但功亏一篑耳。原方嘱服 10 剂。同年 12 月 23 日来诊，已妊娠三月。至足月生一女孩。

按：早在《内经》中即有"不孕"之记载，不孕之原因，诸家说法不一，沈尧封说："求子全赖气血充足，虚衰即无子"，"若本体不虚而不受胎者，必有它病。缪仲淳主风冷乘袭子宫；朱丹溪主冲任伏热；张子和主胞中实痰；丹溪于肥盛妇人，主脂膜塞胞；陈良甫谓二三十年全不产育

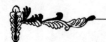

者，胞中必有积血"。对于不孕之治疗，张景岳说："种子之本，本无定轨，因人而施，各有所宜。故风寒者宜温，热者宜凉，滑者宜涩，虚者宜补，去其所偏，则阴阳和，而生化著矣"。他主张辨证施治，批评不辨证施治的人是"不知此理，但知传方，岂宜于彼者，亦宜于此耶。偏传其神，竟相制服，岂知张冠李戴乎"。

本例患者，婚后10年，经调不孕，其因有二，一是阴寒之气蕴于下元，二是木郁乘土，脾虚下陷。女子以肝为先天，脾土为生化之源，故先抑木扶脾。方以柴胡、白芍疏肝解郁，柔肝养血；党参、白术补气健脾；木香、陈皮、藿香、佛手理气健脾；荷叶、苡米升清渗湿；干姜、大枣调和脾胃。服药5剂，肝木得达，脾气得运。脐下隐痛，乃阴寒未除。于原方益以细辛、桂枝、防风、黄芪温经通阳，以血肉有情之紫河车，温补精血。下元阴寒之气得去，故能有子。

邹老认为，凡妇人或男子少腹（脐下）经常隐痛不已者，多为房事不慎，肾虚阴寒乘袭，蕴于下元所致。治以细辛、防风、桂枝和黄芪等温养少阴、太阳，可祛除阴寒之邪。

先兆流产（漏胎）

吴某，女，28岁，干部，1973年10月15日初诊。

妊娠二月，因负重登楼，腹痛阵作，腰痛难忍，某医院妇产科诊查为流产先兆。3天后来诊，脉象细滑，舌苔正常。劳伤胎元，有坠胎之虞。拟调气养血，益肾健脾，以保胎元。

青防风4.5克　　江枳壳2.4克　　西当归9克
大白芍12克　　桑寄生12克　　川断肉9克

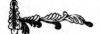

大潞党 9 克　　　　大白术 6 克　　　　荷叶蒂 9 克

淡干姜 1.5 克　　　粉甘草 3 克　　　　黑大枣 5 个（切开）

服上方 3 剂后，腹痛即止，腰痛亦逐渐消失，共服药 5 剂，于 1974 年 5 月生产一子。

按：漏胎又名胎漏、胞漏、胞阻，现代医学称之为先兆流产。对于漏胎之治疗，朱丹溪主张"大补气血"，傅青主谓："血只能荫胎，而胎中之血，必赖气以卫之，气虚下陷，则荫胎之血，亦随气而陷矣"。张山雷认为胎元受伤，震动欲坠者，得温和流动，具有升举之力的归、芎能安。邹老认为，因跌仆闪挫或劳伤触动胎元之漏胎的治疗，当调其升降失常之气，和其被伤乱之血，养其系胞之肾，补其气血化源之脾，使其气顺血和，胃强脾健，其胎自安。本例先兆流产，是由劳力过度，伤动胎元所致。方中之防风、枳壳，一升一降，以调其失常之气。气之亢于上者，抑而降之，陷于下者，升而举之。然既用防风之升，又何以用枳壳之降？周学海说："此以治病之轻且浅者可耳。若深重者，则不可以径行，而必有待于致曲。夫所谓曲者，何也？气亢于上，不可径抑也……气陷于下，不可径举也。审其有余不足，有余耶，先疏而散之，后开而提之；不足耶，先敛而固之，后兜而托之"。防风与枳壳同用，即此意也。方中之当归、白芍，和血养血；党参、白术，补气健脾；桑寄生、川断肉，益肾和络；干姜温中开胃；荷蒂升举清气；甘草、大枣，补脾气和营卫，相互配合，收效良好。

习惯性流产（滑胎）

霍某，女，35 岁，干部，1960 年 4 月 2 日初诊。

连续滑胎 17 次，肝肾不足，气血虚亏可知。今妊娠两

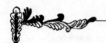

月，前天开始，少腹坠胀，阴道见红，腰府酸痛，头昏，泛恶欲吐，脉象滑大而数，舌苔薄白。治拟补气血，养肝肾，和胃安胎。

东北人参 6 克	大白术 9 克	当归身 9 克
炒白芍 9 克	陈艾炭 3 克	清阿胶 9 克（烊化）
枸杞子 9 克	桑寄生 9 克	抱茯神 9 克
老苏梗 2.4 克	干薤白 3 克	炒谷芽 9 克
荷叶蒂 3 枚	鲜生姜 2 片	黑大枣 5 个（切开）

4 月 4 日复诊：服药两剂后，少腹坠胀、阴道见红、泛恶欲吐之症皆除，今已安然无事矣，惟觉头晕。脉来细滑，舌苔薄白。治守原法，以巩固疗效。

大潞党 9 克	大白术 9 克	当归身 9 克
炒白芍 9 克	清阿胶 6 克（烊化冲入）	
陈艾炭 2.4 克	枸杞子 9 克	桑寄生 9 克
抱茯神 9 克	老苏梗 18 克	鲜生姜 1 片
黑大枣 5 个（切开）		

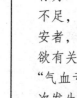

嘱上方间日服 1 剂，连续服二三个月，以巩固疗效。后患者于 1960 年 11 月，足月生一子。

按：习惯性流产，《巢氏病源》称为"坠胎"，《医宗金鉴》称为"滑胎"。导致滑胎之主要原因，《巢氏病源》谓"气血不足，故不能养胎，所以致坠胎"。陈良甫谓"妊娠胎动不安者，由冲任血虚，受胎不实故也"。《医宗金鉴》认为与纵欲有关。冲为血海，任主胞胎，肾主藏精系胞，又主封藏。"气血亏损，冲任不固，肾气虚弱，胎儿难得滋养，所以屡次发生坠胎。治疗当以健脾养肾，补气血，固冲任为主。所以重在健脾者，以脾为后天之本，气血生化之源。如脾不健，则生化无源，肾精无以滋生，冲任无以滋养。陈修园

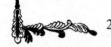

《女科要旨》之所以载丸之重用参、术、苓、枣,《景岳全书》之泰山磐石散中用参、芪、术、草,盖即此意也。如因纵欲而致滑胎者,孕后即宜节欲,以免震动胎儿。本例为肝肾不足,气血亏损所致之滑胎,以人参、白术、谷芽大补元气,健运脾胃;当归、白芍、阿胶养血止血;枸杞子、桑寄补脾肾,固冲任;艾炭止血安胎;茯神安神止呕;荷蒂、薤白、苏梗升举清气,和中安胎;姜、枣温中健脾,调和气血。本方由所以载丸、泰山磐石散和仲景之胶艾汤化裁而成,重在健脾胃,补气血,养肝肾,固冲任,安胎元。

功能性子宫出血（崩漏）

魏某,女,48岁,1978年1月17日初诊。

患者于15岁月经初潮,周期为25天,每次5天净,量一般,用一刀草纸左右。1965年行输卵管结扎术后,经量偏多,每次用二三刀草纸,年余后月经又正常。1977年4月,月经量又增多,每次要用三四刀草纸。11月4日经潮,量多如崩,十来天后转为淋漓不尽,直至28日方净。1978年1月6日又经来量多如崩,西医予肌注丙酸睾丸酮等无效,乃于1月17日邀邹老会诊。崩漏之证,腰痛乏力,口作干,脉象细,苔薄白,尖色绛。女子以肝为先天,崩漏治以止血而血不止,缘肝有瘀热之故。

春柴胡 3 克	炒子芩 4.5 克	川断肉 12 克
小川芎 4.5 克	制香附 9 克	熟灵脂 9 克
椿根皮 9 克	大白芍 12 克	蒲黄炭 9 克（包煎）
太子参 18 克	川石斛 12 克	藕节炭 3 个
清阿胶 3 克（烊化冲入）		

3月9日二诊:称服上方5剂后,崩漏即止。3月7日

经潮，量中等，腰痛乏力，口味干苦，脉细而弦，苔薄，尖红。治守原法。

　　春柴胡 3 克　　　炒子芩 6 克　　　藕节炭 5 个
　　川断肉 15 克　　小川芎 3 克　　　潞党参 24 克
　　炒白芍 12 克　　制香附 6 克　　　炙甘草 3 克
　　清阿胶 4.5 克（烊化）　　震灵丹 12 克（分 3 次吞服）

　　3 月 9 日方服后，此次经量正常，5 天干净。观察两月，未见崩漏现象。

　　按：本例为肝旺肾虚瘀热崩漏，故治以柴胡、黄芩、白芍、香附清肝调经；川断、川芎、石斛、阿胶补肝肾，养阴血；失笑散、震灵丹、藕节炭止血消瘀；椿根皮清热收涩；参、草健脾补气。

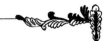

诊余漫话

肾系常见病证的治疗经验

肾脏疾患是内脏疾病之一。病在六腑，治疗比较容易；病情一涉内脏，都是很难治疗的。这是中、西医学家所公认的事实。《素问·阴阳应象大论》说："邪风之至，疾如风雨，故善治者治皮毛，其次治肌肤，其次治筋脉，其次治六腑，其次治五脏。治五脏者，半死半生也。"王冰注说："治其已成"。《素问·上古天真论》又说："肾者主水，受五脏六腑之精而藏之，故五脏盛，乃能泻。"王冰注说："五脏各有精，随用而灌注于肾，此乃肾为都会关司之所，非肾一脏而独有精。"这话是有一定理由的，就是说肾脏有病，非特肾脏有损伤，即内脏各部门都不健全，抵抗力薄弱，才会生肾脏病的。

五脏中肺与肾最为娇嫩与柔脆，凡是气候上的变化，物理上的刺激，情绪上的波动，外因与内因各方面，都能影响到肺脏与肾脏。足少阴之脉，其直行者从肾上干肝膈，入肺中，循喉咙，挟舌本，故肺部有疾患，脉络传导，作用病害，侵袭肾脏，容易感染。又肾脉上股内贯脊，所以情绪波动，环境变异，大脑皮质紧张与受刺激，都容易影响到肾脏。

至于怎样患肾脏病的，据我个人诊疗上观察所得，大概可得如下的分析。以地域论，工矿区、都市中人患得多，农村中患得少；以年龄论，二十至四十左右青年与壮年人患得多，老年少年患得少；以生活状况论，流动迁徙的人患得多，居住不动的人患得少；以体格论，肥胖的人患得多，瘦小的人患得少；以季节论，秋冬两季的时候患得多，春夏两季的时候患得少；以病体论，有心脏病、支气管喘息病的人患得多，有其它病体的人患得少；以性情论，喜吃卤味的人患得多，好吃甜味或嗜葱蒜的人患得少。凡是居惯温和湿润、气压较低地带的人们，一到了干燥、气压较高的地方，变化了一个气候，人体生理上各部门机转都要起着变化，如果疲劳过度，或情绪紧张，受着内因外因的侵袭，肾脏病就容易发生了。反之如高燥之地，一到温湿地带，也就同样的发生。

肾脏病主要的特征就是水肿，急性的遍体都肿，小溲不畅，以指按之，有一个深陷，可以没指，并伴有浆液腔积水，轻的仅有面及腿的轻度水肿，严重的可称是急性肾脏炎。其病因现在尚不十分了解。据现有的材料，某种传染病与此病的发生有着密切的关系。大部分肾脏炎常继上呼吸道感染而发生，倘使我们进一步作细菌与免疫学的研究，就能看出溶血性链球菌较其他细菌有着更大的重要性。

据郎克泼报告，患急性血管球肾炎的有 85% 以上曾患溶血性链球菌感染，又据宣克尔的 85 个急性肾脏炎的病例，其中 76 人血中有高浓度抗链球菌溶血素，这证明这些病人

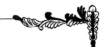

最近患过链球菌感染。由于上面的观察，证实了溶血性链球菌感染与急性血管球性肾炎有密切的关系。有一点需特别指出，就是链球菌不一定经过上呼吸道感染才可产生肾脏炎，其他的皮肤伤口为链球菌继发感染也可产生肾脏炎，同时其他细菌，如肺炎球菌及革兰阴性球菌等，有时也可产生肾脏炎。

近来一般的主张谓肾炎的发生，并非因细菌或毒素侵袭肾脏，乃由于免疫反应所致。患大叶肺炎的人是受到链球菌侵袭所致。中医对于大叶肺炎，就是用麻杏甘膏汤治疗。急性肾脏炎有喘息，全身浮肿，小溲不多的症状。《金匮要略》上面所谓风水，仲景于腰以上肿用消散，腰以下肿利小便，治法很是精当，就是所称开鬼门，洁净府，换言之，即是表里两解。还有亚急性肾水肿、肾变性肾炎，中医所谓是皮水、里水，用消肿利水的方法，往往肿势不肯消退，这是什么缘故呢？《金匮要略》所谓水气，水之所积，即气之所聚。黄坤载也说过："气不离水，水不离气，气滞则水凝，水积则气聚。"故我对于这类肾病的水肿治疗，在春天可啖鲜荸荠，在冬天可啖鲜萝卜。这两样东西，都是祛滞行气的，帮助药物消肿利水，有相当的效果。

至于慢性肾脏炎，西医认为病的成因更不了解。它的症状比急性肾脏炎更复杂，仅一部分病例，是由急性肾炎演变而来。在中医所说是肾脏内伤，由伤而虚，由虚而致劳，最严重的要说是肾劳。成肾劳的原因，都由于先天性的体虚气弱，又经环境、人事等多方面的因素错综作用演变而来的；其次或摄生之不得宜，饮食男女之无节制，不知不觉中肾小球受了损伤，各部分器官受影响而变化，遂有肾萎缩、肾淤血、肾脓肿、肾游走、肾梗塞、肾结核、肾结石等病情发生。以上的各种慢性肾炎，中医治法都用补气养血、化瘀温

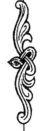

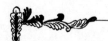

肾等整体治疗，增强抵抗力。如肾萎缩、肾淤血、肾梗塞、肾脓肿的病因，无非是肾小球损伤，毛细管壁血液渗透，肾脏机能减退。治疗于补肾温养之方，佐以化瘀，不宜用寒凉咸泻肾气。慢性肾炎是虚火，不是实火，阳火可泻，虚火不可泻。肾脏炎之所以忌盐，因盐是寒性泻火的，一入肾脏，肾小球血行不畅，因沉淀而凝固，柔脆的肾脏自然容易受害，所以吃咸的人，容易生肾脏病。如果害肾脏病很厉害的人，不忌盐，肿势更严重，就是犯虚虚之戒。所谓化瘀之药物是什么呢，就是用鲍鱼来解决这淤血性的、萎缩性的、梗塞性肾病唯一方法。

　　鲍鱼最早应用于治疗上，在《内经》已经说过。《素问·腹中论》说及年少有所大脱血，若醉入房中，气竭肝伤。王冰所谓丈夫则精液衰乏，女子则月事衰少而不来。用四乌鲗骨一藘茹二物并合之，丸以雀卵，大如小豆。以五丸为后饭，饮以鲍鱼汁，利肠中。王冰注：鲍鱼味辛臭，温平无毒，主治瘀血血痹在四肢不散者。这样的病情，好像将近虚劳的地步，故用这散瘀活血之药物。明·李时珍《本草纲目》论鲍鱼肉曰："煮汁治女子血枯，病伤肝，利肠。用麻仁、葱豉煮羹，通乳汁。"日人白根敏郎发现鲍鱼对于不治之肺病，有非常之效果。白根氏在大矶创立鲍鱼研究所，发见鲍鱼中有一种名福鲍，服之可在人体中助白血球之活跃，未咯血之肺结核，极易治愈，此种症状虽至二、三期亦无妨碍；但血腺血炎之程度至咯血及喉头结核、肠结核、肾脏结核、膀胱结核、睾丸结核等，虽在初期，难在一月中治愈之。虽然，因体质之不同，自服用始，经四五日后，即见效果者，再越二十日，其效能始能显著。在中医名家如叶天士、费伯雄、蒋问斋等，亦常用鲍鱼，或用以治肾痨，或用

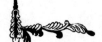

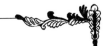

以治肺痨，皆有相当疗效的。

至如肾结核患者，往往由肺结核演变而来，最宜用食饵疗法，用冬虫夏草与老鸭同煮食之。炖老鸭法，用冬虫夏草三五枚，老雄鸭一只，去肚杂，将鸭头劈开，纳药于中，仍以线扎好，加酱油、酒如常，蒸烂食之，其药气能从头中直贯鸭全身，无不透浃。唐容川《本草问答》云："冬虫夏草，本草多不载，今考其物，真为灵品。此物冬至生虫，自春及夏，虫长寸许，粗如小指，当夏至前一时，犹然虫也，及夏至时，虫忽不见，皆入于土，头上生苗渐长，到秋分后，则苗长三寸，居然草也。此物生于西番草地，遍地皆草，莫可辨识，秋分后，即微雪，采虫草者，看雪中有数寸无雪处，一锄掘起，而虫草即在其中。观其能化雪，则气性纯阳；盖虫为动物，自是阳性；生于冬至，盛阳气也；夏至入土，阳入阴也；其生苗者，则是阳入阴出之象，至灵之品也。故欲补下焦之阳，则单用根；若益上焦之阴，则兼用苗。以其冬夏二令之气化而已。"赵恕轩《纲目拾遗》云："夏草冬虫，感阴阳二气而生，夏至一阴生，故静而为草，冬至一阳生，故动而为虫，辗转循环，非腐草为萤，陈麦化蝶，感湿热之气者可比，故入药能治诸虚百损。"朱排山云："冬虫夏草，以酒浸数枚，啖之，治腰膝间痛楚，有益肾之功。"《文房四考》云："孔裕堂述其弟患怯弱，汗大泄，虽盛暑，处密室帐中犹畏风甚，病三年，医药不效，症在不起。适有戚自川归，携以冬虫夏草三斤，逐日和荤素作肴炖食，渐至愈。因信此物补肺气，实腠理，确有征验，用之皆效。"朱莱仲乃父谓："其草冬为虫，一交春，虫蜕而飞去，故取之有期。"其为虫菌递变，已无疑义，而科学家但就其标本观之，谓为寄生菌，巩非确论。而据唐容川云："欲补下焦之阳，单用

根；益上焦之阴，兼用苗，以其得冬夏二令之气化也。"现皆根苗并用，其为补肺阴、纳肾阳显而易见。至论该草之是否有扑灭肾结核之功用，尚待今后科学家之研究与证明。

患慢性肾炎兼遗精者，一星期或一次或两三次，情绪忧郁，对于人生前途往往悲观失望。遗精病不能制止，慢性肾炎很难有痊愈的希望。余自制固精丹，比黄坤载灵雪丹较为简易，而效验颇著。方用密陀僧一钱，五倍子一钱，海螵蛸一钱，研极细末，每晚用棉絮蘸少许，掺玉茎头上，一夜能敛精不遗。如非包茎，不易掺上，于头上擦凡士林少许，再将药末掺上即可。余常用之，屡试屡验。内服方，总宜固精填髓，补肾益气，温养血脉，安神渗湿，随证活用。又遗精平时严重者，肾脏虚损已极。所谓肾主骨，骨髓空虚，造血机能减低，发生骨髓病性贫血。应宗缪宜亭法，于补肾益气、温养血脉的药物内，另加牛骨髓、羊骨髓、猪骨髓等，煮膏拌和为丸，增加骨髓间造血功能，亦有相当疗效的。又凡遗精者大忌牛膝，服之能令多遗。本草言其性下行而滑窍，梦遗及脾虚下陷因而腿膝肿痛者禁用，其言诚然，余尝验过，益信古人之并不我欺。

慢性肾炎的病人，腰部及输尿管不时有疼痛，有时连及左季肋部亦痛，有的腰俞不痛而有灼热感或压痛感，有的有时突然剧痛。以上的病证，无非是由肾体损伤，血行障碍，神经放散性发出痛觉。照中医学理论讲，血凝则气滞，血行则气随，血与气亦分离不开的。故欲温肾行血宣瘀，必佐通阳行气的药物，肾脏血流才不发生障碍。所以食饵疗法是最重要的。寒凉咸味容易起凝固性；即鱼腥性寒之品，亦不可吃，吃之阻碍肾脏血行循环之流通；最宜吃辛温之品，如大蒜、青葱、韭菜之类，同牛肉、羊肉和煮食之，可以通阳

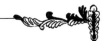

行气。本草言大蒜辛温，开胃健脾，通五脏，达诸窍，破癥积；葱生用辛散，熟用甘温，发汗解肌，以通上下阳气，气通则血活；韭菜辛温，微酸，入血分而行气，归心益胃，助肾补阳，《内经》说辛以润肾，就是这个道理。苏联生物学家董金在1928～1930年，在许多植物中，发现有杀灭或抑制细菌和原虫发育作用的物质，叫做植物杀菌素。如大蒜、葱、洋葱、辣菜根、桦树叶、橘叶、松叶等，都含有这种植物杀菌素，而以大蒜的杀菌力最为强大。据张冠卿（1951）报告，大蒜辣素（大蒜精）能杀灭原虫、八联球菌、葡萄球菌、链球菌、痢疾杆菌及副伤寒甲、乙菌，大蒜辣素实为廉价的一种抗生素。由上可知，慢性肾炎，服用辛温葱、蒜、韭菜，有助于肾脏功能之健全，增加肺脏、肾脏之抵抗力，中西医学说是可以符合的。

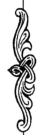

　　肾脏疾病伴有高血压者，由于血管的病变，总是要牵涉到心脏的。一方面以心肌肥大开始，继之以心肌营养不良；一方面是冠状动脉的硬化、支气管炎症，亦随之而发。气喘咳嗽，心绞痛，胁肋痛，放散至腰背部，颜面四肢浮肿，失眠，头痛，往往引起心脏衰竭而死亡。中医处方用大丹参三钱，桔梗一钱，枳壳一钱，远志一钱五分（去心，甘草水泡），广郁金一钱，茯苓神各一钱五分，黄芪皮五钱，合欢皮四钱，苏子三钱，海蛤粉一钱五分，旋覆花一钱五分，炙紫菀、款冬各一钱五分，北沙参三钱，潞党参三钱（如失眠甚，加龙齿三钱，血珀五分；心绞痛、胸胁痛甚，加白蒺藜三钱，参三七八分；头昏眩作痛有轰热上冲，加生牡蛎五钱），连服数十剂，一面择适宜地点疗养，效果极为显著，或有得愈者。慢性的肾脏病急性发作，最危险的时候，就是尿毒症，头痛，神志昏迷，鼻衄，恶心，呕吐，小溲特少，

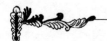

或竟全无，滴沥不下，口有尿酸气味上喷。肾功能极度减退，氮质潴留，未能排泄之故，伴有高血压症。最近有苏联医学家肯定地说，肾脏疾病，可以引起高血压状态，主要的原因，是肾脏缺血，血流供应不足。另外有人认为是由肾脏外层肾小管的细胞内缺氧而引起的。在这时候，是一个显著的尿毒症。中医处方用冬虫夏草三钱，人参三钱，双钩藤四钱，枸杞子五钱，白蒺藜四钱，生黄芪一两，炙甘草二钱，茯苓神各二钱，怀牛膝三钱，活磁石五钱，金匮肾气丸（包煎）四钱，煎浓汤频频与之，待其神清吐止，胃气不足，酌加莱菔子、炙内金，兼服紫河车。若嫌味腥难食，焙干研细粉，装入糯米胶囊服之，一天约十多个，危险现象可以挽救。

（注：此是邹老亲笔所写的《肾系常见病证的治疗经验》原文，载于江苏人民出版社 1955 年出版的《中医肾病疗法》，文中体现了邹老在 20 世纪 60 年代中西医结合论述肾病的思路，谈了肾脏病发病的中医病机，特别是创新性地提出用"补气养血、化瘀温肾"的大法整体治疗慢性肾炎，介绍了药食同治、防治结合的宝贵经验，如虫草炖老鸭的食补法，冬虫夏草治疗尿毒症，鲍鱼治疗肾萎缩。这些灵验的秘方，在临床经我们 40 余年的重复运用，确有疗效，并为大量实验所证实。文章虽短，充满精华，很值得反复复习，细细领悟）

论治疗肾炎水肿的常用大法

祖国医学认为人体水液的正常代谢，主要靠肺、脾、肾三脏功能的协调，如果肺失通调，脾失转输，肾失开合蒸化

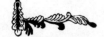

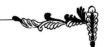

的功能，就会产生水肿，因此调整肺、脾、肾三脏的功能，乃治疗肾炎水肿的关健。根据古人治水肿开鬼门、洁净府、去宛陈莝，以及腰以上肿当发汗，腰以下肿当利尿等原则，并结合本人临床经验，谈谈治疗肾炎水肿常用的方法。

1. 疏风宣肺利水法

此法适用于慢性肾炎水肿有肺经症状或合并外感而兼有肺卫症状者，即有水肿，恶寒发热，头痛鼻塞，咳喘有痰等。若偏于风寒者，常用方药为荆芥、防风、防己、苏叶、前胡、麻黄、杏仁、连皮苓、苡米、茅根、芦根等，或用麻黄附子细辛汤加渗利之品。若偏于风热者，则用桑叶、薄荷、银花、连翘、牛蒡子、桔梗、生甘草，或以越婢加术汤加减使用。若水气犯肺，胸闷气喘，呼吸不利，有胸水者，可加用三子养亲汤。

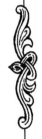

举例：宗某，男，21岁。1958年11月下旬发现颈颌部水肿，继则遍及全身，有胸水和腹水，腹围84厘米。尿常规检查：蛋白（+++），红细胞0～1/HP，颗粒管型（+++）。肾功能：血非蛋白氮66.7毫克%，肌酐3.46毫克%，二氧化碳结合力42.9容积%，酚红排泄试验5%。血浆蛋白：白蛋白2.43克%，球蛋白6.8克%。经用多种治法，水肿不退。1959年7月31日，患者并发外感，发热微汗，咳嗽痰多，口渴欲饮，脉细略数，苔薄黄。乃风热袭肺，痰热内蕴，给疏风宣肺，发表利水，清热化痰之剂。越婢加术汤、三子养亲汤、葶苈大枣泻肺汤等出入为剂。药用净麻黄3克，生石膏15克，葶苈子9克，苍白术各4.5克，白芥子3克，旋覆花9克（包），苏子9克，杏仁9克，冬瓜仁15克，冬瓜皮30克，生甘草3克。药后遍身汗出如洗，尿量增加，由每日200毫升增至500毫升，水肿明显减退。8月4日以

原方麻黄改 1.5 克，加莱菔子 9 克，防风 4.5 克，防己 9 克。5 剂后，汗出少，溲量增至每日 500～1000 毫升，水肿退，腹水消，胸水吸收。后转调理脾肾之剂而愈。

此例运用疏风宣肺、发表利水之法所以有效，乃因适遇风热袭肺，而肺主皮毛，为水之上源，故疏风宣肺，因势利导，使肺气畅达，肃降有权，三焦通利，亦即开鬼门、洁净府之意。

2. 补气健脾利水法

适用于肾炎水肿而脾气虚弱者。主要症状有气短乏力，胃纳减少，甚则恶心呕吐，脘腹闷胀等。常用方药为防己黄芪汤合健脾渗利之品。如生黄芪（常用剂量为 30 克）、防己、防风、白术、连皮苓、苡仁、怀山药、茅芦根、车前子、潞党参或太子参等。脾阳不足加干姜、川椒，脾虚气滞加香橼皮、大腹皮、佛手、陈皮等。

举例：钱某，男，24 岁。1978 年 1 月 9 日因颜面、下肢水肿，尿常规异常而诊断为肾炎，经治三月余未见好转而于 4 月 20 日转我处就诊。患者水肿明显，按之凹陷。浑身软弱无力，二三天来未进饮食，仅进少量橘子水。苔白，脉细。化验检查：蛋白（+++～++++），颗粒管型（+），透明管型少。血清白蛋白 2.15 克%，球蛋白 4.7 克%，胆固醇 345 毫克%，尿素氮 22.4 毫克%，肌酐正常，二氧化碳结合力 53.8 容积%。运用上法后尿量增加，水肿减退。以上方加健脾和胃之品，患者恶心、呕吐止，胃气振。遂以健脾补肾、补气养血方调治至 1978 年年底，体质渐恢复，实验室检查阴性。从事体力劳动，至 1997 年未曾复发。

补气健脾利水法之所以有疗效，乃因脾主运化水湿，脾土伤败，亦致水势泛滥。运用此法，调整了脾之运化转输功能，所以见效。

3. 补肾温阳利水法

适用于慢性肾炎水肿而现肾阳不足者。主要症状有周身水肿，胸腹有水，面色㿠白或黧黑，腰酸肢冷，脉沉细，苔白质淡。常用方药以金匮肾气丸加减，如附子、桂枝、川椒目、巴戟天、胡芦巴、连皮苓、苡米、山药、车前子等。此类水肿重证，阳虚阴盛，本虚标实，治疗重在温阳，附子剂量宜重，可用 30～60 克，但须煎 2.5 小时左右，去其毒性而存其温阳之效。

举例：刘某，男，26 岁。3 个月前行阑尾切除术，术前查尿常规发现有蛋白尿。术后不久，全身水肿，有腹水（曾放过腹水），按之凹陷，不易恢复，腰酸肢冷，大便溏薄，苔白质淡。尿常规检查：蛋白（+++）。腹围 85.5 厘米。患者阳虚阴盛，遂运用补肾温阳利水法治疗。药用制附子、云茯苓各 45 克，川椒目、桂枝、巴戟天各 4.5 克，砂仁、蔻仁各 3 克，生姜、苡米、陈皮、商陆各 9 克，黄芪 30 克，茅术 12 克，肉桂粉 2.4 克（吞）。药后尿量逐渐增多，以上方加减，服用月余而水肿退净。肿退后，服用温肾运脾、调养气血之成药（即以上方为基础加减，研末水泛为丸），先后调治年余而愈。

肾炎水肿，乃肺、脾、肾三脏功能失调所致，其中尤以肾为根本，而水为至阴，乃肾阳命火不足所致。肾阳不足，命火式微，可致肾不能气化，脾不能运化，肺不能布化，三焦之气闭塞，决渎之官无权，所以肾阳命火不足是致成水肿的根本原因。运用补肾温阳利水法，亦即王太仆"益火之源，以消阴翳"之法，在临床上应用是有效的。

以上讲了治水三法，而临床上往往有肺肾同病，肺脾同病，脾肾甚则肺脾肾三经同病者为数不少。因此治法上往往

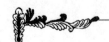

需要肺肾同治，肺脾同治，脾肾同治或肺脾肾三经同治等法，皆应在辨证时灵活运用。

4.活血化瘀利水法

适应于慢性肾炎水肿而夹有瘀血者。主要症状有全身水肿而舌绛，有紫斑，面、唇、肤色灰滞黧黑，或腹部膨胀，青筋暴露，或妇女经闭，或面、肢肿减而腹水长久不消者。常用方药为桃红四物汤、血府逐瘀汤加减。大多病例在辨证的基础上，酌加活血化瘀之品，如当归、红花、桃仁、川芎、赤芍、丹参、益母草、泽兰、马鞭草、牛膝、鲍鱼、三七，甚则用大黄䗪虫丸等。

举例：黄某，男，10岁。1957年3月诊时周身水肿，胸腹有水，尿量每日100毫升，患者喘息不已，呼吸不利（已输氧），胃纳甚差，脉细数，舌绛，苔中黄厚，腹围71.5厘米。酚红排泄试验33%，尿常规蛋白（+++），红细胞（+），脓细胞（++）。病情危重，初服宣肺定喘、补气利水方3剂，效不理想，尿量仍少。于原法中加桃仁、红花，处方为桃仁、红花、杏仁、葶苈子、苏子各9克，净麻黄3克，党参18克，黄芪皮24克，茯苓皮30克，制苍术5克，车前子30克（包），生甘草3克。服3剂后，病情好转，小便通畅（日解1500毫升以上），续服9剂，水肿消退，腹围缩小到57厘米，后以整体调理而巩固。

又李某，男，成人，慢性肾炎。水肿半年不退，腹部膨隆，阴囊亦肿，溲少而清，脘胀纳少。前投温肾运脾行水之剂，效不显，后在温肾运脾方中加入活血化瘀之品，处方为桃仁、红花、当归、白芍、白术各9克，淡附片15克，生黄芪18克，党参18克，防风6克，云茯苓、合欢皮各24克。服药10余剂，水肿得退。

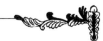

水肿长期不退，从肺、脾、肾治疗皆无效果者，祖国医学文献中有从气分治疗无效，当于血分求之之说。因此本人认为从气分治疗无效之水肿，乃由久病瘀血内阻所致，在辨证的基础上经常运用活血化瘀法，不少病人取得了良好效果。水肿而夹有瘀滞症状者，运用此法疗效更著。水肿反复消长，腹部胀膨，腹水长期不消者，此类水肿与肺、脾、肾功能有关外，尚有肝络瘀阻因素。故在辨证中加用桃仁、红花、当归、赤芍、杞子等品以化瘀通络，养血调肝，常有效果。

妇人高度水肿，又夹经闭者，名曰血分水肿。经为血，血不利，则为水，治疗中治水为标，治血为本，故在辨证中常用此法，甚则运用破血逐瘀通经之大黄䗪虫丸而能见效。

举例：唐某，女，成人。水肿，有腹水，下肢按之没指，尿蛋白（+++），经闭半年，以桃红四物汤加味治疗一月，水肿渐退，又加用大黄䗪虫丸，一周后月经来潮，水肿迅速消退。尿检好转，后以气血双调、培补正气法而治愈。

5. 疏滞泄浊法

适应于慢性肾炎肾病型应用激素无效，副作用明显而停药者。症状有浑身疲乏无力，胃纳减少，有药物性柯兴综合征，皮里膜外，水钠潴留，妇女还有经闭等症状。常用方药以越鞠丸加减。如苍术、苡米、香附、神曲、郁金、合欢皮、法半夏、陈广皮、当归、红花、川芎、桃仁、茯苓、芦根等。汗出较多加糯根须，痰多加橘络、冬瓜子，腹胀加木香、佛手、香橼皮等，口干加石斛、天花粉，气虚加党参、黄芪、大枣等，腰痛加川断、桑寄生、功劳叶等。

举例：夏某，女，14 岁。1971 年 4 月 7 日初诊为肾病综合征。患者全身水肿，精神萎靡，头晕易倒，步履艰难，面白无华，食欲不振，汗多溲少，曾服激素致药物性柯兴综

合征，满月脸，躯体肥胖，腹部及大腿内侧有紫纹，关节酸痛，经闭 8 个月，脉细，苔腻。化验检查：蛋白（++++），脓细胞 0～3/HP，红细胞 3～4/HP，上皮细胞（+），颗粒管型（+），血胆固醇 374 毫克%，血清总蛋白 4.6 克%。此乃用激素后，体内升降出入功能紊乱，导致气、血、痰、湿郁滞经隧，阻于脏腑、络脉、肌腠而致。本人用调解气、血、痰、火、湿、食六郁的越鞠丸加减治疗。药用制苍术、苡米、香附、郁金、合欢皮、法半夏、陈广皮、六神曲、川芎、桃仁、红花、云茯苓、芦根。服 20 剂后，精神大振，再以上方加减，佐以健脾补肾、养血调经之品治疗年余而稳定。1972 年下半年，患者形体正常，月经来潮，面红神佳。化验检查：蛋白少许，脓细胞 1～2/HP，上皮细胞少。血非蛋白氮 36 毫克%，胆固醇 181 毫克%，红细胞 350 万/立方毫米，血色素 6 克%，白细胞 6200/立方毫米而入学读书。追访至 1977 年夏季，患者身体健康，已高中毕业，病未反复。

又孙某，男，16 岁，1972 年 6 月 26 日初诊。1972 年 2 月因水肿而就医，诊断为肾病综合征。4 月 20 日住入某医院，用激素治疗二月，疗效不著，副作用极明显而专服中药。就诊时患者形体肥胖，周身水肿，尿量少，脱发，汗多，头痛，腰痛，尿常规蛋白（+++），并见脓细胞、上皮细胞、红细胞、颗粒管型少许，脉弦，苔腻。气血痰湿郁滞，按疏泄法以越鞠丸加味治疗。药用越鞠丸、制苍术、生苡米、云茯苓、法半夏、陈广皮、合欢皮、糯根须、川断、红花、白蒺藜等。治疗中，根据病情酌加补气养血、健脾补肾、养阴止血等品。治疗 3 个月，水肿渐退，每日尿量 1000 毫升左右，尿常规蛋白（+～++）。经治五月，尿常规蛋白微量。至 1973 年秋季，无自觉症状，水肿全消，精神恢复，尿蛋白微量，

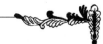

尿比重 1.012，血压 110/68 毫米汞柱，血肌酐 1.35 毫克％，酚红排泄试验 67%，胆固醇 166 毫克％ 而停止服药，入学读书。追访至 1977 年夏季，未曾反复，已从事驾驶员工作。

人体内部气机升降出入，贵在守常，反常则百病皆生。有些病人用激素后疗效不著或无效，而副作用已很明显，乃药物导致体内升降出入功能紊乱所致，当升者不升，当降者不降，当出不能出，当入者不入，清者化为浊，浊者阻滞不通，久延血分，致气滞血瘀，水阻湿蕴，气血失去冲和，气血精微变为湿浊痰瘀，阻于脏腑、络脉、肌腠而成。故在临床上摸索了此法，常用上药疏之泄之，疏其气血，泄其湿浊痰瘀，使失常之升降出入生理功能得以恢复，而病可愈。

三个肾水肿病例的治疗介绍

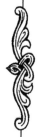

江苏省中医院自 1954 年 10 月成立门诊部后，就设立了肾病小组，对肾病举行重点研究，1956 年 2 月起，住院部又收容肾病病员。在此一年多的实践过程中，虽治好了不少的肾病，但我们并不因此自满，对肾病治法，一定存在很多缺点的地方，为了消灭缺点，向大家学习，特介绍三个病例，作为治疗报告，希望同道们提出宝贵意见，交流经验，借以发现又快又省又好的治疗方法，以达到满意的治疗肾病的要求，这是我们深切期望的。

病例一

病员周某，21 岁，男，浙江人，护士，未婚。

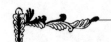

病历摘要（铁路医院）：因全身浮肿二周，于1955年3月19日入院，自诉：浮肿开始在下肢，以后渐延到上肢、颜面及头部，并感胸闷，呼吸困难，小便减少，无咳嗽发热，起病后，曾注射盘尼西林十多瓶，无效。过去无咽病史，无关节痛史，也无急性高热史，一向身体健康。

体格检查：系一发育正常、营养尚佳的年轻男子，颜面浮肿，眼睑部尤甚，全身浮肿，以下肢更显，心肺听诊正常，腹部检查也无异常发现，二足踝部有凹陷性浮肿，四肢关节正常，无淋巴腺肿大，外生殖器正常，无病理反射。

化验室检查：小便橙黄，比重1.023，蛋白（++～+++），颗粒管型（++），赤球（++）。大便镜检正常。血象无改变。肾功能测定 P.S.P 第一小时30%，第二小时25%，非蛋白氮39.99毫克%。血浆白蛋白1.2克%，球蛋白4.66克%。小便浓缩找结核杆菌阴性。血压120/70毫米汞柱。

根据以上病史，浮肿，小便改变，诊断急性肾小球性肾炎。

住院后，给以休息及一般肾病治疗，但未见病情好转，全身浮肿日渐加重，于今年5月底，开始胸闷气急，二侧下胸部呼吸音近于消失，经透视见二侧胸膜腔积液，穿刺检查系漏出液，以后腹部也日渐膨大，叩诊现移动性浊音。

因治疗无效，于6月初，开始内服狗鸡草烧鸡约半月，也无效。于6月中旬，开始中医治疗（南京市某中医师），时间约3个月，仍未见病情改善，浮肿加剧，一般情况也较为软弱。2月前，饮食减少，小便更少，二眼发花发糊，经常头晕，血压增高130/100毫米汞柱，胸腔仍有积液，小便检查：持续出现蛋白、赤血球和管型，在8月底又曾服狗鸡草十余天，虽浮肿略消，小便量有增，但患者自觉病情未见

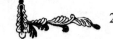

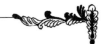

改善，病程过长，非常忧虑。

最近《新华日报》登载江苏省中医院治疗此病痊愈者很多，周同志的病久治无效，为使休养员早日恢复健康，铁路医院提出邀请江苏省中医院会诊，协助治疗。

初次门诊时间：1955 年 10 月 14 日。门诊号 15083。

门诊初诊症状：下肢浮肿颇剧，腿部压之凹陷，腹部膨胀，腹腔有积液很多，胸部浊音在第四前肋，胸腔积液也多，喉部有窒塞感觉，食欲差，小便量少而浑。

中医诊断：风水（阴水）兼胁饮。

该病员患病迄今，已 7 个多月，水肿形势严重，而身体又日见虚弱，肺、脾、肾三脏交虚，必须标本同治，治标取开肺降气，消滞疏中，佐以达下利水，治本佐以运脾温肾助阳，崇土制水，针对这治疗原则，方能奏效。

应用药物（照处方时分量）：①开肺降气，消滞疏中，达下利水：炙桂枝八分，旋覆花三钱（包），防风八分，防己一钱（包），苏子四钱，白芥子三钱，莱菔子三钱，姜川朴一钱，姜半夏三钱，炒陈皮三钱，焦神曲三钱，焦麦芽四钱，生炒薏米各一钱，饭赤豆一钱，炒川椒目一钱二分，焦山楂二钱，车前子三钱（包），小茴香三分，黑丑子六分，云苓三钱，光杏仁三钱，炒泽泻一钱。

②运脾温肾助阳：黄芪一钱，白术一钱，制附子三钱，生姜三钱，大枣七个，炒潞党参四钱，炙甘草八分，砂仁八分，蔻仁八分，血茸（每日服一分，共服 7 天）。

以上共用药物 31 味，不是每个处方全用，是互相出入，随证治疗而应用的，汤剂共服 107 剂。

佐用药物：该病员除用汤剂治疗外，兼用丸剂作辅助治疗。因全身水肿大部分消失，仅下肢足踝部分微肿未消，体

气大佳，胃纳亦振，自 1956 年 2 月起，已由铁路医院允许出院，嘱其回家（镇江）续服中药疗养，所以改用丸药调理，丸方如下：

① 方：炙桂枝八钱，苏子八钱，白芥子六钱，莱菔子四钱，白术一两四钱，云苓一两四钱，制附子二两，姜半夏八钱，黄芪三两，白抄参一两四钱，防风己各三钱，炒陈皮一两，党参二两，砂仁五钱，血茸一钱，金匮肾气丸二两。以上药共研细末，另生姜一两，鹿角片三两，葱白五钱，煎浓汤水泛为丸，每日空腹服五钱，两次分吞。

以上丸剂一料，共服 30 天。服二料。

② 方：金匮肾气丸三钱，杞子一两，川杜仲一两四钱，巴戟天一两，紫河车二两，广狗肾一两四钱，人参条五钱，血茸一钱。

以上药共研细末，另鹿角胶五钱，阿胶一两，怀牛膝五钱，煎浓汤水泛为丸，每日四钱，空腹分两次吞。

以上丸剂服一料，共服 30 天。

病程治疗期中病情变化经过：在 1955 年 12 月间，曾患鼻衄数次，系受风热所致，与尿中毒有别，用黑山栀末搐鼻，仅用 3 次即止。下肢两足胫局部曾发生紫斑二三点，如钱大。

在 1956 年 1 月间，微有咳嗽夹痰，心悸气急较甚，细究原因是因病员喜食肥肉，一连吃半个月之多，心下有水气之故，嘱其停吃肥肉，日常用清淡蔬食，其后心悸自止。

最近症状：6 月 29 日最后门诊，据该病员自称：气力已完全恢复，拟恢复工作，面色红润，胃纳甚佳，足踝微肿早已消失，足胫紫斑，现亦隐没不见。

小便化验 5 月 25 日结果：比重 1.010，颜色黄，红血球少许，白血球（+），管型（－），蛋白（+）。6 月 28 日结果：比重 1.018，颜色黄，透明度微浑，红血球（－），白血球少

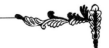

许，管型（－），蛋白质（＋）。

饭食管理：该病员自患病至本年6月底忌盐饮食，自7月起开始低盐，每日用2克。

病例二

病员初某，女，30岁，山东石岛县靖海区金山乡东河村人。

1955年9月30日至1956年1月24日来院门诊，治疗过程114天，共服药88剂。由于该病员到本院门诊部治疗，往返里程很长，每一次治疗，须走40里以上，而更由于时值冬令，风雪跋涉，在中药治疗期间，并无显著进步，肿势时增时减，未得稳定，并有日趋严重之势。又于次年1月30日入院，至5月11日出院，共住院100天。

患者经过：患者自称于1954年6月忽然腰痛，发热，起先腿肿，旋即睑肿，小溲甚少，继即腹胀，后至全身水肿，自生第二胎后，月经即不复来，入山东某医院治疗（治疗药物不详）1个月，症状消失，出院后1个月，又复发全身水肿。于1955年春节，入南京某医院治疗，症状未见改善，曾放腹水3次，曾使用青霉素（剂量未详）、组织液注射等，9月中旬出院时检查：小便：比重1.008，蛋白（＋＋＋），脓球（＋＋），颗粒管型（＋＋＋）。血非蛋白氮35.28毫克％，肌酐1.36毫克％，胆固醇88.8毫克％，总蛋白6.1%克，白蛋白2.7克％，球蛋白3.4克％，白/球比值1：1.25。

既往史：该病员生长乡间，文盲，从事农业劳动，无嗜好，16岁结婚，17岁天癸初来，已生育两胎，第二次生产后10个月即患本病，月经从未来过，现已患病1年7个月，曾有疟疾史，父已去世，母尚健在，身材中等，平日营养欠佳。

入院时症状：全身水肿，颜面亦浮肿，头部发际按之有凹陷，腹部膨隆，腹围85.2厘米，有移动性浊音，时称腹

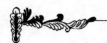

胀难过，小便量少，大便难解，解亦不爽，慢性病容，精神委顿，皮肤色泽苍白，胃纳呆钝，两目视物模糊，血压130/90毫米汞柱。

中医诊断：风水（阴水）。

治疗经过：该病员结婚太早，结婚后月经才来，自第二胎后10个月患本病，脾肾两阳不足，整个机体抵抗力薄弱，疲劳遇风，捍卫失职，遂致全身浮肿，脾土既衰，水势泛滥。治疗目标，虽以消肿利水为主，但其人体气已虚，必须标本兼顾，补攻并施，方能奏效。

应用药物（分量照处方时为准）：

发表利水：净麻黄（去节）五分，桂枝八分，防风一钱五分，防己二钱，浮萍三钱，饭赤豆一两五钱，车前子三钱，云苓一两四钱，开口花椒（炒出汗）一钱五分。

补气健脾：黄芪二两，白术一两四钱，潞党参五钱，白抄参三钱，生姜三钱，大枣七个。

温肾助阳：制附子二钱，枸杞子四钱，酒炒杜仲四钱，冬虫夏草三钱，炙甘草五分。

活血化瘀：干鲍鱼一钱五分，桃仁二钱，红花一钱，酒炒牛膝二钱，三七五分。

行气消滞：光杏仁二钱，葱白四钱，炙鸡金三钱，葶苈子二钱，香橼皮一钱五分。

以上所用药物，共有29味，不是每一处方全用，是相互出入为方，斟酌使用。

佐用药物：

参茸丸：人参粉五分，血茸一分，研匀，装入小胶囊6个，两次分吞（空腹时），共服80天。

加味禹功丸：麝香五厘，琥珀四分，肉桂二分，黑丑子三分，研匀，装入小胶囊8个，两次分吞（空腹时），共服75天。

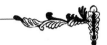

葶苈丸：葶苈子五钱（隔纸炒），川椒目（炒）五钱，光杏仁五钱，泽泻五钱，桑白皮五钱，猪苓五钱。上药研细末，蜜丸为梧子大，每日葱白五钱煎汤送服30粒，每日上午九时一次吞服，共服15天。

我们在治疗经过中，除用汤剂、丸剂外，还兼用外治法两种，为辅助消肿利水之用，但效力并不显著。

外治法一：《东医宝鉴》消水饼子：大田螺四个，大蒜头五个，车前子末三钱，麝香五厘，研成饼，贴脐心，以丝绢缚之，12小时去之。自贴此饼后，约3小时，病者称腹部觉痛不舒，揭开视之，已起红肿，旋即去之，仅用一次。

外治法二：石蒜二个，蓖麻子十粒，捣烂和匀，用纱布扎足底涌泉穴，隔10小时后去之。利水效力不著，仅用一次。

疗程中病情变化情况：患者因床位靠近房门，开闭有风，又因外感风热，于2月17日起，左右两颈侧淋巴肿胀疼痛，会厌微红，我们也用外治法处理，方用荸荠一把，煎汤熏之，并用荸荠水敷淋巴肿胀处，约一星期，淋巴腺肿胀全部消失。

配合针灸治疗：患者于1月30日入院，我们因其水肿严重，于2月1日请针科医师会诊，施用针法，隔两日一次，约针10次。

针灸处方一：脾俞1×，三焦俞1×，水分×，气海1×，中极1×，三里1×，阴陵泉、复溜1×，冲阳1×，上星1×。

针灸处方二：脾俞1×，三焦俞1×，水分×，中极1×，三阴交1×，解溪1×，关元1×，上廉1×。

说明：1×针连灸之符号。于10次针灸中，下肢水肿消失，颇为显著，但头面、腹部水势根深未见有进步。

饮食管制：该病员因水肿严重，忌盐，完全淡食，因其生长在北方，对米饭不感兴趣，时用无盐面食或发糕充饥，

初入院两月间，胃纳很坏，到第三个月后，食欲较见健旺。

出院时情况：患者于 5 月 11 日出院，周身水肿全部消失，腹围 68 厘米，初入院时小溲每日仅三四百毫升，出院时经常一日夜有 1200 毫升左右。目光视力清晰，4 月间，血压曾一度升高 160/130 毫米柱，出院时，血压已趋正常，130/90 毫米汞柱。

小便常规检查：蛋白（++），脓细胞（++），颗粒管型少许，上皮细胞（+），透明管型（+），红血球少许，比重 1.015。

血常规检查：红血球 321 万/立方毫米。血色素 6.4 克%，白血球 8800/立方毫米，白血球分类计数：嗜中性 60%，淋巴 37%，嗜酸性 1%，大单核 1%。

肾功能：酚红排泄试验二小时总量 40%。

未曾完全痊愈出院的原因：该病员肾病经 3 个月又 10 天的住院治疗，病情已显著好转，因其保护人宋某调职至福建工作，又见病员初某身体日渐康复，向医师要求回家休养，仍旧服药调理，我们也考虑到实际困难，允许她回家疗养，为避免功亏一篑，拟一丸方，俾得在家长服，以竟全功。

丸方：黄芪四两，潞党参一两四钱，焦白术一两四钱，炙内金八钱，川椒目（炒）一钱五分，泔制苍术八钱，制附子一两，白抄参四钱，干鲍鱼八钱，上肉桂三钱，当归八钱，炒白芍八钱，泽泻八钱，小茴香二钱，黑丑子二钱，陈皮四钱，香橼皮五钱，云苓一两，血茸一钱五分，紫河车一具，羊睾丸两对，金匮肾气丸二两（杵碎），川杜仲一两（酒炒），川断五钱，巴戟天六钱（酒洗），沙苑四钱，炙草三钱。

上药研细末，以黑大枣十枚，阿胶一两，饭赤豆一两四钱，防风四钱，防己八钱，葱白一两，陈葫芦瓢五钱，煎浓汤水泛为丸，每日五钱，分两次空腹时服之。

出院后与病员的联系：该病员肾病现已显著好转，因其

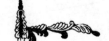

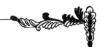

环境关系，必须回家疗养，即于5月12日，由其保护人宋某陪同病员初某乘津浦线转胶济线回山东原籍，17日得到来信一封，兹照录如下：

邹院长：你好！我本月12日晚乘火车，16日晚上到家了，一路平安，请勿念。我听你的嘱咐，回来后休息，吃你院给的药，吃完后，再按照你开的处方去配药吃（指开的丸方），若有什么病变，再寄信向你报告。我们一家人能团圆，主要是在你的关心医疗下，才能得到的，你全心全意为病员服务的精神太好了，使人永不能忘记，谢谢你！

祝你身体健康！工作顺利。

你过去的病员初某敬上

病例三

病员张某，男，34岁，安徽省全椒县界寿区诚心乡人。门诊号20244号。住院号13。

已往病史：周身患皮肤湿疹，迄今未愈，瘙痒难忍。2年前曾经害过伤寒症。平日有嗜烟癖。常患腰部疼痛。1955年7月，曾从高处跌下，伤及左腰部，疼痛更甚，经治稍瘥。

发病经过：患者自诉，1954年全椒县太平区因大雨堤岸被水冲穿洞穴，大好田禾，势被淹没，患者适任防汛大队长，乃肩负巨石，下水填塞，因此腰痛更剧。同年11月间，又患疟疾，恶寒发热未退，照常从事劳动。嗣后饮食减少，到了年底，被风侵袭，饮食不慎，吃些豆干蘸酱油，并吃些糍粑，呼吸不利，不思纳谷，乃至某处诊治，服药后，并无效应，又至南京市某人民医院医治，住院27天，注射青霉素7瓶，因无疗效，要求出院。又至某医院请求诊治，诊断为肾脏炎，无法治疗，不肯收容，遂至本院求治。

入院时症状：全身浮肿，阴囊、阴茎亦肿大不舒，水晶

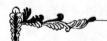

莹莹，小溲短少，大便溏燥不一，咳嗽有痰，行动则心悸气喘，久坐则腰部异常疼痛，面色灰黄，腹部按之波动，有移动性浊音，腹围96厘米，脉象微细。

小便常规检查：蛋白（+++），颗粒管型（+++），脓细胞（+++），红血球（+），比重1.017。

血常规检查：红血球423万/立方毫米，血色素7.4克%，白血球7100/立方毫米。白血球分类计数：中性63%，淋巴31%，嗜酸2%，大单核4%。

入院日期：1956年2月11日，到本院门诊治疗，服药5剂，病势较退，到2月17日，持安徽省全椒县诚心乡人民政府证明（该病员系属劳动模范），依照院章办理入院手续，即行住院医疗。

中医诊断：风水（阴水）。

治疗经过：该病员于1954年患过伤寒症，常感腰痛，病后元气未复，全椒县太平区因大雨堤岸崩溃，该病员为了抢修堤穴，背负大石，下水堵塞，腰部更为受损，因此在1955年疟疾甫愈之后，又加风寒侵袭，皮肤湿毒内攻（现代医学谓细菌毒素借血行而侵犯肾脏，以致肾脏循环障碍，发生病变），致患水肿重症，中西医诊治不得其法，肺、脾、肾三脏交虚，水势泛滥，更为猖狂无阻，整体机能，不克抵御，故治疗方法，采取下列九种方式。

开郁利导法（分量照处方时为准）：该病员素患湿疹，湿毒内窜，以致全身新陈代谢发生变化，此为招致本病第一因素。因此采用古人开鬼门、洁净府之法，用麻黄八分，连翘三钱，荆芥三钱，防风三钱，饭赤豆一两四钱，桑皮三钱，赤芍三钱，丹皮三钱，银花五钱，甘草八分，泽泻三钱，车前子（包）三钱。疏风利水，清解蕴毒，即宗仲景腰以上肿当发散，腰以下肿当利小便之例。

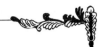

理气降递法：《灵枢》说："邪气内逆，则气为之闭塞而不行，不行则水胀。"水与气本属相应，病常相兼，水蓄气滞，气滞水亦停，故治水当兼理气。本病水湿泛滥，上逆清窍，气机不利，以致心悸、气喘等病变。故用川朴一钱五分，香橼皮四钱，陈葫芦瓢五钱，大腹皮三钱，杜苏子四钱，葶苈子三钱，白芥子三钱。行气利水，气行则水行，气喘、心悸等症，渐趋平静。

通阳益火法：水肿病都由肺、脾、肾三经交虚而致病。盖水为阴邪，其本在肾；水化于气，其标在肺；水惟畏土，其制在脾。肺虚则气不化精而化水，而又不能通调水道入于膀胱；脾虚则土不能制水而反克，淫于肠胃，溢于皮肤；肾虚则水无所制而妄行。水不归经，逆而上泛，传入于脾，则肌肉浮肿，传入于肺，则气息喘急，肾阳式微，气化无权，水道阻塞，则为周身之肿。故用附子三钱，肉桂八分，巴戟天三钱，胡芦巴四钱，川椒目一钱五分，温肾助阳，补益命门，即宗薛立斋益火之源以消阴翳之旨，俾命火恢复，寒水自消，肾脏机能健全，水肿之势，自然消退。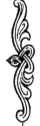

健脾疏滞法：土虚则崩，土崩则淤泥带水而流缓，于是日积月累，下焦阻滞而水乃泛，脾胃不能运化而散布于皮肤矣。前法通阳益火，火既生土，土固则水势顺流下行，方用苍术一钱五分，白术一两，炒鸡金三钱，陈广皮三钱，姜皮四钱，大枣七个，运脾宣湿，脾土健旺，水自归经而下行矣。

培补实表法：里气虚者，表气亦虚，疲劳遇风，捍卫失职，水肿之证，由此而成。该病员一再患伤寒，患疟疾，经常劳动，气体亏虚未复可知。黄芪甘温，护皮毛，固腠理，益中气；潞党参培中宫而补元气；炙甘草和中，扶正所以达邪，治标必须兼治本。

斩关夺门法：该病员于初进院两星期中，因水肿严重，

膨胀难过，我们曾用面包煨甘遂四分研末，装入小胶囊4个，一次吞服后，不到2小时，即行腹泻三四次，兼有呕吐，纳食较差，每隔2日施行一次，共服甘遂粉一钱六分，共用4次，水肿未见消减。病员急求速愈，经我们同意，允许其延请本乡专以单方治疗腹水的一位老农民来院施治，老农民用单方药草，亲自煎煮（我院药房中人确认为龙虎草，共服3次，隔日一次，第一次服一两二钱，空腹服，泻了8次，第二次服一两，泻6次，第三次服八钱，泻5次，间有作吐），在服药吐泻之后，肿胀之势，初步消退仅5厘米，但正气大伤，精神委顿，病员不敢再行尝试，即行停服。幸其形体较实，尚能暂时抵抗，若在体气虚弱之辈，难免发生意外。又体会到肾病水肿，与肝硬化、晚期吸血虫病腹水不同，用龙虎草服3次，大泻十余次，腹围只消5厘米，其消肿治法与吸血虫病腹水治法不同，这是一个极好的证明。

药饼外治法（《东医宝鉴》丹房奇术）：用巴豆（研去油）四钱，水银粉二钱，生硫黄一钱，同研成饼，先用新棉一片，布脐上，次以饼罨之，外用帛缚之，3小时后，患者自觉脐部皮肤疼痛，即去之，见肾囊与阴茎肿大晶亮，发火，疼痛难忍，全腹部红疹满布。乃以黄连软膏和紫金锭等外敷，皮肤发火渐退，肾囊与阴茎之肿大，一星期后，逐渐消减。此法仅用一次，药饼外治法，水势虽未由小便排泄，而湿毒外达，亦是佳象。

上列7种治法，是依照证候情况，随时互相配合，灵活应用的。

配合针灸治疗：病员时常腰痛，要求针灸科会诊，由针灸科医师施针5次，肾俞、委中。

佐用药丸：用肉桂二分，黑丑三分，琥珀二分，沉香一分半，麝香三厘，研匀，装入胶囊分服。服此药丸，见通阳

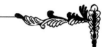

利尿效力，颇为显著。

病员摄生：

① 饮食管制：完全淡食，饮水量限制，不超过 1200 毫升，忌食酸辣刺激物品，食品中以含水量少易于消化而富于营养素为主。戒香烟。

② 慎防风寒，发生大风，随时关闭窗户，以防感冒发生。

③ 静养休息，不令随便运动。

病员目前情况：该病员于本年 2 月 17 日入院，到 6 月 30 日为止，计 134 天，服药 128 剂，针灸 5 次，腹围已减至 73 厘米，小溲通畅（平均每日约 1000 毫升），肿势完全消退，惟仍腰酸力乏，体气迄今未能完全恢复，仍在院中继续治疗。兹将常规检查记录如下：小便常规：蛋白（＋＋），比重 1.010，脓细胞（＋＋），颗粒管型（＋＋），透明管型（＋），红血球少许。因其肿势消退不久，尚未做肾功能酚红排泄试验。

讨论

1. 该病员起初患病的时候，急性已转变为慢性。经过青霉素注射，水肿并未消退，反而日趋严重，这说明肾病到慢性时期，用青霉素治疗，不是肾病的有效药物。

2. 严重的肾水肿，用逐水峻剂，水肿也一时不易消退。如张姓病员，曾服过三两多的龙虎草，共泻十余次之多，腹围仅仅小了 5 厘米。

3. 肾水肿，《金匮要略》称是水气病之一种，黄元御也说，水不离气，气不离水。我们深深体会到，腹肿有移动性者属水，叩之有鼓声者属气，利水必兼行气，气行则水行，行气逐水，水气自然消退。古人言之在先，一点也不错。

4. 全身浮肿，必须发表利水，上下分消，就是表里两解。我们深深体会到仅仅用利水方法，不能达到消肿的要求。

5. 全身水肿，发表利水，肿势全部退了。我们又深深体会到若是同时不用培本的方法，肿势复发的可能，是很容易出现的。

6. 我们更深深体会到，肾外症状已消失了，基本上恢复还有一个时期，须注意摄生方法，才能得到根本的痊愈。

7. 肾水肿病人，饮食管制是要严格的。除了古人指出的忌盐而外，对慢性肾炎病员，醋、盐、生冷水果也在禁忌之列。如过食酸，酸则令人癃，小便也不利的。

我们以上提出对肾病治疗几点不成熟意见，是否如此，在现代科学研究百家争鸣的原则下，希望大家来讨论，求得更完美的治法，为广大劳动人民健康服务而努力。

（载《中医杂志》1956 年第 12 期）

我对 1961 年下乡任医疗队长的回忆

1961 年，党中央提出各级干部要到农村去慰问，了解农民疾苦，医疗人员亦不例外。尽管当时我年已 64 岁，但南京市卫生局长沙轶欧同志动员成立农村医疗队，我首先响应，沙局长对我有顾虑。我说，我是无锡农村来宁的医生，到城市过着舒适的生活，应该到农村去锻炼，农村事情我熟悉，而且我能够吃苦，他欣然同意了。这个医疗队需要两位中医，两位西医，一位中医护士。我任队长，西医冯双湜任副队长。还要一个针灸医师，我院针灸科杨长林医师愿意去。我说，针灸科医师到农村去，要会刺血才行。杨说，我

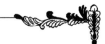

在太仓学习过，于是我同意了。有一位西医叫樊琦，护士叫邱华，两位都是女性。市卫生局派我们医疗队到句容天王寺卫生所工作。天王寺是四通八达的地方，交通方便，东至江宁县湖熟及汤山，西至溧阳、宜兴，再南至杭州，东南至镇江，北可通溧水、高淳，直达安徽。医疗队到了第二天就开诊。

开诊的第五天，抬来一老贫农，他 65 岁，是五保户，患了当地人称的"膈食症"，吃东西半小时，全部吐出来，11 天不大便了，中医称为关格证。《灵枢·脉度》说："阴气太盛，则阳气不能荣也，故曰关；阳气太盛，则阴气弗能荣也，故曰格；阴阳俱盛，不得相荣，故曰关格。"故可见上而吐逆，下而溺闭。今按其两脉，劲大无伦，甚是危险。如今大便不行，先通地道，我就用 500 毫升甘油，注入肛门，未见动静，再继续注射盐水 1000 毫升，令邱华戴上手套，挖出大便如栗者十几枚。遂方用旋覆花四钱，代赭石四钱，蜣螂虫三钱，石打穿一两，潞党参一两，陈皮三钱，枳实三钱，制半夏三钱，云苓五钱，大腹皮四钱，另用鲜荸荠 10 个切片煎汤代水。一副药价约值 0.86 元。并嘱服药前，先将病者胸膺搓揉 15 分钟，使其胸膈络脉通畅，然后一勺一勺灌下去。药后始终未吐，并自通大便一次，仍如栗者五六枚。服了 3 帖，乡农又抬来，称大见好转，将原意稍加增损，加些活血化瘀之品（红花、桃仁各三钱），上下皆通，一如平人。乡农称谢云：毛主席派来的医生，真是高明。这是一个关键性的病人，看得有效，我们医疗队的威信也增长了。

第二周，茅山脚下某公社殷副书记发高烧 39℃，气喘不止，杳不思食，口渴引饮，痰浊黄稠，此重症风温也，西医称肺炎。邱华先用针浅刺十指尖，又合谷穴各一针，病人气喘立止。余用清热泻肺止渴法，桑叶三钱，菊花三钱，银

花五钱，连翘三钱，黄芩三钱，桑白皮三钱，荸荠汁二匙，苏子三钱，麻黄五分，光杏仁三钱等，一日两服，口渴稍见缓和，发热依然如故。余曰：此病尚有别因，辨证未尽正确。此证半虚半实，辨证在杳不思食上，也属于虚劳范畴之例，改用青蒿五钱，鳖甲三钱，北沙参三钱，川百合五钱，川贝母钱半，浙贝三钱，橘络三钱，竹茹钱半，竹沥半夏三钱，茅芦根各一两，养阴清肺豁痰。药后适应，第二天，热退，37.5℃，至夜半，全部退清，知饥纳谷。

余认为此证虚实参半，脾土伤败，土不生金，虚劳发热，所以用青蒿退虚热，鳖甲养阴，二陈、贝母豁痰。缪希雍《本草经疏》论青蒿曰：青蒿禀天地青烈之气以生，故其味苦，其气寒而芬芳，其性无毒。又说：诸苦寒药，多与胃气不宜，惟青蒿之气，芬芳可人，香气先入脾，故独宜于血虚有热之人，以其不犯胃气故耳。是以瘵劳虚热，非此不除。陈存仁《药学辞典》论配伍应用，青蒿同鳖甲、地黄、牛膝、枸杞、麦门冬、五味子，除一切产后虚热，寒热淹延不解。亦除一切虚劳寒热，阴虚，五心烦热，肾水不足，以致骨蒸劳热，此为要药云云。第三方加减以饮食消息之，过了5天，病者要求出院，余叫他家人好好护理，允许出院。病者家人说，我们副书记患重病，筹措了30元人民币，如果不够，只好向公社借钱，结果，会计处算出仅用9.60元，其家人称谢而去。

又过了4天，招来一个肋膜炎病人陆某，热度38℃，胸肋作痛，吐铁锈色痰，痰色黄厚，余用费伯雄《医醇賸义》椒目瓜蒌汤加炮姜炭，参合一贯煎，效好，服3剂后，痛止，铁锈色痰消失，住院一周病者欣然出院。此证用方川椒行气止痛，炮姜温阳止血，瓜蒌壳利湿清热，沙参、杞子、麦门冬甘缓和络，刚柔兼施，王霸并用，故得效如桴鼓。

又过了一个星期，招来一个产科妇人，年三十余，发高热 39℃，腰痛如折，周身络脉失和，汗出浃浃，不思食，其家人云，已注射西药抗生素两天，未见效，故请中医诊治。余诊脉视苔，尺脉细弦而数，苔黄厚，余曰：此急性肾盂肾炎也。余用酒炒独活钱半，桑寄生三钱，川续断四钱，橘络皮各钱半，红花水拌炒丝瓜络四钱，鲜生地八钱，酒炒木瓜三钱，生苡仁三钱（包），芦根一两，稽豆衣五钱与服。其家人云，此是难产，其家人要求住院，余曰无然，此药如不应，再住院，要研究。今日先回去，看如何动静。药后极合，热已大减，身痛亦轻，再以原方增损，3 剂痊愈。其家人称谢云：天王寺从未有这样的好医生。当时南京来慰问农村的副省长兼南京师范学院老院长吴贻芳同志来看我，说：你在天王寺威望很高，为人民造福，你是共共产党员，起到带头作用，佩服佩服。

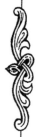

另要提到的是针灸医师杨长森了，针灸开诊了一星期后，从天王寺附近抬来一个老农，年五十许，右脚肿胀，不能行动，作痛不已，杨医师用刺血法出了不少紫褐色瘀血，到了第二天，该老农不用抬，持杖由家人陪来，说痛已大减，肿亦大半消失，能行走。杨医师的针灸亦轰动了天王寺一带。至于西医副队长冯双湜，他是国立同济大学毕业，联合医院院长。当时各地脑膜炎流行，句容小儿亦有患之者，冯院长精心的治疗，皆得痊愈。又句容小儿患癫痫头者较多，冯院长亦一一为之治愈。而樊琦医师兼任秘书，平时除医疗外，还主持伙食杂务，并接待来客工作，也很辛劳。我们医疗队在天王寺两个月，有口皆碑，影响极佳。

91 岁老人邹云翔 1987 年 2 月 21 日
于南京市上海路 2 号无闲斋

常见四种老年性疾病的防治

生老病死是人生不可避免的规律，若养生有道，寿命可延至 120 岁。《素问·上古天真论》说："食饮有节，起居有常，不妄作劳。"王冰注引的《痹论》说："饮食自倍，肠胃乃伤。"特别是老年人，要慎饮食，要身心安详，喜怒哀乐要善于节制，人的升降出入的生理功能正常，就不会造成混乱。

（一）

老年人的生理状况和青年人不同。《素问·上古天真论》说："六八阳气衰竭于上，面焦，发鬓颁白。"王冰注曰："阳气亦阳明之气也。"其引《灵枢经》说："阳明之脉，起于鼻，交额中，下循鼻外，入上齿中，还出夹口环唇，下交承浆，却循颐后下廉，出大迎，循颊车，上耳前，过客主人，循发际至额颅，故衰于上，则面焦发鬓白也。"这就是说，人到 50 岁时，消化机能开始衰退，导致血液不足。头为诸阳之会，人的气血不足，先表现在头面上。面焦是缺少华泽，发白是血枯之渐，医者所以首先望诊。《上古天真论》又说："七八肝气衰，筋不能动，天癸竭，精少，肾脏衰，形体皆极。"王冰注曰："肝气养筋，肝衰，故筋不能动。肾气养骨，肾衰，故形体疲极。天癸已竭，故精少也。"这就是说，肝为血府，肝者筋之所宗，血虚不能濡养筋络。老年人往往抽掣动风，谓之肝风，进而变为瘫痪。肝衰也由肾水不足，水不涵木也。

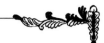

人可长寿，是肯定的。但有些人只活半个世纪或稍多一些就溘然长逝了。唐代杜甫只活到 59 岁，李白 63 岁，韩愈 57 岁，柳宗元不到 50 岁，李贺只活到 27 岁。这些文人为何不能长寿？总地来说，不外三种原因，一是情绪关系，如李贺忧伤国事，韩愈性情急躁，柳宗元愤世嫉俗，他们既缺乏怡情养性，又失去冲和之道，气血缭乱，日复一日，疾病遂生。二是生活起居无节，故半百而衰。三是不善于适应环境。生活在大自然环境中，要善于适应四气，即春生、夏长、秋收、冬藏。适应得法，所谓法于阴阳，和于术数，人体可以髓满骨坚，精神内守，疾病自然不生。

（二）

老年人的病比中青年多，其常见多发的，一是呼吸系统疾病，包括感冒、流感、老年性肺气肿引起中毒性肺炎。二是心血管系统疾病，包括脑动脉硬化、高血压病和冠状动脉粥样硬化性心脏病。

老年人所以易患感冒，因体质较虚，抵抗力差，风寒侵袭，病毒易感染。病态表现在头痛，鼻塞，痰多，流清涕，恶寒发热。从标证方面疏风宣肺，豁痰清热，是一般的治法，但必须注意的是，老年病人其标虽实，其本则用疏表清肺施治，往往效不著，必须标本兼顾，即柯韵伯托里固表之法。他在《伤寒来苏集》里说："伤寒不知固表托里之法，偏试风药以祛之，去者自去，来者自来，邪气留连，终无愈期"。徐灵胎在《医学源流论》里也说："伤风之疾，由皮毛以入于肺，肺为娇脏，寒热在皆不宜。太寒则邪气凝而不出，太热则火铄金而动血，太润则生痰饮，太燥则耗津液，太泄则汗出而阳虚，太涩则气闭而邪结。并有视为微疾，不避风寒，不慎饮食，经年累月，病机日深，或成血证，或成肺痿，或成哮喘，或成怯弱，比比皆然，误治之害，不可胜数。"谚云：伤风不醒便成劳。如何治之？①祛风，苏叶、荆芥之类；②消痰，半夏、象贝之类；③降气，苏子、前胡之类；④和营卫，桂枝、白芍之类；⑤润津液，蒌仁、玄参之类；⑥养血，当归、阿胶之类；⑦清火，黄芩、山栀之类；⑧理肺，桑皮、大力子之类。八者随症状轻重而加减之，更以避风寒，戒辛辣，则庶几渐愈，否则必成大病。

我以为病毒性感冒，对老年人尤应重视。中医用药，如发表清热，涤痰下逐，皆是排除病毒的一种方法，但必须注意整体观念。气虚的人，气虚不足，邪不易出，要扶正，如参、芪之类，以固其本，以益其气，使气化功能加强，病邪自然撤除。

肺气肿是气管炎发展而来。中医认为肺气肿不仅在肺，且与脾肾两虚有联系。肺虚不能降气，脾虚不能运气，肾虚不能纳气，此内伤之病，常因外感而发作。有时身发低热，痰多，喘促，纳差。这些外感内伤并发症，中医认为这是杂感，祛风，降气，清热，豁痰，和胃，必先照顾到肾气。祛风如麻黄、细辛、牛蒡，降气如苏子、葶苈，清热如黄芩、白芍，豁痰如象贝、半夏，和胃如茯苓、山药，益肾如黄芪、五味子等，标本兼顾，可以获效。

如因劳累过度，骤感风邪，突然发高热，气短喘促，痰多，甚感迷糊，险象丛生，西医往往认为是中毒性肺炎。有时，患者高热不退，大汗淋漓，胃气呆顿，有时导致心衰，脉象或数或迟，肾功能亦呈衰退险象。凡此内伤之证，专用清热、泻火，治非其法，变化不测。此与外感风寒之证颇同而理异。伤外为有余，有余者泻之。伤内为不足，不足者补之。汗之、下之、吐之、克之，皆泻也。温之、和之、调之、养之，皆补也。内伤不足之病，苟误认为外感有

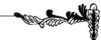

余之病，而反泻之，则虚其虚也。《难经》云："损不足而益有余。"如此死者，医杀之耳。然则奈何？惟当以甘温之剂补其中，升其阳，甘寒以泻其火则愈。东垣遇内伤不足之病，用甘温除热，大忌苦寒之药。我们在临床上遇此类病证数见不鲜，甘温除热，确有大效。有些老年人患肺气肿兼中毒性肺炎较多，对此，西医常和我们合作，同意用补气益肾汤，佐以养心清肺化痰，往往退热很快，白血球也易降至正常范围，胃气醒复也快，心衰的症状也自然消失，热退后可照常服用多剂。这些炎症，用温补以消炎，生化试验，竟得正常，这是反佐疗法的妙用，很有科学意义。中西医都值得重视和研究。我自制的补气益肾汤是：黄芪18克，人参9克，冬虫夏草9克，北沙参12克，淫羊藿18克，川贝母4.5克，橘皮络各3克，炙远志9克，丹参9克，生炒薏米各9克，煎汤代水。在肺气肿炎症发作时，遇见肺小泡裂形成肺大泡，痰声嗅吼，加射干、麻黄两味，散风热，消肿毒，有一定疗效。

脑动脉硬化症是老年人心血管系统的多发病之一。病人常有头痛眩晕，失眠，性情急躁。肾水内乏，风阳鸱张，中医称肝阳，亦名肝风。水不涵木，肝肾两亏，手肢发麻，就是快要中风的预兆。如果脉象发现两部弦大，硬化到了晚期，就有可能形成脑溢血而成中风瘫痪。谢利恒的《中国医学大辞典》说，凡肝风、肝阳、肝厥等证，其病机皆在于脑，故无有不兼眩晕者，治以疏肝清脑泄热为主。如羚羊角、石决明、桑叶、滁菊、钩尖、刺蒺藜、天麻、珍珠母、瓦楞子、牡蛎、龟板、阿胶之属。切忌误作发散，治以辛燥劫阴，酿成它疾。我认为肝阳发作，未到危急程度，羚羊角可以不用。石决明、牡蛎的用量大些，可酌加首乌、杞子，柔肝息风，滋肾壮水。久服之，控制高血压发展，则是可

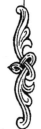

能的。

　　由冠状动脉病变引起的心脏病，在各种心脏病当中，比例要占到95%，从事紧张脑力劳动者，发病率较高。冠状动脉循环功能有障碍的人，或因感受寒凉，或因情绪紧张，或因劳累过度，或三者兼而有之，易成心绞痛。中医称心悸或怔忡。如果胸闷作痛，又称胸痹。冠状动脉粥样硬化的患者有高血压症状，必须活血通瘀，柔和络脉，养心安神，豁痰开痹止痛。活血如当归、红花；通瘀如丹参、桃仁；柔和络脉如首乌、杞子；养心安神如琥珀、柏子仁、朱茯苓、枣仁；豁痰如贝母、半夏；开痹止痛如薤白、蒌仁，亦可酌用桂枝。如有阳虚症状，服上药后血压不降，可用人参、附子，强心兴阳，血压自会下降。虽在暑天，在所不忌。亦可酌用稽豆衣一味，以解附子之毒。此种器质性病变，上药必须耐心久服，血管之硬化，自可扭转。如果一曝十寒，则无济于事。

（三）

　　上述两个系统的四种疾病，是可以预防的。老年人呼吸道病证常因肺气虚弱而来。肺气不足，往往由于肾虚所致，其本在肾，其末在肺。肺肾两虚者，属于虚劳范畴，劳则成损。按《内经》治则，劳者温之，损者益之。劳损之体，抵抗力薄弱，病毒易纠缠。患者往往髓竭骨空，一遇劳累风寒，就易发病。这就需要主动预防，补气养血，填髓坚骨，强阳益阴。在冬令服药几十天，有助于增进健康。拿我本人来说，今年已83岁。48岁时，在重庆得气管炎，后发展成肺气肿。65岁时戒烟，但经常有小感冒，未予重视。在78岁那年冬令，因感受风寒，又疲劳过度，肺气肿大发作，高热，气喘，不能平卧，痰多，纳呆，心慌，乃服自制祛风益

肾汤 3 剂，热退身安。自制祛风益肾汤如下：麻黄 3 克，细辛 2 克，葶苈子 4.5 克，苏子 9 克，五味子 4.5 克，黄芪 12 克，冬虫夏草 9 克，当归 4.5 克，炒子芩 2.5 克，橘贝半夏曲 9 克。此外，我每年冬天服用膏滋一料，吃 40 天。至今已 4 年多未发，自觉髓满骨坚，体气康健逾昔。我的自制膏方如下：炙黄芪 120 克，炒党参 120 克，冬虫夏草 90 克，活磁石 90 克，核桃肉 120 克，云茯苓 60 克，炒山药 90 克，补骨脂 45 克，鹿角片 45 克，制苍术 24 克，黑芝麻 90 克，川百合 120 克，枸杞子 150 克，酒炒怀牛膝 45 克，阿胶 60 克和冰糖 1 斤收膏。方中重在冬虫夏草一味，该药有滋肺阴补肾阳的作用，用于肺虚咳血，肾虚阳痿等症。冬虫夏草菌素，在试管内对链球菌、葡萄球菌、炭疽杆菌有抑制作用。用酒精浸剂，在 1∶100000 浓度下，仍有抑制结核菌的作用。据赵学敏《本草纲目拾遗》引《四川通志》云：冬虫夏草，性温暖，补精益髓。又说：物之变化，必由阴阳相激而成。阴静阳动，至理也。然阳中有阴，阴中有阳，所谓一阴一阳，互为其根，夏草冬虫乃感阴阳二气而生，夏至阴生，故静而为草，冬至阳生，故动而为虫。入药能治诸虚百损，以其得阴阳之气全也。

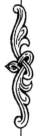

高血压、心脏病人，若血脂过高，体质丰腴肥胖，体重在 178 斤左右的，来我处就诊时，我经常于方剂中加用荷叶三钱，冬令可用干的。服数 10 剂后，体重可减轻十多斤，血脂高到六七百以上的，也能逐渐恢复正常。在夏令可用鲜荷叶煮粥食之，或用鲜荷叶代茶，皆有效。据戴元礼《证治要诀》云：荷叶服之，令人瘦劣，单服可以消阳水浮腾之气。王孟英《随息居饮食谱》论荷叶能升发阳气，散瘀血，留好血。冠状动脉硬化的人，也可常服首乌片，此药能降低血清胆固醇，一次 5 片，日服 3 次，连服半月至 3 个月，常

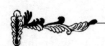

能获效。首乌延寿丹，今改名复方首乌片，也是治疗这个病的佳药。

（四）

老年人的多发病，当然远不止这四种。此外如溃疡病、萎缩性胃炎、胃窦炎、糖尿病及各种肿瘤。近年来，中医临床方面，治癌药物已发现了不少苗头。而中医中药在防治老年性疾病方面，还有不少金光灿灿的宝藏等着我们到宝库里去一一挖掘，我只在此抛砖引玉而已。

叶案气病治法评介

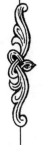

清代名医叶天士善治气病，晚年真本医案中常讲到气，五脏皆有气病。叶氏对气病治法，临机应变，对证下药，效如桴鼓，对后学者颇多教益。叶案中关于气病很多，兹举10例，以为启发之助。

肾气逆上：顾，四十六岁。此病起痰饮咳嗽，或外寒劳倦即发，发必胸脘气胀，吐出稀涎浊沫，病退，痰浓气降乃已。此饮邪皆浊饮久聚，两年渐渐腹中痞闷妨食，肛门尻骨，坐则无恙，行动站立，刻刻气坠，若大便欲下之象。肾虚不收摄显然。或于在前见痰嗽以肺治，苟非辛解，即以寒降，以致酿成痼疾。

肾气丸加胡桃肉、角沉香。

徐灵胎批云："肾虚气不归原，即不能温养脾阳以化食，以致饮邪浊阴久聚，此肾虚而脾亦虚也，再经肾气不摄逆上，饮泛病苦，胸脘胀闷，必得肾气收摄，则诸症皆安。"

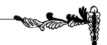

按：此种肾气不足之证，肾气逆上而咳。肾阳不运，肾气丸。六味丸加附、桂，扶阳育阴，加沉香降气，核桃肉纳气，使肾阳安于其宅。他批评前医见识只知治肺，辛解寒降，药不对病，酿成痼疾，此庸医误人者多矣。此病揆诸现代医学，与老年性肺气肿极相类。肺、脾、肾三脏交虚，主要是摄纳肾气，药须久服，可以收功。

疝气虚痛：吴，六十三岁。寒入厥阴之络，结为气疝，痛则胀升，气消寂无踪迹。老年下元已乏，不可破气攻疝，温养下元，尿管胀或阻溺，佐宣通。仿香茸丸。

鹿茸　大茴　韭子　蛇床　当归　麝香　青盐　覆盆子

徐批："温经不用刚燥，总以老人下元先亏，肾虚恶燥，故主以柔阳药。"

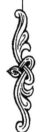

按：叶氏对这病首先一语道破寒邪入于厥阴经。尿道作胀，小溲不畅病象，绝不用破气攻逐，必须温养。鹿茸、蛇床、韭子、覆盆温肾；大茴、麝香通透；当归补血和络；青盐咸降引导。方药简练精当。而徐氏又提示，肾虚病人，不得纯用刚燥，刚柔相济，乃为上医，启发后学之功匪浅。

肝气呕逆：姜，五十七岁。胁膈左右，懊恼不舒，有呕逆带血。凡人脏腑之外，必有脉络拘绊，络中聚血。中年操持，皆令耗血，气攻入络，必有难以自明其病状之苦。宜宣通血分以和络，俾不致瘀着，可免噎膈反胃。

新绛　青葱　橘叶　桃仁　钩藤　土萎皮

徐批："肝气本居下焦，宁静即是生阳，则逆攻入络，以致血液瘀聚，久生变幻。通络宣瘀息风，理厥阴之血气，有如此清灵松锐。"

按：气有余即是火，操持经营，诸多未遂所欲，气愤填胸，扰动胃络而溢血。主要是气滞血瘀。青葱、橘叶通气疏达，新绛活血通络。气动扰阳，内风掀动，故以钩藤息风潜

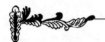

阳，萋皮清热和阴，药只六味，面面顾到。

怒气血溢：蒋，十九岁。冲年阴火未宁，情志易动，加怒气火逆逆，络血上溢，问纳食不旺，气冲血上，必抚摩气降，血不出口，但络中离位之血，恐致凝遏，越日必气升涌逆矣。

杜苏子　降香末　炒桃仁　粉丹皮（炒）　炒南楂　苡米仁　加老韭白汁。

徐批："此证血气平静之后，补阴似不可少。以通为主，识力俱老。"

按：此有余之气，方中绝用破瘀通降，老韭白汁辛温行气，苡米淡渗导下，极合病机。阳升必阴以收之，徐语所见极是。否则阴阳失调，反复多变矣。

气痹内阻：李，廿八岁。暑湿气痹，咳逆微呕，有发疟之象。

杏仁　白蔻仁　厚朴　丝瓜叶　连翘　象贝　射干

按：此病者必是内蓄有积湿，外邪暑湿则从而客之，病在上焦，肺气不利，故用开肺通结，宣湿轻清之品。外邪往往易与内病结合，同气相求，水流湿，火就燥，医者不可不知此理。

火气内燔：罗，六十三岁。情怀内起之热，燔燎身中脂液，嘈杂如饥，厌恶食物无味。胃是阳土，以阴为用，津液既穷，五火皆燃，非六气外客之邪，膏、连苦辛寒不可用。必神静安坐，五志自宁，日饵汤药无用。

人参　知母　茯神　甘草　生地　天冬　鲜莲子

按：此病是虚劳之热，五火皆燃，重点在心、肺与胃，灼铄津液，人参补气生津，生地凉血清热，莲子清心，知母、天冬清肺肠，甘草和中，符合《内经》"劳者温之"之旨。耐心久服，兼以安养神志，自能奏效。我认为此病一由

268

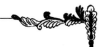

五脏积劳，二由七情受伤，诚如费伯雄所言："百忧感其心，万事劳其形，有限之气血，消磨殆尽矣。"又说："自上而下者，过于胃则不可治。自下而上者，过于脾则不可治。"叶氏言日饵汤药无用，须在神志宁静安养，不尔其劳损难治，亦是医人之老实处。

劳累伤气：周，五十九岁。瘦人液枯，烦劳动阳，气逆冲上，渐如噎膈，衰老之象，安闲可久。

枇杷叶　杜苏子　柏子仁　火麻仁　炒桃仁

徐批："液枯之人，即劳动伤阳，亦须清养津液，是盏中添油法。"

按：瘦人多火，劳动伤阳，阳虚即气虚也，液枯精亏，故用润燥药。

郁气脘痛：胡，十四岁。性情执拗，郁勃气逆，粒米入脘即痛，父训即若痴呆，由肝胆木横，来劫胃土。上年入冬自愈，秋金肃降，木火不主威，非狗肉温浊之功能，乃适逢其时耳。

夏枯草　生香附　川贝　土瓜蒌　黑栀皮　化州橘红

徐批："开结化痰，利气清火，面面周到。"

按：郁气是实气，气实生火，方中夏枯草、黑栀皮、瓜蒌皮苦降清火，木强侮土，胃呆必生痰浊，故用川贝、橘红化痰，香附行气，气通则脘可不痛。叶氏又明言上次自愈，秋金肃降，天人相应之理，以辟病家非吃狗肉可愈之说。

秽气不饥：李，四十岁。臭秽不正之气，入自口鼻，着于募原，不饥呕逆，中焦病也，宣通浊痹为正，发散清寒为忌。

草果　槟榔　藿梗　厚朴　杏仁　白蔻　半夏　姜汁

徐批："臭秽虽属无形浊气，但黏着募原，必与浊滞有形凝结，不饥呕逆，恶寒发热，浊邪并结坚聚，非达原饮

不除。"

按：我认为此人上中焦原有湿浊内蕴，外来之秽浊，易于侵入。《周易》：同气相求，水流湿，湿者，阴也。故用辛温燥湿逐去之。

冲气失治：吴，三十五岁。据述咽中气冲，即起咳嗽，经年调治，渐致食减力乏，此皆不分外因，徒受治痰治嗽之累。凡久恙当问寝食，参视形色脉象，越人谓下损及胃是已。

建中法。

徐批："气冲即咳，内损显然，尚徒治痰治嗽，无怪先生鄙夷。"

按：此病是土不生金，据我平日临床经验，建中汤治消化道溃疡最合，饴易生姜，温养胃土，桂枝通阳，白芍敛阴，甘草和中，培土生金，肺气可以安宁。方中可加炙黄芪，余用之屡验。案中评击前医处方失当，不学无术之辈，庸医误人，实可愤慨。

《叶天士晚年医案真本》关于气病治法较多，兹举出数例，以为举一反三之助而已。其中气虚治法，气实治法，辨证分明，立方精简。徐氏评语，择焉而精。我们认为叶氏到了晚年，证治杂症，已到了炉火纯青之候，方中对证下药，清温兼用，升降并用，补泻并用，活泼泼地如珠走盘，对于气之认识，有深刻见解，亦是从精熟《内经》中得来。

谈中医人才成长的问题

中医人才成长是我国现代振兴中医事业中的一个战略性

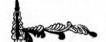

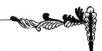

问题。我想根据自己从医五十余年短暂岁月中的体会，谈谈这个问题，并希望引起讨论。

1. 中医人才必须谙熟《内经》医理

《内经》体现了二千多年前我国医学及医学思维方面的巨大成就，迄今还为国外学者所赞扬。我国历代很多大医家如张仲景、孙思邈、金元四大家、张景岳、叶天士、吴鞠通等都是在《内经》医理的指导下取得医学成就的。我在早年学医之前，就对张景岳的《类经》产生过兴趣。到了中年时期，已陆续圈读过《黄帝内经素问》四种（如王冰注、马元台注、张隐庵集注等），《太素》二部，张景岳《类经》三部。直到年过八十，我还想重复温习《内经》文献，因为它是中医临床工作的指导原则。

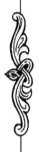

中医无论是诊治外感急性病，还是调治慢性病，都不应该违背《内经》中反复强调的整体性原则，不能囿于对某些局部临床症状的感性认识。有了对疾病的整体性认识，治病就能求其本，就能效若桴鼓。如20世纪40年代，我在重庆曾诊治2例假热真寒的急性病，因诊断是根据《内经》的整体性原则，治疗是根据《内经》的从治（反佐疗法）法则，结果使病人转危为安（见《邹云翔医案选》第303～305页）。在肾病的诊治方面，也必须牢牢地抓住《内经》中所强调的整体性诊治原则。一般医生在肾病诊治过程中容易受西医局部论概念的影响（国内有人从医学心理学角度研究，称这种影响为"西医对中医的负迁移"），习惯着眼于病人尿液排泄不畅之类的肾脏局部症状去认识其病理，由此也只好局限在利尿消肿的治标方面去设计治疗方案和处方用药。这样的只见树木不见森林，只顾局部认识而专事治标，既体现不出中医在临床方面的特色，在实际上也往往很难得到佳

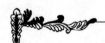
效。40 年代，我诊治一位严重肾病水肿患者时，主要着眼于病人整体性方面的气阳衰惫，脾运失司之病理状态，从而运用补气行水，健脾渗利，温阳化气的标本兼顾之法，结果取得良效（见《邹云翔医案选》第 20～21 页）。

在中医临床工作中，还必须重视《内经》中的多因素致病理论，因为病人实际上是生活在致病的多方面因素的开放性环境之中的，所以临床医生必须要从这个基本实际出发，研究与病人有关的气候、地理、社会环境等致病因素，要重视病人的饮食习惯和情绪状态。

时下，不少中医临床医师不重视对《内经》医理的学习和研究，有些中医院校也不把《内经》作为重点教材来进行教学，这些都是不正常的现象，不利于中医人才的成长。我最近在江苏省中医多学科研究学术讨论会的开幕式上也发言呼吁了这个问题，今后我还要不断呼吁这个问题，希望重视张仲景提出过的"勤求古训"原则。

2. 中医人才必须从临床实际出发，博采众长

东汉张仲景不仅强调"勤求古训"，而且还要求"博采众长"，这确是历代中医人才成长的又一规律。我昔年常向学生们指出医家不应囿于流派而束缚思想，只要切合临床实际的中医流派，都要学习。五十多年来，我比较重视如下一些医家学说。

调理疾病须重视和缓 "和缓"是孟河名医费伯雄医道的主要特色。他在《医醇賸义·序》中曾说："夫疾病虽多，不越内伤外感。不足者补之，以复其正，有余者去之，以归于平，是即和法也，缓治也。毒药治病去其五，良药治病去其七，亦即和法也，缓治也。天下无神奇之法，只有平淡之法，平淡之极，乃为神奇。否则立异标新，用违其度，欲求

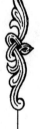

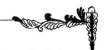

近效，反速危亡，不和不缓故也。"疾病的调理主要依靠患者对自身阴阳平衡系统的调节能力，用药乃是所谓四两拨千斤。从这个意义上看费氏的和缓学说很有临床参考价值。

　　临证须重视后天脾胃　重视后天脾胃为生化之源的医学原则，在金元时代李东垣的学说中极其明显，世称其为脾胃派，影响医坛约有 700 年之久。东垣老人很重视饮食劳倦对脾胃的损伤，反对"饮食自倍"和"劳倦气耗"。这些学说都是很切合临床实际的，尤其是在目前社会的饮食状况之下（夏多冷饮、冬多水果等），东垣的学说更加值得重视。

　　王清任的益气化瘀法　清代王清任写过一本并不很厚的《医林改错》。实际上，《医林改错》主要是两个方面的内容，前一方面是王清任关于人体解剖研究方面的意见，后一方面是他的诊疗经验。而王清任诊疗经验的主要特点是益气化瘀，大刀阔斧，如其补阳还五汤中黄芪用至四两，活血化瘀药也随之常用。此实是王氏在临床上的独到之处，应该认真向他学习。尽管他关于人体解剖方面的认识不一定可取，但不能因此而抹杀他的临床经验。

　　朱丹溪的经验　朱丹溪的主要临床经验有清利湿热相火和疏解六郁（气郁、血郁、热郁、痰郁、湿郁和食郁）等。前者在肾病阴虚者多可采用该法，后者关于六郁证治的临床经验尤其值得我们重视和研究。"气郁者香附为君，血郁者川芎为君，热郁者山栀为君，湿郁者苍术为君，痰郁者菖蒲为君，食郁者神曲为君。"

　　益火之源以消阴翳　当代中医应该研究和诊治西医看不好的病，从而发扬中医在临床上的优势，从这个意义上来考虑则中医的温阳派的临床经验和学说很值得我们重视。我 40 年代在重庆一老先生处学习了使用温药的临床经验后，逐渐

对此有了较深的体会。如 1977 年 6 月，我治一外感热病即宗李东垣甘温除热法治之而药后热退，疗效显著（见《邹云翔医案选》第 282～283 页）。

治杂感宜重视扶正疏和之法　古代喻嘉言曾介绍过他治疗杂感（虚人外感）的临床经验："今人外感病兼内伤者居多，用药全要分别。如七分外感，三分内伤，则治外感药中宜用缓剂、小剂及姜、枣和中为引，庶无大动正气汗血等累。若七分内伤，三分外感，则用药全以内伤为主。盖内伤之人，才有些微外感，即时发病，不似壮盛之人，必所感深重，其病乃发也。"这是很值得重视的经验之谈。40 年代，我曾留意学习擅长杂感病治疗的张简斋老先生在这方面的医疗经验，发现与喻嘉言的经验似有共同之处，日后我在大量杂感病诊治过程中对此体会弥深（见《邹云翔医案选》）。

重视历代医案的学习和研究　历代医案是历代医家的临床思维、治法等临床诊疗经验的实际记录，其中包含很多医家们的独到经验，如叶天士医案中治急黄用银茶，赵海仙医案中用冬虫夏草等都是很值得我们重视的宝贵经验，应该从中吸取营养。五十多年来，我曾认真学习和研究过《叶案存真》《洄溪医集》《三家医案》《四家医案》《问斋医略问答》《张聿青医案》《杏轩医案》等二三十种医案（还有五六种秘本医案）。

重视本草药物学的挖掘研究　本草药物学不仅是历代医家在自然药物研究方面的总结，而且也包含他们在方药治疗方面的很多独到经验和发现，为中医有效地对证下药，辨证施治提供了药物基础，历代医家一般都不忽视这方面的研究。五十余年来，我研究过五六种《神农本草经》，多次圈阅过《本草备要》《本草纲目拾遗》《本草求真》等本草书。

40 年代初，重庆流行大脑炎，当时我通过比较，发现本草书中记载的我国云南天竺黄具有特效作用，后在整体辨证的基础上用此药曾治愈过二三十例大脑炎病人。50 年代，我又根据《本草纲目拾遗》中的记载，确认冬虫夏草有较强的抗痨作用，从而应用于肾结核病的治疗中，取得了佳效。

总之，我认为中医人才成长的过程好像是蜜蜂采集百花之精英一样的艰苦劳动过程，要吸取历代各家之长，为临床实际服务。

3. 中医人才必须具有发展中医的思想

一切习惯于从实际出发考虑问题的人是不愿意抱残守缺和墨守陈规的，中医人才也必须着眼于现代中医的现实状况而具有发展中医的思想。

人们都称我为肾病专家，但我并不认为自己在中医肾病研究和治疗水平方面已达到可以满足了的顶峰。事实上，现代在中医肾病研究中已存在着 40 年代所没有的新课题，如肾病激素（强的松等）治疗副作用问题，肾病的抗菌药物毒副作用问题等。这些新课题都必须研究，以使更多的肾病患者免受病难的严重折磨。60 年代末，南京医学院颜守民教授与我同诊，我利用这个机会向他请教西医泌尿系统研究方面的知识，在其启发下，我悟出了可以用中医疏泄法治疗肾病激素治疗副作用病证，通过临床实践证明，此法有效（见《邹云翔医案选》第 37～40 页）。在肾病治疗方面，我又在现代医学病理学说的基础上，悟出了肾性高血压病可在中医整体辨证用药的基础上，酌用活血化瘀药的道理。

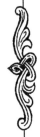

近 30 年来，我很重视现代病毒学说的进展。我认为病毒所致疾病（多为西医无特效治疗者）的研究中有两点值得重视，一是扶正祛邪问题，另一是要重视六淫病毒学说的研

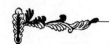

究。我认为，风、寒、暑、湿、燥、火是成百上千种病毒的生存环境，六者的盛衰与组合，犹如《周易》八卦组合成64卦和384爻，便能使千百种生存在人体不同部位的病毒种类出现相应的盛衰。在临床上，中药苍术（以江苏茅山产者为最佳）对湿邪的控制作用则很可能与它具有控制这一类病毒有关。看来，从六淫方面研究病毒不失为是一条中医研究病毒的途径，有些可喜苗头已为现代科学所证实。

由此看来，我们需要吸收研究现代医学知识，但中医的发展光靠吸收现代医学知识还是远远不够的。通过对六淫病毒学说的初步探索，我已认识到中医天人相应学说具有广阔的发展前景，而要发掘中医天人相应学说，看来必须走中医多学科研究这条道路。1979年我曾拟给家孙一个研究、《内经》的提纲：天文学、气象学、音韵学、训诂学、哲学、心理学等。一年后，他根据这个提纲构思出一篇论文《论从多学科范围研究〈内经〉》，后我作了增删，认为中医多学科研究是一条振兴中医的可行之路。1984年春天，江苏盐城举办了中医多学科研究讲习班，我很乐意为他们出的《中医多学科研究论文集》题字，我衷心希望这个事业兴旺发达。

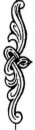

4. 结语

我已年近九旬，我希望中医界人才不断涌现，加速振兴中医的步伐，为此我将五十余年中医临床过程中的体会提供给中医界同道们参考。

（邹伟俊整理）

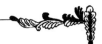

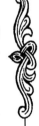

年

谱

　　1896年农历12月22日诞生于江苏省无锡县（现无锡市）周新镇（现东绛镇）邹家弄。幼时读私塾，无锡地区学生会考时获第一名

　　1911年（15岁）任私塾教师。

　　1914年（18岁）考入江苏省立第三师范学校甲种讲习科学习。

　　1916年（20岁）毕业于江苏省立第三师范学校甲种讲习科，成绩优异。

　　1916年至1929年间在无锡任小学教员、小学校长、中学教员、中学教务主任、中学校长等职务。在从教之余，奋研文史，先生在《申报》《时事新报》《新闻日报》等报刊上发表有《读四库全书总目提要四书类目录学分类论析》《离骚·校仇》《白诗断片》《韩诗吟赏》等数十篇二十余万字的论文。为深研中国古典文学，经无锡教育界著名前辈秦

执中先生推荐，至无锡国学专修学校，向我国著名教育家、经学大师、原交通大学校长唐文治（蔚芝）先生学习古典文学。当时唐校长约期谒见，当场命题作文，先生以古喻今，立论新正，唐校长评语为："气象崇宏，洵是有志之士。杰作也！勉之！勉之！"唐校长当即收为学生，并赠予书籍，如《东塾读书记》等。因先生一面教书，一面学习，唐校长特许自修与听讲相结合，和在馆学员一起参加作文考试，承认学籍。先生好学不倦，常获文课甲等奖。从此经史、文学大进，为以后学医业医打下了坚实的基础。

1925年慈母病逝暑疫，先生痛己之不能医，业余自学中医。文、史的长进，对自学中医《内经》等古典医籍很有体会。又经秦执中老先生的介绍，师从孟河名医费伯雄高足刘莲荪先生，先生学医刻苦，将《医醇賸义》编成歌诀，背诵至熟。刘师识其才，勉其"不为良相，宁为良医"的哲理，并免收膳费。

1929年夏季，无锡又值暑疫流行，遵师命回乡正式行医，义务为乡农诊治。

1933年12月，义务任国医馆无锡支馆秘书、无锡县处方鉴定委员会委员。

1935年5月起任上海《光华医药杂志》编辑、主编，同时向上海名医丁仲英先生学医，编辑办公室搬至丁仲英先生诊所（上海河南路7号）。在此期间临床水平大进，并在《光华医药杂志》写有很多文章，为提高中医药威信，维护中医、药师权利，力排中医"流派"，促进中医界的团结等等做了很多有益的工作。

1937年10月，即"八·一三"日寇进攻上海之后，中

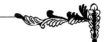

医救伤医院在南京成立，即去南京任内科主任，医院辗转武汉、宜昌、万县，1938年1月迁至重庆大梁子，改名中医救济医院，任医务处长兼任内科主任，并义务担任中央国医馆处方鉴定委员会委员。在西行中与无锡中医研究社社长张嘉炳同行，得有机会向张社长学习喉科，得益匪浅。

1939年5月，日寇在重庆大轰炸，医院迁至北碚，而离开医院，先后在重庆南岸龙门浩行医，8月迁至歇马场。

1942年4月起又回重庆行医，9月由王昆仑先生介绍义务担任重庆中苏文化协会会医，为其工作人员及家属、《新华日报》工作人员义务诊治，并介绍他们至熟识的药店打折购药。

1946年，由四川回家乡无锡，旋至南京行医。

1949回无锡行医，并与无锡名医季鸣九、丁士庸等开办医师进修班，培养中医人才。50年代任无锡人民代表大会代表。

1954年3月，出席江苏省第一次中医代表座谈会，会议开得很隆重，由卫生厅长吕炳奎同志主持，省委领导出席，上海市市长陈毅同志也在会上讲了话。先生激动万分，倍受鼓舞。

1954年初夏，奉命到宁，筹建江苏省中医院，任副院长，10月在南京石婆婆庵8号正式开诊。成立了"肾病研究小组"。兼任江苏省中医进修学校教师。

1955年，出版了我国第一部中医肾病专著《中医肾病疗法》。

1956年，任江苏省中医院院长，同年加入中国共产党。担任中央卫生部保健委员会保健医师，承担中央领导人的保

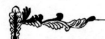

健工作。之后，经常出诊北京等地，为我国党、政、军领导人的保健工作做出了卓越的贡献。8月，出席江苏省第一届第四次人民代表大会，通过大会发言，鼓励西医学习中医，并提到"中、西医同志，取长补短，相互学习，交流经验，通过临床实践，由交流到合流。将以前鸿沟之分界，转变成水乳之融洽，雨露之沆瀣。在若干年内，一定可以创造出国际间一种新型的医学，为世界劳动人民健康服务"。并提到在西学中高潮中"首先要提高中医自己"。先生为江苏省第一、二、三、四届的人民代表大会代表；全国人民代表大会第二、三、四届代表；中共江苏省委第六届候补委员；也曾出席过全国先进工作者一类的会议。每次在会上承担了很多领导人与代表的保健任务。

《中医肾病疗法》再版。

出版《中医验方交流集》及《中医验方交流续集》。

发表《三个肾水肿病例的治疗介绍》（载《中医杂志》1956年第12期第637~641页），之后在该杂志发表了治疗疟疾及感冒等学术论文。

1958年，任南京中医学院副院长兼附属医院（即江苏省中医院）院长。撰写有关中医药治疗血吸虫病的论文，并进行学术讲座。

1960年夏季，中共中央政治局北戴河会议召开，任会议保健医师。

1961年，任第一批巡回医疗队队长，在江苏句容天王寺为农民看病，疗效卓著，威信很高，乡农称谢云："毛主席派来的高明医生"。并云："天王寺从未有这样的好医生"。副省长、南京师范学院老院长吴贻芳先生去天王寺慰问时对

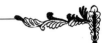

邹教授说："你在天王寺威望很高，为人民造福，你是共产党员，起到了带头作用，佩服佩服"。先生很受鼓舞。自天王寺回南京后，邹教授又带头至南京基层医疗机构止马营卫生所蹲点看病。

1969年之后又频繁出诊于北京及全国各地。先生纪律性很强，保密工作极好，从不讲出诊"情况"。

1971年，省名老中医学术继承班开班，带教年轻医生4名，其双学士幼女邹燕勤被选参加学术继承班，2年后结业。在这期间，带领学生恢复了文革中停诊的肾病专科门诊及专科病房。结业后，邹燕勤被派继续协助邹教授的医疗、教学与科研工作。70年代中后期，长孙邹伟俊由安徽送来祖父处进修中医临床二次，每次一年余。

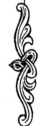

1975年，出诊湖南，为去湖南视察工作的人大副委员长谭震林同志看病，用中药退烧并调治至病愈。幼女邹燕勤陪同前往。之后，每年被点名去北京2次以上出诊，每次1～2个月，诊治范围很广，涉及急诊、内、妇、儿科，疗效很好。无怪王绵之教授题词中有"枫叶老来分外红"之句。

1976年，《肾炎的治疗经验》刊于《广东中医杂志》。

1977年，晋升为教授。

1978年，为硕士生导师，招收中医硕士研究生。

1979年，《论治疗肾炎水肿的常用大法》刊于《中华内科杂志》，《常见四种老年性疾病的防治》载《上海中医药杂志》。5月，出席全国中医学会第一次代表大会暨学术交流会议，当选第一届中国中医药学会副会长。当年任江苏省中医分会名誉理事长及中华医学会江苏分会常务委员。

写《为发掘我省中医药文化遗产的动议》一文，向领导

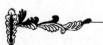

建议。

1981 年，出席中央卫生部医学科学委员会委员会议。

《邹云翔医案选》于江苏科技出版社出版。

《邹云翔急慢性肾炎诊疗与教学经验应用软件》研制成功，通过江苏省科委鉴定，次年获江苏省人民政府科技进步奖四等奖。

《围棋与健康》载于《围棋》杂志。邹教授是围棋五段棋手，常与年轻国手对奕，提高自己棋艺，并乐于为他们的健康作保健工作。

《得杯颂》载于《围棋》杂志，作诗祝颂我国邵震中（现围棋院院长）获第三届世界围棋冠军。

1982 年，国务院批准为我国首批博士生导师，带教了 3 名博士生，其中王钢博士于 1987 年毕业，获博士学位，现任江苏省中医院肾病医疗中心主任、教授、学科带头人、博士生导师。

《叶案气病治法评介》载《南京中医学院学报》。

1983 年，《邹云翔肾系疾病诊疗、教学经验与咨询系统》研制成功，通过省科委鉴定。该软件于 1984 年获江苏省人民政府科技进步奖三等奖、江苏省计算机应用成果奖一等奖、全国微机应用展览会一等奖。国务院电子振兴领导小组评为全国计算机应用三等奖。

1984 年 8 月 19 日，邹老写《尊师颂》，纪念老师唐文治校长逝世 30 周年，文中表达了邹教授没齿不忘老师的教导和对老师深深的爱敬之情。原文仍在无锡《茹经堂》纪念馆内。

腊月，邹老赴京为同龄的叶剑英元帅治病。叶帅重任军

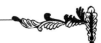

委工作，但因高烧不退很难出席即将召开的中央重大会议，邹老用中药几剂后，叶帅的烧退了，准时出席了一次中央的重要会议。当代表们看到敬爱的叶帅坐上主席台时，会场响起了暴风雨般的掌声，被特邀参加开幕式的邹老不禁老泪沾襟。

1985年1月，出席中华全国中医学会第二次全国代表大会，受到中央首长的接见。

1986年，经国家科委和卫生部审查批准，1983年鉴定的肾病软件送往日本筑波代表我国参加在筑波举行的"国际科技博览会"展出半年，获国际行家们的好评。

邹老90大寿，医院举行了隆重的祝寿仪式，当任院长徐景藩主持了会议，对这位从筹建、发展，并担任了20余年院长的功臣行鞠躬大礼。原中共江苏省委第一书记、中顾委委员江渭清，副省长杨泳议，国家中医药管理局领导及江苏省卫生厅、南京中医学院领导等200余人到会祝贺。省长顾秀莲、组织部、宣传部等领导派了代表送了寿糕。江渭清老书记赠予"一生奋斗，服务人民，光荣业绩，妙手回春"的祝辞书，并为邹老的书斋——无闲斋写了匾。省委书记韩培信写了贺信，内容表达了对邹老热烈的祝贺和崇高的敬意。邹老倍受鼓舞，年老的身体也硬朗了不少。

学生赴加拿大参加国际会议，在大会宣读肾病软件有关咨询护理内容的科研论文。

1987年由学生赴美国华盛顿参加国际会议，在大会宣读肾病软件有关计算机程序设计内容的科研论文。

1988年由邹燕勤教授赴苏联贝加尔湖苏联国家疗养院参加国际会议，在大会宣读肾病软件有关医理设计内容的科

究论文。到会代表对计算机在中医药研究领域的应用非常感兴趣，大会主席马斯洛夫先生特许延长发言及提问答问的时间，并赞扬说："邹教授的报告提高了整个会议的水平，我们对此非常感激！"

邹老的肾病软件已向国内 20 余家医院转让并投入临床应用，并由国家中医管理局批准可向国外转让。

1988 年 2 月 3 日病故于南京，享年 92 岁。

究论文。到会代表对计算机在中医药研究领域的应用非常感兴趣，大会主席马斯洛夫先生特许延长发言及提问答问的时间，并赞扬说："邹教授的报告提高了整个会议的水平，我们对此非常感激！"

邹老的肾病软件已向国内 20 余家医院转让并投入临床应用，并由国家中医管理局批准可向国外转让。

1988 年 2 月 3 日病故于南京，享年 92 岁。

284